혈액형별
음식궁합

이신랑 편저 / 이규린 감수

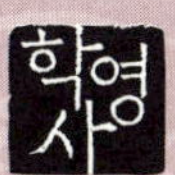

'항생제 내성률' 세계 1위에 오른 한국 국민이다.

미국은 20%, 스웨덴은 1%, 한국은 80%로 단연 세계 1위이며 1천 명 가운데 33명이 매일 항생제를 복용하고 있다는 통계다. 항생제가 첨가된 사료를 먹고 자란 가축육의 섭취로 증가하는 내성률은 아예 들어가 있지 않다. 이러고도 어찌 'Q슈퍼 바이러스(최근 영국에서 발병으로 사망률 급증)'가 태동하지 않을 수 있겠는가? 현재까지 개발된 어떠한 약으로도 치료할 수 없는 시한폭탄 상태의 인체가 되어 버린 현실이다.

또한 트랜스지방산 섭취량은 한국이 36g, 미국 16g, 스웨덴 2g으로 2~18배에 이른다. 하루 섭취량 또한 2.2g 이상이면 당뇨병 발병확률이 39%, 심장병 발병 확률 28%라는 연구 결과로 볼 때 당뇨병, 심장병 등 성인병 발병률 역시 세계 1위의 선진국(?)이라 하겠다. 더욱이 부모의 과잉 섭취 결과 유아, 소아까지 심장병과 당뇨병에 시달리고 있는 실정이다.

암세포의 형성은 생체리듬의 상실에 저항하는 자기 방어 반응의 결과라고 할 수 있다. 그런데 이때 만일 암이라는 방어 반응이 나타나지 않는다면 심인성 스트레스 병인 인자로 인한 각종 질병에 걸리기 쉽다. 심장병, 고혈압, 자폐증, 심한 위궤양 또는 당뇨병 등이 발생하게 되는 것이다. 특히 심장병은 어느날 갑자기 목숨을 잃을 수도 있는 질병이기에 생명 유지의 관점에서는 오히려 암이 더 나을 수도 있다.

약리학 입문서의 첫머리에 "약은 독이라고 쓰여 있다. 몸에 침투한 독을 독으로써 몰아낸다는 것인데, 이는 서양의학과 한의학 공히 인정하는 바이다. 하지만 서양의학에서 '대체의료(Altetnative Medicine)'로 분류

되어 왔던 한의학이 요즈음 각광받는 까닭은, 서양의학이 눈에 보이는 증상을 인공적 화학제재로 개선하는 ' 대중요법(對症療法) '인데 반해 한의학은 눈에 보이는 증상과 그 직간접 원인이 되는 불균형을 자연 약재로 제거하고 바로잡는 원천치유의 탁월한 기능을 갖고 있기 때문이다.

경구투약이나 주사는 각종 임상실험으로 증상 개선 효능을 일정받았다 하더라도 수년, 혹은 수십년 뒤에 나타날지도 모를 후유증 등 폐해 발생 가능성을 간과하는 불확실한 위험성을 내포하고 있다.

성격이나 신체는 A형인 양(陽), 중(重), 음(陰)으로 대별하여 양성의 O형 신체의 陽체형을 표준으로 하여 重체형을 기준 두어 서술하였으니 음성 체형인 경우에는 효용성이 떨어질 수 있으므로 적용에 참고하시길 바란다.

이 책의 구성은 (제1장 혈액형에 따른 음식처방, 제2장 혈액형에 맞는 약재, 제3장 혈액형에 따른 처방전, 제4장 공통약재, 제5장 상용방제명, 제6장 민약) 각 장 끝에 따로 여백란을 두는 것은 독자 여러분들이 그에 해당하는 내용을 더욱 보강해 독자 체형에 맞는 건강 박사 자료가 완성된다면 이 책은 현명한 동예민족의 장고서가 될 것을 확신한다.

필자는 위 사실과 같은 참담한 현실을 개탄하면서 동예민족의 건강을 위해 미력하나마 자료를 수집하여 그 효능과 해독을 몸소 체험해온 끝에 현대인의 잘못된 식습관을 바로 일깨워 자연 치유 기능을 되살리고자 이 자료들을 집대성하여 집필했다. 건강지침서로 독자들에게 큰 도움이 됐으면 하는 소망이다. 끝으로 많은 분들의 조언과 가르침을 기대하는 바이다.

編著者 東園仙士 이 신 랑

前(現)韓國佛敎法華宗維持財團 理事長

現 無說精舍 · 和潭精舍 祖室

晦翁 惠耕

부처님 말씀에 '이 세상의 모든 현상은 본래부터 항상 스스로 조화를 이루고 있다(諸法從本來 常自寂滅相)' 라고 하는 말이 있다. 즉 우리의 몸이 건강을 유지한다는 것은 바로 인체가 자체조화를 이루고 있는 상태라는 것을 나타내고 있다. 그런데 몸이 나빠 건강하지 않다는 것은 인체가 부조화 상태라는 것을 일컬어서 하는 말에 지나지 않다.

이렇게 부조화적인 상태가 병든 상태이고 이 병든 상태를 원래의 조화된 몸으로 회복시키기 위해서는 그 인체의 조화에 필요한 것을 공급하여 원래의 상태로 환원시키는 것이 약이다.

그래서 우리나라에서는 오래 전부터 동의보감이니, 사상의학이니 하여 우리들의 몸에 맞는 약재를 써서 병을 치유하고자 하여 노력해 왔다. 그리고 구전되는 민약(民藥)에 의해 꾸준히 병을 치료하고 있으니 통계상으로 보아 이 민약에 의존하여 병을 치료하는 경우가 절반을 훨씬 웃돈다고 한다.

어느 잡지인지 확실치 않으나 독일의 저명한 의학자 시이볼트가 '아시아의 병은 아시아의 의술로 유럽의 병은 유럽의 약으로' 로 고쳐야 한다는 글을 본 적이 있다. 이 말은 요즘 많이 회자되는 '신토불이' 라는 말과 상통된다. 그 땅의 영양소로 빚어진 몸이니 그 땅과 몸은 둘이면서 하나라는 뜻이다.

　　그런데 현재 우리들은 너무나 서양문물에 현혹되어 한약을 소홀히 여기는 경우가 많다. 과연 우리들이 알고 있는 약초가 얼마나 될까? 특히 요즘은 대부분의 사람들이 도회지로 모여 와서 살고 있는 실정이고 보면 산과 들에 널려 있는 약초와 접할 기회가 거의 없어 멀지 않아 약을 곁에 두고도 알지 못하게 될 것이다.

　　여기에 대해 이런 이야기가 있다. 프랑스 파리의 베르사이유 궁정 정원에서 한 프랑스인이 그의 친지인 한국인에게 화원 속의 한 꽃을 가리키면서 저 꽃이 한국에도 있느냐고 물었다. 한국인은 그런 꽃은 없다고 대답했다. 그러나 프랑스인은 조용히 "저 꽃은 도라지꽃이고 그 뿌리는 길경이라 하여 한약재에 쓰이는 것 아닙니까?"라고 말했다 한다. 이 이야기는 자기 나라 것을 소중히 여기지 않는 우리 국민성에 대한 일침으로 받아들여야 할 것이다.

　　산과 들에 널려 있는 무수한 약초, 우리가 알지 못하는 풀, 나무가 모두 양생에 필요한 약초인데도 알지 못하는 어리석음 때문에 가까이 두고도 무심코 지나치니 참으로 안타까운 일이다.

　　일본의 이야기지만, 산사에 크게 재가 있어 주지스님이 시내에 있는 유명한 요리사에게 음식을 만들어 달라고 부탁을 했다. 그런데 그날이 오자 주지스님은 요리사가 찬거리를 마련하여 올라오기만 기다렸다. 그런데 웬일인가, 요리사는 재료는 하나도 가져오지 않고 빈몸에 칼 한 자루만 들고 올라오지 않는가. 깜짝 놀란 스님이 그 요리사에게 "재료는 어디 있는가?" 하고 물었더니 요리사가 껄껄 웃으면서 뒷산을 가리키며 하는 말이 "스님, 재료는 저기 저렇게 많은데 무슨 재료를 또 가져온단 말입니까?" 하는 것이었다. 그러고 나서 산에 올라가 풀과 나뭇잎을 따다 요리를 만드는데 맛을 보았더니 놀랄 정도로 맛이 있었다고 한다. 그리고 그날 재는 아주 성대히 잘 치렀다고 한다.

　　역시 요리의 대가에게는 산과 들에 있는 모든 풀과 나뭇잎이 우리 몸에 알맞은 요리감임을 알고 있었던 것이다

　　이 책의 저자인 동원선사 천기도의 대가로서, 강원도 평창 깊은 산골에 산약초 농장을 차리고 수년 동안 한편으로는 천기도무 수련으로 몸을 단련하고 또 한편으로는 약초를 재배하는데 온 힘을 기울여 왔다. 그러면서 우리의 사상의학에 서양의학인 혈액형을 접목시켜 새로운 처방법을 개발한, 퍽이나 보기 드문 훌륭한 분이다.

　　동원선사는 한의학을 전공한 분도 아니기에 전문적인 지식이 있었던 것도 아니고, 오직 민약에 대해 깊이 연구하면서 때로는 의학계의 권위자를 찾아 묻기도 하고 신농본초경을 지었다는 신농 황제처럼 하나하나 임상을 통해 체득한 것들을 집대성한 것이 바로 이 책이다.

　　본인은 행림계 사람이 아니고 부처님을 믿고 의지하며 살아가는 일개의 승려이다. 우연한 기회에 이 책의 원고를 접하게 되어 너무 감탄한 나머지 많은 사람이 읽고 활용한다면 병고에 시달리는 사람은 물론 건강을 유지하려고 노력하는 분들에게 큰 도움이 되리라고 생각하여 만인에게 이 책을 추천하는 바이다.

天寶山人 晦翁 惠耕, 合掌

우리 조상들은 수천년을 지나오면서 노화를 방지하고 질병을 예방하기 위해 자연 속에 산재해 있는 여러 가지 식물과 동물 또는 광물질까지 활용해왔다.

오늘날에 이르러서는 자연식품과 약용식물(약초) 그리고 의약품(화학) 등 각 분야별로 발전해 오면서 생약성분의 효능과 부작용 등을 규명하는 연구가 활발히 진행되고 있다. 이런 시점에서 기천(氣天)을 수련하면서 인연 맺게 되어 교분을 쌓아온 연배이신 동원선사님은 30년 동안 공직 생활을 하면서 기천문 지도자 과정 제1기 수련회 회장으로 민약에 대해 해박한 지식과 남다른 열정으로 오랜 세월 동안 민약을 연구하면서 본초비요, 본초강목 등 동양의학의 고서적을 탐구하여 주위 분들 몸부터 건강체로 다듬어 온 것을 그동안 연구와 적용하여 효능이 입증된 자료를 모아 원고를 집대성한 것을 보고 놀라움보다 감탄하면서 감수를 맡게 된 것이다.

사상체질론을 창안한 이제마 선생께서 자신도 사상체질을 완성된 학문으로 보지 않고 틀을 짜놓고 후학들이 완성시켜 주기를 바랐다. 그리고 백 년이 지난 그 이후 많은 연구가 진행되어 또 다른 이름으로 8체질, 12상 체질, 28상 체질론으로 발전했다. 오늘 이 지점에서 사상의학으로 체형과 오장육부의 대와 소에 대비하여 적용함에 있어서 혈액형을 접목해 신체의 손과 발의 과열과 소열, 미열로 대별한 것이 특히 한 논거이나 그 실효성에 대해서 급하게 언급할 수 없고, 다만 어렵고 다양한 체질론보다 혈액형에 대별한 것이 독자들에게 알기 쉽게 섭렵할 수 있는 것이 실용성에 대해 높이 평가한다. 그래서 질병 예방에 효능 입증이 가능하리라 믿으며 현대 과학으로 증멸될 수 있을 것으로 기대한다.

수련회 회장이신 동원선사께서 그 많은 시간을 집요하게 민약 적용에 공을 들여왔고, 같이 수련을 하면서부터 고뇌와 수도자로서의 집요한 연구 그리고 통찰력이 빚어낸 숱한 고통의 세월이 태동하는 산물이었기에 더욱 빛이 나는 것이 아닐까 생각한다.

감수자의 자격으로 나는 많은 시간을 할해하여 '쓰면 삼키고 달면 뱉어라' 가 많은 독자들에게 유익한 내용이 되도록 노력을 하였다.

다만 좀더 쉽게 접근할 수 있도록 대중화하려는 노력의 부족한 점이 다소 아쉽다면 아쉬울 뿐이다. 독자들의 각자 판단이 결과가 되는 까닭에 추가된 변은 줄이면서 성심성의껏 노력을 다하였다.

새로운 논리성을 지닌 이론임을 발견하였으나 오장육부의 실과 허를 배제한 혈액형에 신체의 과열과 소열, 미열로 구분하여 적용한 것이 범위 및 적용에 따른 실효성을 의학적으로 임상실험한 결과의 우수성을 증명하지 못한 것이 감수를 마치는 아쉬움으로 남는다.

동원선사께서 오랫동안 적용결과 자연의학인 민약을 체계적으로 알기 쉽게 엮어 한 권의 책으로 집대성하여 일반 독자들에게 섭생의 건강 식단이 질병을 예방시켜 건강하고 행복한 삶을 누릴 수 있게 되리라 확신한다.

| 차 | 례 |

1
CHAPTER

혈액형에 따른 음식처방

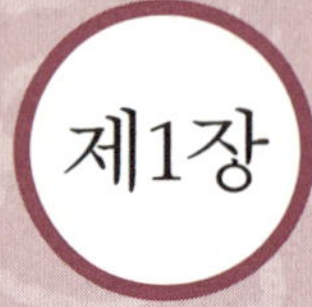

제1장

혈액형에 따른 음식처방

곡식, 야채, 과일, 성분과 효소

4계절이 뚜렷한 한국 산야 철따라 자연영농으로 노지에서 생산되는 곡류, 야채, 과일은 혈액형에 상관없이 먹고 싶을 때 먹는 것이 건강에 첫걸음이다. 체형분류에 있어서 손발이 찬 체형은 음(陰)성이고 손발이 따뜻한 체형은 양(陽)성이고 평범하고 중심 같은 체형이 중(重)성으로 분류한 것이다.

1. 곡류 섭취법(15종)

검정콩, 기장, 녹두, 누런 콩, 밀, 메밀, 벼(현미), 보리,
수수, 옥수수, 완두콩, 팥, 찰수수, 찹쌀, 땅콩

검정콩(서리태)

O형 : 좋음, AB형 : 상쇄, B형 : 보통, A형 : 나쁨

성분 : 단백질, 지방, 트리테르페노이드사포닌, 플라보노이드, 탄수화물, 질소산화물, 비타민, 효소, 미량원소 등이 들어 있다.

효능 : 콩질금은 오장을 편하게 하고 통증을 멈추며 피부를 윤택하게 하며 산후증(출혈, 부종) 등에 쓰인다.

증상 : 동맥경화증, 고혈압병, 아뇨증, 습진, 경폐증, 절박유산 등에도 쓰이며 질금은 무릎이 아프고 근육 경련에도 쓰인다.

처방 : 고혈압, 동맥경화증, 식중독, 월경불순, 중풍, 소아위장염 등에 쓰인다.

• 중풍(입 다물고 정신 혼미증)에는 볶은 것 750g을 독활 잘게 썰어

40g에 곡주 3.6 *l* 를 넣고 1.8 *l* 가 되게 달여 넣고 뚜껑을 덮어서 1회 50*ml*씩 1일 3회 복용한다.

- 동맥경화증에는 볶은 것 20알과 다시마 20g을 생수에 달여 1일 2~3회 나누어 식후에 복용하고, 복령과 택사 각각 10g을 넣어 달여 쓰면 더욱 효과가 있다.
- 고혈압에는 삶아 말려서 적당량을 돼지(멧돼지) 쓸개 1개분에 400g 넣고 충분히 불린 다음 15~20알씩 1일 3회 식후에 복용한다.
- 비타민C 부족증에 콩, 산사를 각각 120g 짓찧은 것 적당량에 물과 설탕을 넣고 끓이다가 다시 술 60*ml*를 넣어 1일에 먹는다.
- 월경량이 적은 데에는 콩 30g, 홍화 6g을 물에 달여 설탕 30g에 타서 월경주기 5일 전에 복용하고, 임신부종에 콩 30g을 즙을 내어 따뜻하게 7~10일 계속 복용하면 좋다.
- 소아 위장염에 콩, 보리 각각 100g을 볶에서 짓찧은 다음 생수에 달여 조금씩 자주 먹인다.
- 비타민PP 부족증에 콩, 현미(쌀눈)을 1 : 3의 비율로 볶아서 가루 내어 1회에 5g씩 1일 3회, 4개월 정도 장기간 복용한다.
- 식중독에는 콩, 감초 각각 20g을 물에 달여 1일 2회 나누어 먹고, 수은중독에 콩을 달인 물을 마신다.

참고 : A형 중성과 음성 이외의 체형에는 이사플라보노이드, 안토시안 성분이 간장과 신장에 영향을 주어 노폐물을 제거하여 동맥경화를 예방한다.

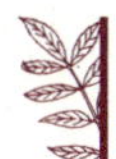 기장

O형=보통, AB형=좋음, B형=상쇄, A형=나쁨

성분 : 단백질, 지방, 탄수화물인, 칼슘, 인, 철, 비타민(B1, B2, PP) 등
이 들어 있다.

효능 : 혈중 콜레스테롤을 체외로 내보내는 물질과 혈액순환을 원활
히 하여 혈압을 내리는 물질이 많이 들어 있다.

증상 : 진기(眞氣)를 보하고 비위(脾胃)를 튼튼히 하며 허열(虛熱)을
내리고 해독을 시킨다.

처방 : 허혈로 인한 수면장애, 구토, 소갈, 설사, 대하, 이질 등에 쓰인다.

- 비위(脾胃)를 튼튼히 하며 소화를 돕고 헛배 부른데, 입맛이 없는데
등에 1일 12~18g을 달여 먹는다.
- 산후 목이 마르고 갈증이 날 때에는 좁쌀로 죽을 쑨 다음 소량의 설
탕을 넣어 먹는다.
- A형 체형 중 허약한 자는 좁쌀 100g과 홍삼가루 12g에 생강 6~8g을
넣어 달인 물에 함께 넣고 죽을 쑤어서 1일 2~3회 나누어 식전에
먹는다.

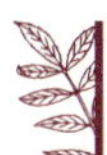 녹두

O형=보통, AB형=상쇄, B형=좋음, A형=나쁨

성분 : 탄수화물, 지방, 비타민(B1, B2, PP), 단백질(트레오닌, 리진, 발
린, 메티오닌, 오소로이신, 페닐알라인 등), 카로틴, 마그네슘,
칼슘, 나트륨, 아연, 니켈, 요오드, 인, 철 등이 들어 있다.

효능 : 열을 내리고 해독하며 더위를 없애고 소변을 촉진시키며 씨 껍
질도 해열 해독작용이 있고 싹과 꽃은 술독을 푼다.

증상 : 당뇨병, 이질, 소장결장염, 화상, 단독, 급성약물중독, 치질, 타
박상, 빈혈증, 코피, 간경변으로 인한 복수 등에도 쓸 수 있다.

처방 : 노인들의 배뇨장애, 당뇨병, 복통, 설사, 약물중독에 쓰인다.

- 잎은 해독작용, 구도, 설사, 반진, 정창, 옴 등에 1일 20~40g씩 즙을
  내어 복용한다.
- 당뇨병에는 녹두에 생수를 붓고 삶아서 먹거나 즙을 내어 먹고, 만
  성 신 염에는 녹두 200~300g을 삶아 1일 2~3회 나누어 먹는다.
- 노인들의 배뇨장애는 녹두 60g, 귤껍질 10g을 청수에 달여서 식전
  에 복용하고, 급성 위장염은 잎을 깨끗이 씻어 물을 조금 붓고 짓찧
  어서 즙을 내어 마신다.
- 더위를 먹은데 녹두 60g을 푹 삶아 수세미오이꽃 8~10개를 넣고 다
  시 잠깐 끓여서 1회에 먹거나 녹두 30g, 박하 15g을 생수에 달여낸
  것을 끓여 식힌 물에 타서 정제 후 맑은 물만 복용한다.
- 소아 유행성 이하선염에 녹두 60g, 두시 30g, 설탕 20g을 넣고 푹 삶
  은 다음 1일 3~4회 나누어 식후에 복용한다.
- 음식이나 약물 중독으로 소변이 잘 나오지 않는 데는 녹두 20~30g,
  감초 8~10g을 물에 달여 먹거나 녹두만 즙을 내어 마셔도 된다.
- 복통, 설사에 녹두 30g, 차전자 5g을 먹거나, 녹두 30g, 후추 30g 분
  말로 하여 1회 3~5g씩 1일 2회 아침저녁에 복용하며, 숙취, 속체에
  는 녹두를 볶아서 30g씩 생수를 넣고 달여 1일 3회 식후 복용한다.

참고 : 상기 처방은 A형 중성과 음성 이외의 체형에는 효과가 좋다.

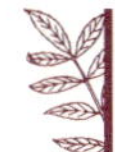 누런 콩

O형-나쁨, AB형=보통, B형=상쇄, A형=좋음

성분 : (메주콩)단백질, 지방, 전분, 비타민(A, B1, B2, E, PP), 이소 풀라본, 노이드, 칼슘, 인, 철 등이 들어 있다.

효능 : 콩기름에는 리놀산, 레시딘, 올레인산, 산포닌, 팔미틴, 스테아린 산이 많고 콩나물에는 비타민과 일정한 항암 물질이 들어 있다.

증상 : 혈압 높은 부종과 전립선이 있을 때 임산부종, 혈뇨(血尿)가 나면서 통증이 동반할 때, 만성기관지염에 중독증, 피 토한 데 등 다양한 증상에 명약으로 사용된다.

처방 : 임신부종, 복수, 부종, 감기, 관절염, 식중독, 동맥경화증, 고혈압, 간염, 당뇨병, 변비 해열, 소변불량 등에 쓰인다.

- 임신부종에 콩국 200ml에 설탕 12g을 넣어 1일 5~6회 나누어 2~4일 먹은 후에 무염식사를 하고 2일째 되는 날부터 과일과 연꽃뿌리 가루를 배합하여 먹으면 배고픈 감을 없애준다.

- 혈압 높은 부종과 전립선이 있을 때는 콩나물을 적당량에 푹 끓인 다음 수차 나누어 마시고 부종에 빈혈이 동반할 때는 콩을 볶아 대추 달인 물과 같이 먹는다.

- 혈뇨(血尿)가 나면서 통증이 동반할 때 콩잎을 말려 한 줌의 생수에 달여 식전에 먹거나 생즙을 내어 1회에 50ml씩 1일 2~3회 식전에 복용한다.

- 몸살, 두통, 감기에 콩나물 200g과 차조 4~6g을 물에 달여 식기 전에 먹고, 감기 예방에는 콩 50g, 파 3뿌리, 무 1/3개를 청수에 달여 1회에 복용한다.

- 만성기관지염에는 두부 250g, 설탕 60g, 생강 6g을 생수에 달여 저녁에 두부와 국물을 다 먹는 것을 1주일 동안 계속 복용한다.
- 기관지천식에는 두부 500g, 엿 100g, 무즙 1잔을 섞어서 끓여서 복용한다.
- 중독증에 콩, 녹두 각각 250g에 물 500㎖를 붓고 갈아 정제된 윗물을 마시거나 콩 250g에 청수 1 ℓ 를 붓고 갈아서 윗물을 마신다.
- 복어중독에는 콩 1/2홉, 생강 5쪽, 감초 20g에 생수 1.5 ℓ 를 붓고 달여 500㎖ 되게 달인 다음 찌꺼기는 버리고 식기 전에 1회 먹는다.
- 피토한데 두부 500g, 설탕 100g을 생수에 끓여서 1일 3회 복용하고, 당뇨병에 콩으로 비지를 만들어 먹고 백 대하에 콩물 2 ℓ 에 은행 간 것 10알을 짓찧어 넣고 끓여서 복용한다.
- 어린이 두드러기에 미열이 날 때에는 두부 250g, 붕어 2마리를 끓여 먹이고, 철 부족성 빈혈에는 콩을 푹 삶은 데다가 돼지 간을 2 : 1 비로 푹 삶아서 2~3주 계속 복용하면 좋고, 콩을 녹반 푼 물에 삶아서 1회에 50g씩 1일 2~3회 복용한다.

참고 : O형 중성과 음성 이외의 체형에는 효과가 좋고, 된장, 청국장은 암세포의 전이를 억제하는 제니스테인이란 물질이 암세포의 전이에 필요한 혈관신생을 억제한다.

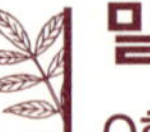

밀

O형=보통, AB형=나쁨, B형=상쇄, A형=나쁨(가루는 나쁨)

성분 : 탄수화물, 단백질, 지방, 단백질 분해효소, 비타민(B1, B2, PP), 셀라늄, 칼슘, 인, 철 등이 들어 있다. 특히 눈에는 비타민E가

많이 들어 있다.

효소 : 심(心)을 보호하고 열을 내리며 땀과 갈증을 멈추고 헌데, 뽀두락지나 부은데 가라앉게 하고 소변을 원활히 하는 작용을 한다.

증상 : 수면장애, 히스텔, 소변불량, 식은땀, 헌데, 뽀두락지 등에 쓰인다.

처방 : 임신부종, 과민성 위염, 황달, 노인비뇨증 등에 쓰인다.

- 노인들이 소변을 자주 보는데 밀 60g, 목통 10g을 생수에 달여 복용한다.
- 임신부종에 밀쌀, 찹쌀을 같은 양을 분말하여 반죽한 뒤 밤알 크기로 떡을 빚어 매일 3~5알씩 먹는다.
- 식은땀에 밀 쭉 정과 찰벼뿌리 각각 30g을 생수에 달여 1일 2~3회 나누어 복용한다.
- 과민성 위염에 밀가루로 찐빵을 누르스름하게 구워 분말로 만들어 1회 15g씩 1일 3회 먹고, 설사에는 밀가루로 찐빵을 누르스름하게 구워 분말로 만들어 1회 50g씩 1일 3회 복용한다.
- 황달에 밀싹 또는 보리싹을 찧어 즙을 내 1회 50~80ml씩 1일 2~3회 식전에 복용한다.

참고 : 밀계에는 체내 생성된 과산화수소를 분해하여 암으로부터 세포손상을 방지하는 셀레늄 성분이 있어 항상화 항암 효과가 있고, 밀 겨에는 체내 생성된 과산화수소를 분해하여 암으로부터 세포손상을 방지하는 셀레늄 성분이 있어 항상화 항암 효과가 있다.

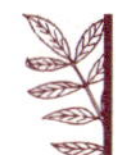

메밀

O형=좋음, AB형=상쇄, B형=보통, A형=나쁨

성분 : 탄수화물, 단백질, 지방, 칼슘, 철, 비타민(B1, B2, PP, E), 플라보노이드, 루틴, 리놀산, 리놀레인산, 리진, 트립토판이 들어 있고, 8월에 벤 메밀에 루틴의 함량이 잎에 4.5%, 꽃에 6.3% 다른 곡류의 함량보다 많은 양이 들어 있다.

효소 : 약리실험에서 모세혈관 투과성을 낮추는 작용, 혈중 콜레스테롤과 혈압을 낮추는 작용, 플라보노이드는 손상된 간세포의 재생을 촉진시키고 간 해독 기능을 강화하게 하는데 쓰인다.

증상 : 위열(胃熱), 설사, 식은땀, 편두통, 자반병, 창상, 고혈압, 동맥경화증, 간염, 치루, 수은중독, 습관성 변비, 당뇨병 등에도 쓴다.

처방 : 간염, 고혈압, 대장염, 백대하, 안저출혈, 자반병(돈버짐) 등에 쓰인다.

- 대하가 많은 데는 메밀을 누렇게 볶아 가루 내러 1일 2회 물에 타서 복용한다.
- 고혈압, 안저 출혈, 자반병에는 메밀잎 100g에 연뿌리 마디 4~5개 정도의 양을 넣고 생수에 달여 복용한다.
- 고혈압, 간염에 메밀가루에 같은 양의 생수를 부어 3일 정도 따뜻한 곳에 보관 후 한번에 50~100ml씩 식후 3번 복용한다.
- 간염에는 메밀짚 300g을 생수에 달여 줄인 다음 개 쓸개 1개를 넣어서 1회에 먹고 따뜻한 방에서 땀을 낸다.
- 백대하(白帶下)에는 메밀가루를 계란 흰자에 반죽하여 1회에 8g씩 술에 타서 복용하고, 식은땀이 나는데 메밀가루에 설탕을 넣고 물에 끓여 마신다.

참고 : AB형 중성·음성과 A형 양성·중성·음성 모두가 나쁘나 해발 100고지 이상에서 생산된 것은 체형에 상관없이 성분에 따라 섭취한다.

벼(현미)
O형, AB형, B형, A형 = 모두 좋음

성분 : 탄수화물인 전분이 많고 단백질, 광물질, 지방, 섬유질, 현미에
비타민(B1, B2, PP, E), β - 시토스테롤, γ - 오리자놀이 많이 들
어 있고 현미 배아에는 레시틴이 함유돼 있어 (레시틴은 콩, 콩
가루, 된장에 많은 양이 포함돼 있다.) 콜레스테롤을 유화(乳化)
시켜서 줄이고 또 지방의 대사를 원활하게 하는 효과도 있다.

효능 : 흰쌀에 한약을 섞어 쓰면 비위가 튼튼해지고 갈증이 멎으며 빈
혈증이 낫고 설사가 멎고, 변비, 위 및 십이지장궤양, 피부병,
불임증, 습관성유산, 월경부족, 유즙 부족증, 갱년기장애 등에
쓰인다.

증상 : 길금은 비위를 튼튼히 하고 소화불량증, 고창, 설사, 입맛이 없
는데 쓰이며, 짚은 기(氣)를 내리는데 사용된다.

처방 : 식채, 설사, 복통, 소갈, 황달, 치질, 화상 등 쓰며 회충 중에는
산토닌과 함께 쓴다.

- 심장병에 모가 12~15cm 정도 자랐을 때에 그늘에 말려 한줌을 1 l
생수에 달여 즙액을 차처럼 조금씩 복용하고 당뇨병은 짚 속을 태
워 재를 그릇에 담은 후에 생수를 부어 두면 차차 맑아지는데 이 정
재된 물을 목이 마를 때 차처럼 마시고, 1일 60~120g 복용하면 복
통, 소갈, 황달, 치질, 화상 등에 효과를 본다.
- 설사, 구토한데 쌀 한줌에 귤껍질 5g을 넣고 생수에 달여 생강즙에 타
서 먹고, 쌀 한줌을 소금에 섞어 노랗게 볶아서 생강 150g과 함께 달
인 다음 짜서 달인 물에 꿀 15~20g을 타서 조금씩 수시로 복용한다.
- 몸이 붓고, 소변이 힘들고, 헛배 부른데, 변비 등에 우렁이 살과 흰

쌀죽을 만들어 먹고, 느릅나무 껍질을 가루 내어 흰 쌀 죽을 쑤어서
먹는다.

- 치루 핵에는 흰쌀 400g, 상황버섯 30g으로 죽을 쑤어서 1일 3회 나
  누어 공복에 복용한다.
- 젖부족증에는 쌀뜨물을 모아서 5분 정도 끓인 다음 설탕을 적당히
  넣어 늘 마시게 하면 효과가 있다.
- 소아 소화불량증, 설사에 누룽지를 검게 볶아서 가루로 1회에
  5~10g씩 1일 3회 먹고, 별 길금 볶은 것과 산사 생것을 각각 10g 생
  수에 달여 복용한다.
- 회충 증에 물로 깨끗이 씻은 짚 1kg에 생수 5ℓ 를 붓고 약 2시간 정
  도 달이면 진한 밤색 액이 되는데 성인은 1회에 250~300㎖ 새벽 식
  전에 마시고, 산토닌 0.02g과 함께 쓰기도 한다.
- 각기병에는 벼 길금 생것, 맥아생것을 각각 30g을 생수에 달여 복
  용한다.
- 녹차를 1 : 1 넣고 죽이나 밥을 해 먹으면 소화와 담즙의 흐름을 매
  우 원활하게 해 담낭이나 간장 기능을 좋게 한다.

참고 : 백미는 O형, B형 모두 보통 AB형 음성, A형 중성·음성 제외하고 상쇄
한다. 빌리루빈은 본래 낡은 적혈구의 해모글로빈을 간장이 분해해서 만
든 것으로 보통 1입방미터에 500만 개가 있어도 4개월에 완전 소진되는
데, 담즙이 잘 흐르는 사람에게는 새로운 적혈구가 계속 만들어진다.

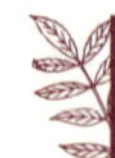

보리
O형=좋음, AB형=보통, B형양성=좋음, A형=나쁨

성분 : 단백질, 지방, 탄수화물, 칼슘, 인, 철 등이 들어 있으며 맥아(麥芽)에는 다아타제, 아말라아제, 맥아당, 비타민(B1, C) 등이 많이 들어 있어 전분을 분해하는 작용이 아주 강하다.

효능 : 맥아에 들어 있는 한약재들은 테트라가이클린, 살리실산나트륨, 아스피린, 탄날빈, 니코틴산과 함께 쓰면 전분 분해 효소의 활성이 떨어져 함께 쓰지 않는다.

증상 : 식체, 입맛 없는데, 헛배 부른데, 저 산성 만성위염, 생손앓이, 기침, 명치끝이 쓰리고 아픈데 등에 사용된다.

처방 : 감기 만성위염, 위 및 십이지장궤양, 설사, 자궁암 등에 쓴다.

- 체한데는 맥아와 산사를 60g씩 각각 섞어 1 : 1량을 생수에 달여 먹고 어린이 체한데는 맥아만 볶아서 분말로 따뜻한 물에 타서 먹는다.
- 헛배 부른데 맥아 1홉을 생수 150*ml*를 붓고 70~80*ml* 되게 달여 1일 3회 나눈어 공복에 복용하고 소화가 안 될 때 맥아 15g, 신곡 25g을 생수에 달여 먹는다.
- 저 산성 만성 위염에는 맥아를 볶아서 분말로 1회 3~4g씩 1일 3회 식후에 먹거나 맥아와 계네 금을 1홉씩 섞어 분말로 1회 6g씩 1일 3회 공복에 복용하며 위 및 십이지장궤양, 위경련에 맥아당 2스푼을 따뜻한 물에 풀어 마시면 통증이 낫는다.
- 명치 끝이 쓰리고 아프며 낮은 열이 나는데 맥아 12g, 향부자 16g을 생수에 달여 1일 2~3회 공복에 나누어 복용한다.
- 설사에는 보리를 볶아 분말로 1회에 5~10g씩 1일 3회 먹거나 꿀물에 타서 먹어도 좋다.
- 소아설사에는 맥아 3g과 쥐손이풀 5g을 함께 생수에 달여서 1일 3회 복용한다.
- 기침, 인후통에 맥아에 홍당무(당근)를 썰어 넣고 24시간 재운 다음

설탕물처럼 만들어 먹고, 자궁암에는 보릿겨 250g, 저근 백피 500g 에 생수 3 *l* 를 붓고 1 *l* 되게 달여 1회에 50㎖ 1일 3회 복용하면 효과가 있다.

참고 : AB형 음성과 A형 중성·음성에는 효과가 있다.

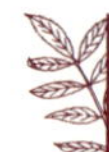

# 수수
O형=나쁨, AB형=좋음, B형=상쇄, A형=좋음

성분 : 단백질, 탄수화물인, 지방, 비타민(B1, B2, PP) 칼슘, 인, 철 등이 많이 들어 있다.

효능 : 위장을 튼튼히 하고 설사는 멈추며 소변을 잘나게 하고 정신을 안정시키는 효소가 있다.

증상 : 무릎과 발뒤축이 아픈데, 팔다리가 무겁고 전신무력감 등에 사용된다.

처방 : 소변유통, 설사, 수면장애, 만성 호흡기 질병 등에 쓰인다.

- 소변불량엔 수수잎 윗부분 5장에 생수를 붓고 달인 다음 설탕에 타서 1일 3회 나누어 복용한다.
- 소아 설사 중에 수수를 누렇게 볶아서 분말 15g에 설탕을 약간 넣고 물에 타 먹는다.
- 소화불량증에 수수 쌀겨를 볶아서 1회에 2~4g씩 1일 3~4회 먹인다.
- 무릎과 발뒤축이 아픈데 수수뿌리 7개를 달여 찌꺼기를 버리고 거기에 오리알 2개를 넣고 설탕을 약간 넣어 먹는다.
- 팔다리가 무럽고 선신무력감이 있는데 수수뿌리를 달여 차처럼 마신다.

참고 : O형 양성 중성 효과가 없고, AB형 음성과 A형 중성·음성에는 효과가
탁월하고, 설탕 대신 꿀을 넣어 처방하면 더욱 효과적이다.

# 옥수수
O형=상쇄, AB형=나쁨, B형=보통, **A형=좋음**

성분 : 탄수화물, 단백질, 지방, 카로틴, 비타민(B1, B2, B6) 비오틴, 니
코틴산, 판토텐산, 플라보노이드 등이 들어 있고 수염에는 비
탄 Brns, C, K, E, P와 쓴맛 배당체, 사포닌 등이 들어 있다.

효능 : 약리실험에서 이뇨작용, 항염증작용, 담즙을 내리는 작용, 혈압
을 낮추는 작용, 지혈작용, 신장 및 방광의 결석을 녹이는 작용
을 한다는 보고 자료가 보도됐다.

증상 : 방광결석, 간염, 담낭염, 담석증, 고혈압, 동맥경화, 신염, 심장
성 및 신장성부종, 급성늑막염, 급성 및 만성 방관염, 요도염,
황달, 담도염, 신석증 등에 쓰인다.

처방 : 간경변증, 당뇨, 만성신염, 방광염, 심장성부종 등에 쓰인다.

• 부종, 방광염, 요도염에는 수염, 느릅나무껍질 각각 30g에 생수 300
*ml*를 붓고 달여 1일 3회 나누어 복용하며 소변불량에 수염 15g, 옥
수수속 2개를 각각 생수 300*ml*를 붓고 달려서 1일 3~6회 식사 1시
간 전에 나누어 마신다.

• 만성 신염에는 묵은 호박 꼭지를 도려내고 씨와 속을 파낸 후 수염
1/3과 생수 2/3을 넣고 꼭지를 막은 후 시루에 찐 것을 천에 짜서
즙을 받아 다시 약한 불에 달여 1회에 50~100*ml*씩 1일 2~3회 복용
하고 수염 10g과 뽕나무껍질 20g 생수를 붓고 달여서 1일 2회 공복

에 나누어 복용한다.

- 간경변증과 만성 신염에 수염 50g, 차전자 15g, 생수를 붓고 달여서 1일 2~3회 나누어 복용한다.
- 방광염, 신장성부종에는 수염, 오미자를 각각 20g에 생수 300ml를 붓고 1/2로 달여서 1일 3회에 나누어 마시고 임신 부종때 옥수수 삶은 물을 차 대신 마신다.
- 임신때 소변불량에는 수염과 마늘 각각 15g, 팥 30g 생수를 붓고 달여서 1일 2회 나누어 복용한다.
- 요도결석, 방관결석에 수염 250g을 생수를 붓고 달여서 복용한다.
- 담낭염에 수염, 인진 각각 30g을 생수를 붓고 달여서 1일 3회 공복에 나누어 복용한다.
- 소화불량증, 설사에 옥수수를 볶아서 분말로 먹거나 옥수수와 석류 껍질을 2 : 1로 누렇게 볶아서 분말로 1회 10g씩 1일 2회 복용한다.
- 당뇨병에 수염, 홰나무피를 각각 30g을 생수를 붓고 달여서 1일 3회 나누어 복용한다.
- 동맥경화 예방과 허약(음성) 체질에 옥수수를 약한 불에 누렇게 볶아서 주머니에 넣고 생수를 붓고 10~20분 정도 끓이든가 뜨거운 물 1l에 넣고 20~30분 우려내 수시로 차처럼 복용한다.
- 대장염에 눈 볶은 것 150g, 황백 10g을 분말로 1회에 5g씩 따뜻한 물에 타서 복용한다.

참고 : A형 그 외 혈액형에는 성분 처방에서 찰옥수수와 (붉은색) 팝콘용을 사용하며 식물성 섬유질이 다량 함유되어 있어 대장암을 예방한다.

🌿 완두콩
O형=보통, AB형=상쇄, **B형=좋음**, A형=나쁨

성분 : 단백질(리진, 트레오닌, 발린, 메타오닌, 오소로이신, 페닐알라
인 등), 인, 지방, 칼슘, 탄수화물, 철, 비타민 등이 들어 있고, 다
른 콩에 비해 인이 많이 들어 있다.

효능 : 비위를 보하고 해독하며 소변을 원활히 잘 나가게 한다.

증상 : 아랫배가 부른데, 토하고 설사, 배에 통증 등에 사용한다.

처방 : 당뇨병, 옹저, 젖부족증 등에 쓰인다.

- 당뇨병에 완두콩을 익혀서 1일 80g씩 복용하면 효과가 좋다.
- 토하고 설사와 배 통증과 명치끝 통증에는 완두 3홉, 향유(香薷)
  120g을 불에 누렇게 볶아서 생수를 넣고 달여 1일 3회 나누넝 식기
  전에 복용한다.

🌿 팥
O형=좋음, AB형=상쇄, B형=보통, A형=나쁨

성분 : 단백질, 지방, 탄수화물, 사포닌, 비타민(B1, B2, PP), 광물질과
칼슘, 인, 철, 알루미늄 등이 들어 있다.

효능 : 약물중독에 해독작용, 열을 내리고 습을 없애고 부은 것을 내리
고 환농근을 빠지게 하고 병원균에 대한 균억 작용이 있다.

주치 : 신염, 부종, 복수, 황달, 단독, 급성위염, 위 및 십이지자궤양, 만
성위염, 빈혈, 딸꾹질, 약물중독, 펠라그라, 당뇨병 등에 쓰인다.

- 학질, 이질, 소갈, 단독, 뽀드락지 등에 붉은 팥, 꽃을 달여 먹거나

가루 내어 먹는다.

- 류머티즘성 관절염에 팥, 율무쌀 각각 150g을 상백피(뽕나무 뿌리 껍질)를 달인 물에 넣고 삶아서 1일 3회 공복에 나누어 계속 복용한다.
- 당뇨병에는 팥을 생수에 싹을 트여 말려서 200g에 소 지레 1개를 넣고 끓여서 먹고, 간경변증으로 오는 복수에 팥 20~30g을 달여 1일 3회 나누엉 복용한다.
- 돼지고기를 먹고 체한데 팥을 태워서 가루 내어 1스푼씩 따뜻한 물에 타서 먹고, 다른 육 고기 중독엔 팥을 태워서 가루 내어 10g을 물에 타서 먹는다.
- 절박유산에 팥을 가루 내어 1스푼씩 1일 2회 따뜻한 술에 타서 복용하고, 젖부족증에 팥 30~60g으로 죽을 쑤어 1주일 이상 복용한다.

참고 : 붉은팥 외 팥 종류는 A형을 제외한 혈액에는 약성에 따라 효용성이 강하므로 사용해도 좋고 위암 · 간암 · 폐암 · 대장암 환자가 항암제에 의해 구토 · 식욕부진 · 탈모 · 백혈구와 혈소판 감소 등 부작용에 팥과 귤, 당근, 무청, 붕어, 석류, 생강, 꿀, 표고버섯 등이 좋은 음식이다.

 찰수수

O형=나쁨, AB형=좋음, B형=보통, A형=상쇄

성분 : 탄수화물, 지방, 단백질, 비타민(B1, B2, PP), 칼슘, 인, 철 등이 많이 들어 있다.

효능 : 뼈와 근육을 튼튼히 하고 피부병을 예방하고 소변을 잘 나오게 하며 정신을 안정시키는 진정제 효소가 있다.

증상 : 편도염, 근종(筋腫), 폐결핵, 대하증에 쓰인다.

처방 : 대하증, 폐결핵 등에 쓰인다.

- 폐결핵에 찰수수 죽을 쑤어서 먹으면 좋다.
- 대하중에 찰수수 30g과 황기를 30g 달인물에 넣어 죽을 쑤어서 먹으면 좋다.

찹쌀

O형=나쁨, ＡＢ형=좋음, B형=보통, A형=상쇄

성분 : 탄수화물, 단백질, 지방, 비타민(B1, B2), 칼슘, 인, 철 등이 많이 들어 있다.

효능 : 비(脾)와 신(腎)을 튼튼히 하고 기(氣)를 도우며 소변량을 줄이고 새살이 살아나게 한다.

증상 : 몸이 허약한데, 위가 차고 통증에 입덧, 갈증, 야뇨증, 당뇨병, 소화장애 등에 쓴다.

처방 : 만성간염, 빈혈증, 신경증, 소아 대장염 등에 쓰인다.

- 유행성 및 만성간염에 찰벼짚 1kg을 10~15cm 길이로 잘라 물로 깨끗이 2~3회 씻은 것을 솥에 넣고 짚이 잠길 정도 생수를 붓고 전체 액이 1 *l* 가량 되게 끓인 다음 가제로 여과하여 설탕 30% 정도 넣고 1회에 200*ml* 씩 1일 4~5회 먹고 10~15일 복용하면 효과가 있다.
- 몸이 허약한데, 마른기침, 식은땀, 미열에 쌀, 둥글레 각각 3kg을 밥을 식혀서 누룩을 섞어 물을 부어 술을 고아 1회에 50*ml* 씩 따뜻하게 뎁혀 저녁 식후나 취침전에 마시고, 쌀 600g의 밥에 누룩 50g을

버무려서 뚝배기에 넣고 꿀 600g과 끓인 생수 9ℓ를 붓고 입구를 봉하여 5~7일 술을 고아 1회에 40~50㎖씩 취침 전에 마시며 이것을 1~2개월 정도 지속하면 기억력이 좋아지고 몸이 가벼워지며 귀와 눈도 밝아진다. 또한 쌀에 홍삼 1g씩 넣고 함께 끓여 먹는다.

- 신경증, 빈혈증, 몸이 허약한데 쌀, 율무 각각 1 : 1 대추 8~10개로 죽을 쑤어 매일 먹는다. 명치끝 통증엔 율무는 제외시킨다.
- 입덧이 심하면 쌀 100g 죽을 쑤어서 1일 3회 나누어 먹는다. 가슴이 답답하고 갈증이 심하면 튀긴 쌀과 상백피를 각각 30g 달여 먹는다.
- 소아 대장염에 쌀가루와 송화가루를 같은 양에 섞어 1회에 0.5~1g 생수를 따끈하게 데워 먹이고, 쌀가루 볶은 것과 곶감을 가루 내어 죽을 쑤어서 1일 3회 나누어 먹인다. 백일해에 뿌리 60g을 생수에 달여 설탕 30g을 넣어 먹이고, 식은땀이 나는데 뿌리 30~60g에 대추 6~8개를 생수에 달여 먹이거나 뿌리 30~60g을 밀 30g에 생수에 달여 먹는다. 볶은 쌀가루와 송화가루를 같은 양에 꿀로 반죽하여 먹는다.

참고 : AB형 양서 체형은 피하고 음성 체형은 좋고 먹는 양이 많으면 속이 답답하고 열이 발생할 수 있으니 섭취량을 조절할 것. O, B 양성 체형은 피하고 음성에는 식생해도 좋으나 B형 음성·중성 체형에 좋고, 특히 AB형 음성 체형은 아주 좋다.

땅콩

O형=상쇄, AB형=보통, B형=좋음, A형=나쁨

성분 : 지방(올레인산, 글리세리드), 단백질, 설탕, 전분, 섬유소, 광물질

과 유기산, 비타민(PP, B1, E), 판토텐산, 비오틴 등이 들어 있다.

효능 : 폐를 눅여주고 위 기능을 조화시키고 땅콩기름 찌꺼기는 지혈 작용을 한다.

증상 : 속껍질은 출혈을 멈추고, 혈우병, 혈소판감소성, 자반병, 간병으로 인한 출혈, 수술 후 출혈, 내장 출혈 등 여러 가지 출혈성 질병과 동상에 쓰인다.

처방 :

- 노인성기침에 간 콩, 대추, 꿀을 각각 30g을 생수를 넣고 끓인 후 1일 3회 물과 같이 식기 전 복용하고, 마른기침에 알 콩을 생수에 넣고 끓인 후 물에 타먹는다.

- 토하는데 콩, 팥, 대추 3등분하여 각각 40g씩 각각 120g을 짓찧어 생수를 넣고 달여 1일 3회 나누어 식기 전 복용하고, 목이 쉰데 알 콩 짓찧어 생수를 넣고 달여 먹는다.

- 만성신염에 콩, 대추, 각각 60g을 생수를 넣고 달여 10일 이상 먹어야 효과가 있고, 부종에 콩, 설탕을 각각 같은 양을 생수를 넣고 달여 차처럼 자주 10일 이상 먹어야 좋다.

- 젖 부족증에 콩을 짓찧어 흰 쌀죽을 쑤어 여러 날 먹는 것이 좋다.

- 코피, 잇몸에서 피가 날 때 달여 먹고, 수면장애, 두통에는 적당한 양의 잎을 생수 넣고 달여 차 대신 자주 마신다.

- 고혈압에 땅콩 구운 것을 가루 내어 1회에 1.5g씩 1일 2~3회 1개월 정도 복용하면 좋고, 노인성의 변비에 콩을 볶아서 가루 내어 1회 40~50g씩 1일 2회 생수에 타서 복용한다.

- 고혈압에 1개월 정도 복용하면 좋고, 노인성의 변비에 콩을 볶아서 가루내어 1회 40~50g씩 1일 2회 생수에 타서 복용한다.

2. 야채 섭취법(26종)

가지, 감자, 고구마, 냉이, 다시마, 달래, 당근, 더덕, 도라지,
토마토, 동아, 둥굴레, 약쑥, 무, 미나리, 부추, 배추, 상추, 수박,
시금치, 양배추, 연근, 오이, 표고버섯, 참외, 호박,

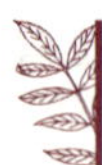

가지

O형=보통, AB형=나쁨, B형=좋음, A형=상쇄

성분 : 단백질, 지방, 탄수화물, 비타민(B1, B2,CPP), 칼슘, 인, 마그네슘,
칼슘, 나트륨 등이 들어 있다. 통증을 멈추고 어혈을 풀고 부은
것을 식히고 소변을 잘 나오게 하며 비위를 튼튼하게 한다.

효능 : 플라보노이드는 혈중콜레스테롤을 낮추는 작용, 향균 작용, 섬
유소는 항암작용과 대변이 통하게 하는 작용, 복통, 설사, 위암,
기침, 구창, 뱀에 물린데, 소변이 순조롭지 않은데 등에 쓰인다.

증상 : 잎은 혈뇨, 이질, 치질출혈, 부스럼, 동상 등에 1일 6~12g 분말
을 복용한다.(증상에 따라 약간의 처방이 다름) 뿌리와 줄기는
8월에 채취한 것은 지혈작용이 강하지만 9~10월에 채취한 것

도 달려서 이질, 치질출혈, 각기, 치통, 동상 등에 복용한다.

처방 : 꼭 12g을 달여 먹거나 태워서(약성 있게) 분말로 복용한다.

- 오랜 이질로 출혈, 월경량 과다, 뿌리와 줄기 12~15g 달여 마신다.
- 지혈작용, 산후복통에 뿌리 4개에 설탕과 술을 넣어 물과 희석시켜 달여 마신다.
- 잎 10장 정도 물에 달여 1일 2~3회 나누어 복용하면 설사에 효과가 있다.
- 꽃받침을 검게 태워서(약성 있게) 분말로 2스푼 1일 2~3회 복용하면 위암에 효용이 있다.
- 내 치핵 출혈, 직장 괘 양성 출혈에 가지가 재가 될 때까지 태워서 따뜻한 생수에 타서 한 컵 정도 마신다.

참고 : 구강암 · 대장암 · 설암 · 위암 등에도 치료제로 활용되고 AB형에 양성 · 중성, A형에 양성 · 중성, O형에 양성 · 중성, B형 양성 등 열을 식혀 주는 식품으로 성질이 차고 냉한 체질에는 나쁘다. A형 음성, O형 음성은 과식을 피하는 것이 좋고, B형에 중성 · 음성에는 나쁘다.

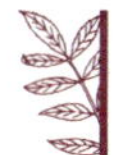 **감자**

O형=나쁨, AB형=보통, B형=상쇄, **A형=좋음**

성분 : 단백질, 지방, 탄수화물, 비타민(B1, B2, B6, C), 칼슘, 인, 나트륨, 철 등이 들어 있으며 탄수화물의 대부분은 전분이다. 싹에는 솔라닌이 들어 있는데 솔라닌은 항염증작용, 조혈작용, 이뇨작용, 발암 물질 제거 작용인 프라본노이드 등이 들어 있다.

효능 : 위통, 변비, 두통, 화상, 부종, 십이지장궤양, 고혈압, 백혈구감
소중, 약물중독, 이하선염 등에 쓰인다.

증상 : 치료 작용을 하나 싹눈과 하늘보기는 독성의 작용이 강하고 비
위를 튼튼하게 하고 중기(中氣)를 도우며 기(氣)를 끌어올리는
증상에 많이 사용된다.

처방 : 고혈압, 동맥경화, 만성 신염 등에 쓰인다.

- 만성신염이나 부종에 500g 즙이나 살짝 태워 (소금기금물) 1일 2회
복용한다.
- 고혈압과 동맥경화증을 예방하는데 감자밥이나 생감자 복음에 약
간의 소금기가 좋다.

참고 : 체액을 알칼리성으로 바꾸는데 매우 좋고 잘 파괴되지 않는 비타민 C
는 임파 조직을 강화하고 점막에 주로 생기는 암들을 막을 수 있다.

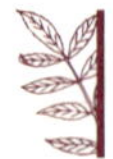

고구마

O형=나쁨, AB형=상쇄, B형=좋음, A형=보통

성분 : 전분, 당분, 섬유소, 카로틴, 비타민(C, E, A), 칼슘, 인, 철 등 광
물질과 단백질, 지방도 들어 있으며 비위를 튼튼하게 하고 기
(氣)를 보하며 산모(産母)에게 젖이 잘 나오게 한다.

효능 : 설사, 변비, 복수, 야맹증, 황달, 유선염, 대변에 곱이 나오는데,
짓눌린데 등에 쓰인다.

증상 : 구토, 설사, 자궁출혈, 젖 부족증, 종처 등에 덩굴을 달여 1일
20~30g 복용하고 여름철에 토하고 설사하면 줄기를 1일

30~60g씩 생수에 달여 3~4회 공복에 복용한다.

처방 : 변비, 소화불량, 황달과 최근에 유방암, 폐암 등에 쓰인다.

- 소화불량에 잎 100g, 닭의 껍질, 계내금 5g을 생수에 달여 수차에 차처럼 복용한다.
- 변비에 잎은 붉은색에 신선한 것, 250g을 1회량 기름과 소금에 볶아 1, 2회 식전에 먹는다.
- 대변에 피와 곱이 또는 설사에 분말을 꿀에 섞어 먹고 황달에 죽을 끓여서 자주 먹는다.
- 젖 부족 중에 줄기 50~100g을 달인 물에 돼지고기를 넣고 삶아 먹는다.

참고 : 카로틴은 유방암 수술 후 고구마, 찹쌀죽, 우엉, 귤, 대추, 사과, 대합, 해삼 등이 수술 후 스트레스로 인해 소화기능 저하로 열량부족 현상을 위 열거한 음식으로 단백질을 충분히 섭취하면 좋은 효과가 있다.

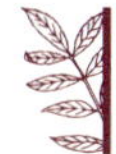 냉이

O형=좋음, AB형=나쁨, B형=보통, A형=상쇄

성분 : 비타민(K, B1, B2, C, PP), 칼슘, 인, 철 등 성아산, 포도주산, 사과산 등 유기산과 아르기닌, 아스파라긴산, 메티오닌, 아미노산, 쏘르보즈, 당분, 유당, 콜린, 아세틸콜린, 사포닌, 플라보노이드, 루틴 등이 함유되어 출혈을 멈추고 비(위장)를 튼튼하게 하며 눈을 밝게 한다.

효능 : 자궁수축작용, 지혈작용, 관상혈관확장작용, 혈압 낮추는 작용, 호흡중추 흥분 작용, 항염증작용, 설사를 멎게 한다.

증상 : 월경과다, 기능성 자궁출혈, 위궤양, 치질, 혈담, 각혈, 만성간
염, 신염, 이질, 눈 충혈증 등에 사용된다.

처방 : 아세틸콜린의 함량이 많아 뇌종양 치료제로 사용

- 생것 뿌리째 달여 1일 30g 2회 나누어 복용하면 기능성 자궁출혈에
  쓰이고, 코피 나는데 100g을 2~3시간 60~70℃ 생수 500ml 에 담갔
  다가 즙내어 1회 200ml 1일 3회 복용한다.
- 토혈에 냉이, 낭아초 각각 12g을 생수에 달여 1일 3회 먹고 이질이
  나 설사에 햇볕에 말려 부드럽게 가루 내어 2~3g씩 1일 3회 식전에
  복용하고 급성신염에 뿌리와 정력자 볶아서 같은 양을 분말 내어
  꿀에 섞어 1회 3~4g을 3회 식후에 복용한다.
- 뇌종양 20g씩 1일 2~3회 복용하고 배가 불어나는데 냉이, 정력자,
  귤껍질을 각각 8g을 달여 1일 3회 복용하고 백대하에도 같이 사용
  된다.
- 만성기관지염에 뿌리 말린 것 볶아서 부드럽게 가루 내어 1회 3~5g
  씩 식후 복용하고 생것을 즙으로 내어 복용한다.

참고 : 혈관을 수축시키는 작용으로 고혈압 환자와 여성자궁 수축을 자극하므
로 임신 중 출산을 앞두고 식생을 금함

다시마

O형=좋음, AB형=보통, B형=나쁨, A형=상쇄

성분 : 단백질, 지방, 탄수화물, 칼륨, 유황, 규소, 프로비타민A, 비타민
(B1, B2, E, PP, C), 칼슘, 인, 나트륨, 구리, 요오드 등이 들어 있

으며 미역과 성분이 유사하여 어린이나 성인에게 훌륭한 식품이나 특히 노인에게 동맥경화와 고혈압 예방에 좋다.

효능 : 강장작용, 뼈의 성장과 발육을 촉진하는 작용, 혈압을 낮추는 작용, 항암작용, 혈중 콜레스테롤을 낮추는 작용, 갑상선기능 조절기능, 이뇨작용, 방사선물질 배설촉진작용, 심장혈관기능 강화작용이 있다.

증상 : 허약체질, 림프절결핵, 갑상선종, 종창(부스럼), 요노불비, 동맥경화증, 변비, 산염, 산후출혈, 류머티즘성관절염, 암, 신경통에 쓰인다.

처방 : 갑상선염, 동맥경화, 방관염, 신경통, 허약체질 등에 쓰인다.

• 허약한 어린이는 다시마과자, 다시마 엿 등 여러 가지 당과류와 차를 만들어 먹이면 좋다.

• 갑상선에 100g을 매일 끓여 먹고 갑상선선종과 갑상선 중독에 500g과 하고초 150g을 가루 내어 1회 3g씩 1일 3회 복용한다.

• 방광염에 600g을 쌀 씻은 물에 담가 염분을 제거 후 물 3 *l* 에 잘게 썰어 총백과 함께 삶아서 소금, 식초, 생강, 고춧가루 등 양념하여 반찬으로 먹는다.

• 동맥경화증에 다시마, 검정 콩 각 20g을 볶아서 물에 넣고 달여 1일 2~3회 복용한다.

• 신경통에 생것을 매일 5g씩 먹고 차를 만들어 마시면 효과가 있다.

• 변비에 가루 낸 것 2~3g을 물 150*ml* 에 풀어 하룻밤 재워서 복용한다.

참고 : 海采에 寶物로 여기는 다시마는 B형 음성체형 외에는 모든 성인병 예방으로 좋은 식품이고, 특히 O · A · AB형에는 대장 · 유방 · 자궁암 등에 효과가 좋다.

달래

O형=나쁨, AB형=상쇄, B형=보통, **A형=좋음**

성분 : 칼슘, 인, 철, 요오드, 코발트, 비타민(B1, B2, C, PP), 건초뿌리
에는 사포닌, 알칼로이드, 정유가 함유돼 있다.

효능 : 약리 실험에서 장강정작용, 건위작용, 진정작용, 진통작용, 항
염증작용, 해독작용 등이 있다는 것이 밝혀졌다.

증상 : 음위증, 만성위장염, 편도염, 위염, 기능성자궁출혈, 월경부족,
만성기관지염, 백일해, 빈혈 등에 쓰인다.

처방 : 빈혈, 만성기관지염, 식도암, 위암 등에 쓰인다.

- 만성위장염, 소화불량증에 잎줄기(말린 것) 20~30g에 물 300ml를
넣어 150ml로 달여 1일 3회 나누어 식전에 복용한다.
- 위암, 식도암에는 작은 토기에 넣고 봉하여 태운 검은 가루를 1일에
3g 3회 먹는다.
- 기능성자궁출혈 월경부족에 날것을 먹거나 태워 가루로 먹고 만성
기관지염, 백일해에 20g을 달여 1일 3회 복용한다.
- 빈혈에 전초 30g, 물 400ml 넣어 달인 것을 1일 3회 복용하고 신경증,
수면장애에 전초 20g, 물 400ml 넣어 달인 물 1일 2~3회 복용한다.

당근

O형=보통, **AB형=좋음**, B형=양성   중성=나쁨, A형=상쇄

성분 : 단백질, 지방, 탄수화물, 카로틴, 칼슘, 나트륨, 비타민(A, B1,
B2, C, PP, E), 알루미늄, 철, 동, 요오드 등이 들어 있으며 주성

분은 β - 카로틴 있고 인조버터, 과일, 채소를 원료로 하는 음료, 당과류 등에 쓰이고 있다.

효능 : 소화불량증, 빈혈증, 오랜이질, 헛배부른데, 변비, 당뇨병, 백일해, 급성간염, 야맹증, 저혈압, 고혈압, 만성신염에도 복용한다.

증상 : 소아 소화불량증과 혈을 보하고 눈을 밝게 하며 소화를 돕는데는 홍당무에 설탕을 넣고 달여 먹이고 설사 중에 홍당무와 솔잎을 같은 비율로 찧어 받은 즙을 3~5세는 10~15ml 1일 3회 먹이고 상태에 따라서 솔잎 섞는 비율이 차이가 있으며 횟수도 차이가 있다.

처방 : 고혈압, 급성간염, 당뇨병, 만성대장염

- 빈혈증에 홍당무에 방아풀과 올 방개를 섞어 생수에 달여 먹고 만성대장염에 짓찧어 생수에 달여 먹는다.
- 급성간염에 말린 것 120g과 생것 300g을 생수에 달여 1일 2회 공복에 복용한다.
- 야맹증에 깨끗이 씻어 즙을 내어 복용하고 만성 신염에는 1일 10~15g씩 생수에 달여 복용한다.
- 고혈압, 당뇨병에는 즙 500g을 내어 1일 3회 복용하면 효용이 있고, 빈혈증에 홍당무와 방아풀, 올방개를 적당량을 섞어 생수를 달여 먹고, 만성대장염에 씨를 찧어 생수에 달여 복용하며 O형, AB형, B형 음성, A형 음성 중성 대장암에 효과가 좋다.

참고 : 식품첨가물에 관한 FAO(합동전문가위원회)는 1979년에 카로틴은 식품첨가물 A-1부류에 포함 시켜 하루 섭취 허용량은 5mg/kg까지로 정하였다.

WHO 세계보건기구에서 암 발생 위험 신호를 열거하면,

- 조그마한 상처가 나도 잘 낫지 않는다.
- 비정상적인 출혈 또는 분비물이 있다.
- 소변이나 대변이 양과 색깔이 평소와 다르다.
- 심한 기침이 계속되거나 목이 자주 쉰다.
- 점, 사마귀, 물집 등이 평소와 달리 변화가 생긴다.
- 유방에 몽울이 잡히거나 다른 부위에 덩어리가 생기거나 팽팽한 느낌이 든다.
  또한 β-카로틴과 리그닌은 폐암과 위암 등에 암세포의 증식을 억제한다는
  연구결과 보고가 있고 근채류에 끈끈한 액체 성분이 리그닌이라고 한다.

# 더덕
O형=나쁨, ＡＢ형=좋음, B형=상쇄, A형=보통

성분 : 사포닌, 이눌린, 전분, 당류 등이 들어 있다.

효능 : 약리실험에서 입증된 보혈강장작용, 혈압상승 제어작용, 가래
삭힘 작용 등에 효능이 있다.

증상 : 혈중콜레스테롤을 낮추고 기침을 멈추게하며, 피로회복 촉진
제로 쓰인다.

처방 : 피로회복촉진제로 차 또는 탕, 죽 등을 만들어 1회 15~20g을 복
용하고 생즙을 만들어 15~20g을 2회 물에 타서 복용한다.

참고 : O형 양성을 제외한 체형에 칠년산 산더덕은 산삼에 준한 효과각 있다
고 한다.

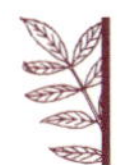

도라지
O형=보통, ＡＢ형=좋음, B형=상쇄, A형=나쁨

성분 : 사포닌인 플라티코딘이 많이 들어 있으며 스테로이드, 트리테르페노이드, 탄수화물, 지방, 비타민 등의 성분이 있다.

효능 : 약리실험에서 기관지분비 향진작용, 가래 삭이는 작용, 기침 멈추는 작용, 용혈작용, 진통작용제로 밝혀졌다.

증상 : 진정제, 향염증소염제, 혈관확장제, 항콜린작용 등에 널리 쓰이고 있다.

처방 : 가래가 끓는 O형 양성 체질에는 도라지를 생무침하여 식생하여도 효과있다.

- 만성 기관지염에 도라지, 오미자, 앵두를 2 : 2 : 1 비율로 분말가루를 반죽한 다음 15~20일 정도 30~35℃ 발효하여 20~25g씩 하루 3번 복용한다.
- A형 음성을 제외한 혈액형에는 도라지 생것을 하루 30g을 먹으면 동맥경화와 고혈압에도 효과가 있다.

토마토
O형=보통, AB형=상쇄, B형=나쁨, A형=좋음

성분 : 단백질, 효소, 탄수화물, 카로틴, 비타민(A, B1, B2, C, PP), 염산, 칼슘, 인, 나트륨, 알루미늄, 철 등이 들어 있다.

효능 : 진액을 생성시켜 갈증을 해소, 위를 보호, 소화를 촉진시키며 활평근의 긴장도를 높이고 연동운동을 세게 하는 작용이 있다.

증상 : 고혈압, 안저출혈, 위장병, 입맛 없는데 사용한다.

처방 : 고혈압, 노인성안질, 소화불량, 위장장애 등에 쓰인다.

- 소아 1~3세 소화불량에 신선한 것을 식후 1개 분량을 먹인다.
- 고혈압과 안저 출혈에 생것을 매일 아침 식전에 1~2개씩 먹는다.
- 노인성 안질 또는 눈이 잘 보이지 않을 때 생것 300g을 즙을 내어 1일 3회 나누어 복용한다.
- 명치끝이 묵직할 때 생입 50g에 생수 500㎖ 넣고 1/2로 졸여 달인 물을 아침저녁 1일 2회 복용한다.

참고 : 항암작용이 있는 β-카로틴이 풍부한 식품은 녹황색 채소와 과일로 감, 고구마, 당근, 늙은호박, 멜론, 복숭아, 오렌지, 살구, 차조기, 셀러리, 신선초, 쑥갓, 냉이, 시금치, 브로콜리, 근대, 순무, 풋고추, 고추잎, 무청, 열무, 뜸바귀, 질경이, 양배추, 참외, 파슬리, 강낭콩, 완두콩 등이 비교적 비타민C가 풍부해 암환자들이 복용하면 좋은 식품이다.

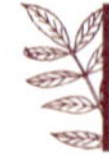 동아

O형=좋음, AB형=나쁨, B형=보통, A형=상쇄

성분 : 단백질, 탄수화물, 조섬유, 카로틴, 비타민(B2, C, PP) 등이 있어 열을 내리고 해독하며 소변이 잘 나오고 대장과 소장을 잘 통하게 하여 담을 삭힌다.

효능 : 요로증, 소갈병, 부종, 복수, 대하증, 만성위염, 신염에도 쓰인다.

증상 : 씨(동과자)열을 내리고 담을 삭이며 폐열기침, 폐농양, 백탁, 각기, 붓고 화상에 쓴다.

처방 : 피는 설사, 부종, 옹종 더위 먹은데 1일 10~30g을 쓰고 덩굴은

폐혈이나 담화가 성한데, 폐렴, 탈황 등에 쓰인다.

- 요로중에 동아즙 1잔에 꿀을 적당히 타서 먹는다.
- 더위 먹은데 500g으로 국을 끓여 먹는다.
- 당뇨병에 동아살 100g에 물 250㎖ 넣어 달인 물 150㎖ 되게 끓여 따뜻할 때 복용한다.
- 기침에 피(서리 맞은 껍질) 20g에 꿀을 약간 넣고 물에 달여 복용한다.
- 백대하에 씨(동과자) 볶아서 가루내 1회에 10~20g씩 미음으로 식전에 복용한다.
- 씨는 열을 내리고 담을 삭히며 백탁, 각기, 붓는데 1일 8~16g을 사용 달여 먹거나 가루 내어 먹는다.

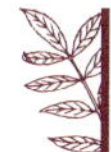 둥글레

O형=보통, AB형=상쇄, B형=좋음, A형=나쁨

성분 : 강심배당체콘발라미린, 콘발리민, 알카로이드, 다량의 점액질, 당분 등의 효소가 들어 있다.

효능 : 허약체질, 마른기침 영양보충, 강심제, 혈당조절제로 사용한다.

처방 : 마른기침, 시력보호, 영양보충, 허약체질 등에 쓰인다.

- 시력보호, 영양실조에 죽을 쑤어 1회 10~20g 복용한다.
- 고혈압, 폐결핵에 하루 30~50g과 송화 20~30g, 오미자 10~20g을 생수 600㎖를 넣고 달여 3번 15일 이상 복용하면 효과있다.

참고 : 차 또는 죽을 쑤어 1회 10~20g 복용한다.

약쑥

O형=보통, ＡＢ형=좋음, B형 양성=나쁨, A형=보통

성분 : 함북특산웅단백질, 지방, 탄수화물, 섬유소, 비타민C와 여러 가
지 유기산, 당분이 있고 청량음료, 술, 당과류 등 식품에 사용되
고 생열매에는 카로틴, 비타민(B1, B, PP, C)가 들어 있고 당분,
사과산, 레몬산, 유기산, 펙틴, 펙토산, 탄인질, 안토시안 계통
의 색소가 들어 잇고 플라보노이드로는 쿠에르세틴, 히페린이
있으며 잎과 열매에 트리테르페노이드, 우르소산이 들어 있고
가지에는 혈당을 낮추는 배당체인 네오미틸린이 들어 있다.

효능 : 당뇨병, 소장결장염, 위장염, 방관염, 요도염, 치은염, 목안염,
구내염, 편도선염, 비타민C 결핍증, 열서, 빈혈 등에 사용된다.

증상 : 강장보약, 혈압제압, 동맥경화중의 예방약으로 쓸 수 있다.

처방 : 당뇨병, 동맥경화, 만성대장염, 위, 방관염, 요도염, 장염증 등에
쓰인다.

- 당뇨병에 잎, 말린 것 10~30g을 생수에 달여서 1일 3회 복용하고 생
잎 100g을 생수 1.8 *l* 넣고 1/3 정도 되게 달여 1일 3회 복용한다.
- 급성과 만성대장염, 위장염에 말린 것 10g을 생수 200*ml* 에 넣고 8
시간 달여 1일 3회 복용하고 생잎은 15g을 생수 200*ml* 에 넣고 달여
1일 3회 나누어 복용한다.
- 방관염, 요도염에 말린 것 20g을 생수 300*ml* 에 넣고 1/4 되게 달여
1일 3회 나누어 복용한다.
- 동맥경화중에 말린 것 30g을 생수 400*ml* 에 넣고 1/5 되게 달여 1일
3회 나누어 식전에 복용한다.
- 비타민C 부족증 예방과 치료에 30g을 생수 400*ml* 에 넣고 달여 1일

3회 나누어 복용하거나 차를 만들어 수시로 마시면 빈혈에도 효과
가 있다.
- 열성질병에는 봄에 열이 있을 때 시원하게 단물을 마시고 출혈에
  는 말린 것 15g을 생수 300㎖에 넣고 달여 1일 2~3회 복용한다.

참고 : 열매의 천연색소인 안토시안은 최근에 모세혈관 강화작용이 비타민P
활성물질로 밝혀졌고 생 열매에는 β-카로틴과 프라보노이드
(Flavonoids) 다량함유로 유방암과 자궁암 치료에 효과 있고 김, 다시
마, 미역 역시 인체의 면역작용을 2~3배 높이는 효과가 있어 여성의
유방암과 자궁암에 좋다. 간해독제로 좋은 식품이고 간질환에도 흔히
사용된다.

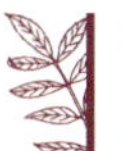

무

O형=중성 · 양성=나쁨, AB형=상쇄, **B형=좋음**, A형 보통

성분 : 단백질, 지방, 탄수화물, 비타민 (B1, B2, PP, C), 칼슘, 마그네
슘, 인, 칼륨, 나트륨, 철분 등을 함유하고 있다.

효능 : 억균작용, 해열작용, 해독작용, 만성간염, 황달, 담석증, 세균성
이질, 당뇨병, 류머티즘성 관절염증, 변비, 고혈압, 동맥경화증,
발암성물질인, 나트로소아민으로 생기는 세포들이 암세포로
변색하는 것을 막는다.

증상 : 리그린은 대탐색세포의 활동능력을 높여 암세포를 중화시켜
암 발생을 방지하는 작용을 한다. 뼈의 염증을 치료한다. 무씨
는(나복자)리파닌, 술포라펜배당체, 지방 등이 들어 있다.

처방 : 양(陽), 화(火), 한(寒)에 좋은 채소

- 설사, 가래, 기침, 숨이 찬 데는 1일 6~12g을 먹는다.
- 식체로 헛배가 나고 통증이 있을 때 즙을 내어 1회에 1잔 정도 복용한다. 무잎에 비타민 A, B, C가 함유돼 있어 신선한 무잎은 땀을 나게 하고 열은 내리게 한다.
- 헛배가 부른데는 무씨와 사인을 각 1 : 1 비율로 참깨처럼 약간 볶아서 분말해 1회 3~4g씩 3회를 식사 전 복용한다.
- 목안이 부은데는 생즙 1컵씩 6회 이상 복용하고 더위 먹고 갈증에는 즙, 국, 무씨분말을 1회 8g을 3회 육각수 청수에 먹는다.
- 기침과 가래가 많고 입맛이 없을 때 무씨, 차조기씨, 겨자, 각각 6g과 마른생강 2g을 볶아서 분말로 6~7g씩 식사 때 국이나 음식물에 넣어 복용한다.
- 세균성이질에 무 말린 것 90~120g을 생수에 진하게 달여 복용하고 만성기관지염이나 기관지천식에는 무즙 500mg에 꿀을 넣고 달여 따뜻할 때 하루에 2~3회 복용한다.
- 고혈압, 동맥경화증에 생즙을 내어 작은 컵에 1잔씩 식후 1일 3회 복용한다.
- 일산화탄소 중독으로 머리가 아픈데 생즙 20~30g씩 마시고 무가 없을 때는 무씨를 가루내, 생수에 타서 마신다. 예, 연탄가스 중독엔 동치미 국물을 마신다.

참고 : 섬유질이 많아 항암효과와 소화기능을 촉진시키며 특히 (순무, 달랑무, 무청) 대장암에 도움이 된다. 우리 부모님들은 연탄가스 중독엔 동치미 국물을 마시고 무청에는 β-카로틴은 암예방 효과가 레틴놀의 축적이 문제가 되어 과음시 많은 부작용이 동반되지만 식물성 카로틴은 체내에서 필요한 양만큼 사용되므로 체내에서 비타민 A로 변화시켜 주는 카로틴이 풍부하여 유방암 · 방광암 · 대장암 · 식도암 · 전립선암 · 췌장암 · 폐암 등의 예방에 효과있고 각종 암에 성장을 억제한다고 영국 브

리스톨 병원 식이용법 연구팀과 미국 하버드대 의학부 대체의학 연구소에서 적용결과 입증됐다고 발표됐다.

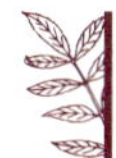 # 미나리
O형=보통, AB형=상쇄, **B형=좋음**, A형=나쁨

성분 : 단백질, 정유, 탄수화물, 비타민(B1, B2, C, PP) 카로틴, 칼슘, 인, 칼륨, 아연, 철, 구리, 요오드, 봉소 등 무기물질이 들어 있다.

효능 : 혈중콜레스테롤을 낮추는 작용, 혈당량을 낮추는 작용, 간경변을 방지하는 작용, 담즙을 내리게 하는 작용, 해독작용 등

증상 : 고혈압, 수면장애, 대하증, 자궁출혈, 급성 및 만성간염, 당뇨병, 배뇨작용, 혈뇨, 생선에 의한 중독 등에 효험이 있다.

처방 : 고혈압, 간염, 월경불순, 생선 중독 등에 쓰인다.

- 뿌리 100g 달여 차로 마시면 고혈압을 치유할 수 있고 화형은 생채와 고기볶음을 해먹어도 수면 장애에 치료가 된다.
- 뿌리 10개와 대추 10개를 믹서하여 생수 200mg을 달여서 1일 2~3회 식후에 복용하면 동맥경화증에 효험이 있다.
- 급성 및 만성간염에 생채 200g을 생수에 달여 1일 3회 먹거나 600g을 즙내어 1회 마시거나 마른 것 600g과 쌀겨 800g에 생수 3 *l* 붓고 2/3 달여 100*ml*씩 1일 3회 식전 1개월 이상 복용하면 치유된다.
- 월경불순에 마른 것 60g을 생수에 달여서 5~10일 정도 계속 먹으면 치료된다.
- 생선 중독에 100g을 생수 2 *l* 를 넣고 300*ml* 정도까지 달여 1일 3회 나누어 복용한다.

참고 : 단 42일 제1차 치료 주기로 설정한다. 腎(신)을 보하고 황달을 치료하며 精血(정혈)을 생성시켜 주고 비위를 튼튼하게 하며 출혈을 멈추게 하며 소변이 잘 나오게 한다. 성별로는 복용하는데 미나리는 여성, 부추는 남성이 좋다.

🌿 부추

O형=상쇄, AB형=나쁨, B형=보통, A형=좋음

성분 : 단백질, 지방, 칼슘, 인, 비타민C와 B군, 알리티민과 휘발성 정유, 유화물 성분이 들어 있으며 여러 종류의 알칼로이드가 성분 등이 있어 胃(위)와 肝腎(간신)을 보호하고 성기능을 높인다.

효능 : 이뇨작용, 지혈작용, 설사를 멎게 하며 胃熱(위열)과 허리와 무릎 관절 통증, 대하, 코피, 월경불순, 산후출혈, 위장염, 신경쇠약 등

증상 : 뿌리는 땀을 멈추고 기혈을 잘 돌게 하며 타박상에 쓰인다. 씨(구자)는 간신을 보하고 유정을 멎게 하며 허리와 무릎을 덥게 하고 지혈작용과 위 분비 향진 작용 또는 강심작용에 쓰인다.

처방 : 위장염, 월경불순, 산후출혈, 신경쇠약 등에 쓰인다.

- 급성위염에 부추 1되(뿌리와 같이)를 끓여 생수에 타서 복용한다.
- 소화불량 설사에 10~20분 60~70℃ 생수에 담갔다 즙을 1회에 100*ml* 1일 3회 공복에 복용한다.
- 백대하에 뿌리와 계란과 설탕을 넣어 생수에 달여 복용한다.
- 식중독에 즙을 1회 20~30*ml* 1일 3회 복용하고 임신부종, 딸꾹질하는데 1회 100*ml* 1일 3회 복용한다.
- 자궁출혈에 250g을 술에 넣고 끓여 먹고 신선한 것, (뿌리와 같이) 즙을 1회 50*ml* 1일 2회 아침과 저녁 공복에 복용한다.

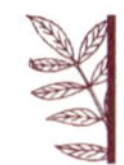 # 배추

O형=좋음, AB형 음성=나쁨, B형=보통, A형 상쇄

성분 : 단백질, 지방, 탄수화물, 비타민(B1, B2, PP, C), 칼슘, 마그네슘, 인, 칼륨, 나트륨, 철분 등을 함유하고 있다.

효능 : 억균작용, 해열작용, 해독작용, 만성간염, 황달, 담석증, 세균성 이질, 당뇨병, 류머티즘성절염, 신경증, 변비, 고혈압, 동맥경화증, 암세포로 변화하는 것을 막는 작용을 한다. 배추씨는 시나핀, 루틴 등이 들어 있어 소화작용, 장위작용, 혈액순환 작용 등으로 노화를 방지하는 작용을 한다.

증상 : 무와 같은 성분으로 체지에 따라 효용이 약간의 차이느 있으나 약리작용에는 별도의 상의성이 동반하지 않는다.

처방 : 음(陰), 냉(冷), 한(寒)에 좋은 채소

- 소변이 잘 나오지 않는 때나 갈증이 심할 때 배추 250g을 생즙 또는 물에 끓여 마신다.
- 위장병, 십이지장궤양에는 생즙 40~60mg 1일 3~4회 마신다.
- 변비에 푸른 잎 100g 생즙 1일 1회 식전에 마신다.
- 감기에 뿌리(말린 것) 큰 것 1개, 생강 3쪽, 설탕 50g을 끓여 마신다.

참고 : AB 중성 · 음성과 A형=음성은 금하고, 그 이외 체형은 열을 내리게 하고 또한 배추와 마늘총, 무, 순무브로콜리, 우엉, 키위, 파인애플, 신선초, 다시마, 미역, 톳, 강낭콩, 목이버섯 등이 대장암 예방하는 식물성 섬유질이 많이 들어 있다.

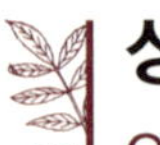 상추

O형=좋음, AB형 음성=나쁨, B형=보통, A형 상쇄

성분 : 단백질, 지방, 탄수화물, 카로틴, 비타민(B1, B2, E, PP, C), 칼슘, 인, 나트륨, 알루미늄, 철분 등이 들어 있으며 오장을 보하고 기혈을 잘 돌게 하며 소변이 순조롭고 젖이 잘 나오고 뼈와 근육을 튼튼하게 한다.

효능 : 요료불중, 설사, 젖부족증, 고혈압, 간염, 산후 현기증, 산후출혈 등에 쓰인다.

증상 : 산후현기증과 출혈증, 요료불중에 쌈이나 생나물을 3~5일 계속 먹는다.

처방 : 간염, 고혈압, 요료불증, 출혈증 등에 쓰인다.

• 고혈압 환자 중 A, B, AB, O형 중 실험 처방으로 씨 25g에 생수 30 *ml*를 달인 물 1일 2회 복용시킨 결과 치료된 유효율은 B, AB형 77.5% 그 외 O, A형은 가슴앓이, 팔과 다리 저림증, 수면장애 증상에 효과가 입증됐다.

참고 : 붉은색 치마상추와 녹색 바지상추 성분은 모두 비슷하다.

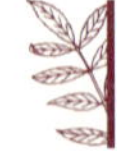 수박

O형=보통, AB형=상쇄, B형=좋음, A형 음성=나쁨

성분 : 단백질, 지방, 탄수화물, 카로틴, 비타민(B1, B2, C, PP), 칼슘, 이나트륨, 칼륨, 알루미늄, 철 등이 열매 속에 붉은 색소는 천연

색소인 카로티노이드이고 씨는 탄니질, 알칼로이드, 정유, 지방, 우레아제 등이 있다.

효능 : 갈증을 없애고 열을 내리며 소량의 염류는 신염 치료에 일정한 효과가 있으며 이뇨작용과 황달을 낮게 하고 혈압을 낮추기도 한다.

증상 : 더위 먹고 열나는데, 입안이 마르고 번갈이 있는데, 소변이 잘 나오지 않는데, 알콜중독, 월경부족, 당뇨병, 고혈압, 동맥경화증, 담도질병, 신염, 헌데 등에 쓰인다.

처방 :

- 껍질을 1일 10~30g 달여 먹거나 말려 가루 내어 먹으면 더위 먹고 열나는데, 입안이 마르고 소변이 잘 나오지 않는데 쓰인다.

- 고열과 갈증에는 껍질 20g과 향유(香薷) 8g을 달여 1일 아침 저녁 2회 식전에 복용한다. 수박을 자주 먹으면 열이 내리고 출혈이 멈춘다.

- 급성위염, 열이 나는데, 부종과 수박을 많이 먹으면 월경과다, 월경 잦은데, 과열은 내리고 소변이 잘 나오며 부은 것을 내리고 해독한다.

- 만성신염에는 짜낸 물과 옥수수수염 달인 물을 혼합하여 1/2 졸여서 10~20*ml*씩 1일 2~3회 증상에 따라 복용한다.

- 급성 신염에는 껍질 말린 것 40g과 모근 신선한 것 60g을 생수에 달여 1일 3회 식후에 복용한다.

- 임신부종에 즙 또는 껍질을 달여 마시거나 고 내여(고약처럼) 만들어 2스푼씩 1일 2회 복용한다.

- 고혈압과 두통에 즙을 1회 50*ml*씩 1일 5~7회 복용한다.

시금치

O형=좋음, AB형=좋음, B형=좋음, A형=보통

성분 : 단백질, 지방, 탄수화물, 카로틴, 비타민(B1, B2, PP, C, K), 칼슘, 인, 나트륨, 알루미늄, 구리, 요오드 등이 들어 있고 철분과 클로로필과 염산을 함유하고 있어 뛰어난 조혈작용이 있으나 다른 식품보다 백배나 더 수산을 가지고 있어 신장결석, 반광결석 등 수산은 심한 혈액 독을 가져온다.

효능 : 단백질에 필수아미노산인 라이신과 트립토판이 많고 시스틴도 풍부하기 때문에 동물성 단백질과 비슷하다. 스피나트 세크레틴은 위액과 취장 액의 분비를 촉진시켜 오장을 보하고 위장에 열을 내리며 피를 활력 있게 하고 술독을 이완시키는 작용을 한다.

증상 : 알콜중독, 폐결핵, 위병, 신경통, 빈혈, 변비, 고혈압, 동맥경화, 당뇨병, 야맹증, 방광염 등에 쓰인다.

처방 : 고혈압, 당뇨병, 동맥경화, 신경통, 위병, 폐결핵 등에 쓰인다.

- 파릉자(씨) 1일 12~15g을 달여 마시면 풍을 막고 눈을 밝게 하고 장과 위장 기능을 향상시킨다.
- 생즙 100g을 매일 마시면 폐결핵과 빈혈 치료가 된다.
- 200~300g을 80℃ 끓는 물에 2분 정도 넣고 데친 후 마인(삼씨) 기름 2~3g을 넣고 버무려 1일 2회 나누어 식전에 복용하면 고혈압 치료가 된다.
- 뿌리 250g, 계내금(말린것) 15g을 섞어 생수에 달여 1일 3회 나누어 복용한다.

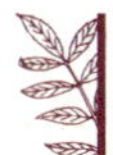

양배추

O형=좋음, AB형 음성=나쁨, B형=보통, A형 상쇄

성분 : 단백질, 지방, 탄수화물, 비타민(B1, B2, PP, C, K, U), 칼슘, 인, 나트륨, 알루미늄, 철, 구리, 요오드 등이 많이 들어 있다.

효능 : 진통작용, 이뇨작용, 항염증작용, 소화작용, 항생작용, 새근육 성장작용, 여성호르몬인 에스트로겐과 같은 작용을 하는 물질이 함유돼 있다.

증상 : 위장병, 십이지장궤양, 만성위염, 만성간염, 담낭염, 변비, 화상, 피부궤양 등에 사용된다.

처방 : 최근에 암 예방에 효소인자 색출을 연구한 학자들이 많은 노력의 결실이 발표되고 치료제로 실용화에 성공했다.

- 위장, 십이지장궤양에는 500g을 즙내어 1컵 따뜻한 물에 타서 식사 전 마신다. 또한 죽 250g을 식사 전 데워 먹기도 한다.
- 응달에 말려 분말로 1회에 1~2스푼을 반 컵의 뜨거운 물 타서 식사 30분전에 1일 3~4회 복용하고 장복하면 암예방에 도움이 된다.

참고 : 적채(붉은 양배추)와 붉은 피망은 β-카로틴과 비타민C 설포리판 등 강력한 항암 성분으로 인톨이란 화합물질은 발암물질인 벤스피린(각종 공해물질 또는 배기가스나 중금속오염)을 무독화한 작용을 한다.

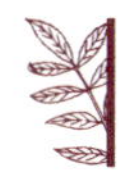

연근

O형=좋음, AB형 음성=나쁨, B형=보통, A형=상쇄

성분 : 비타민(B, C), 로에메린, 누시페린, 노루누시페린, 아스파라긴,
아르기닌, 트리멜린, 티로신, 레시틴, 전분, 페토산, 포도당 등
지방성분이 들어 있다.

효능 : 비를 보하고 위의 기능을 높여줘 출혈을 멈추고 어혈을 없애 갈
증을 멈추게 한다.

증상 : 급성위장염, 대하증, 급성과 만성이질, 코피, 위출혈, 폐출혈, 혈
뇨, 자궁출혈, 소장 및 결장염에 쓰인다.

처방 : 결장염, 소장염, 자궁출혈, 위출혈, 폐출혈, 혈뇨 등에 쓰인다.

• 급성위장염, 대하증, 급성과 만성이질, 더위 먹고 배가 아픈데 생것
250g을 즙 내어 복용한다.

• 코피와 자궁출혈, 각종 출혈은 증상에 따라 향이 다소 차이가 있으
나 생것 300g을 즙 내어 복용한다.

오이

O형=좋음, AB형=상쇄, B형=보통, A형 음성=나쁨

성분 : 단백질, 지방, 탄수화물, 비타민(A, B1, B2, PP, C), 칼슘, 인, 나
트륨, 알루미늄, 철, 망강, 동, 요오드 등이 들어 있다.

효능 : 열을 멈추고 갈증을 해소하며 소변이 잘 나오게 하고 해독을 한다.

증상 : 항암작용과 단순성비만증을 치유한다. 요실금과 팔, 다리가 붓
고 고혈압증, 황달병에 사용한다.

처방 : 고혈압, 요실금, 황달 등에 쓰인다.

• 설사와 이질에 달여 먹거나 즙내어 1일에 20~30g 달여 복용한다.

덩굴은 요실금과 해독작용을 하고 설사와 이질에 1일 30~60g 달여 복용한다.

- 요실금에 오이생채를 100g 정도 복용하고 몸이 붓는데는 생것 100g에 늙은 오이껍질(말린 것) 50g에 생수 500㎖ 붓고 달여 1일 2~3회 나누어 복용하고 늙은 오이 1개를 반으로 쪼개어 씨를 제거하고 그곳에 마늘 1통(5~6쪽)을 넣고 덮어 증기에 쪄서 한번에 복용한다.

- 고혈압과 황달에는 늙은 오이껍질(말린 것) 50g에 생수 500㎖ 붓고 달여 1일 3회 식전에 복용한다.

- 토사광란에 신선한 것을 꿀과 1 : 1 비율로 섞어 2시간 정도 잠재워 쪄서 국물 200㎖를 1일 3회 식전에 복용한다.

- 급성 위장염에는(오이와 잎) 오이 40g, 마늘 10쪽을 같이 찧어 즙내어 복용한다.

- 단순비만증에 오이 50g, 신선한 것을 즙 내서 복용한다.

참고 : 껍질에 들어 있는 엽록소 성분은 음식을 먹고 입냄새 나는 것을 중화시켜 주는 성분이 있다.

주의 : 잎은 독이 약간 있고 뿌리는 독은 없다.

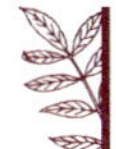 ## 표고버섯

O형=보통, AB형=상쇄, **B형=좋음**, A형 음성=나쁨

성분 : 단백질, 지방, 탄수화물, 칼슘, 인, 철, 비타민(A, B1, B2, C, D, E) 등이 들어 있다.

효능 : 폐혈로 기침하고 숨이 차고 마른기침 나는데, 동맥경화중, 심근
경색, 뇌혈관장애, 협심증, 급성토리체신염, 기관지천식, 위염,
장염, 간염에도 효능이 입증되었다.

증상 : 알레르기성비염, 당뇨병, 위암, 대장염, 간염, 백혈구 감소중 등
에 복용한다.

처방 : 간염, 위염, 뇌혈관장애, 동맥경화, 심근경색, 천식 등에 쓰인다.

- 설사에는 마른 것(볶음) 40g, 녹각(튀긴 것) 10g을 분말로 1회 12g
씩 따뜻한 술에 타서 2회(아침, 저녁) 복용한다.
- 대장염과 세균성 이질에 나무버섯(검은 것) 40g에 물 500ml을 끓인
다음 소금과 식초를 넣고 2회 복용한다.
- 만성간염, 백혈구 감소증에 적당한 양을 차로 끓여 마신다.
- 임신부종으로 혈압이 상승할 때 (검은 것) 6g을 물에 하룻밤 담근
뒤 1시간 정도 쪄서 꿀물에 섞어 잠들기 전에 복용한다.

참고 : 항암면역력을 증강시키는 표고와 상황버섯, 영지버섯, 운지버섯이 있고
마늘과 파 그리고 강낭콩과 대추씨, 살구씨 등이 항암치료에 좋은 약이
된다.

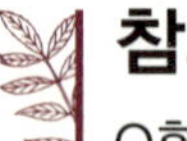

참외

O형=보통, AB형=상쇄, **B형=좋음**, A형 음성=나쁨

성분 : 단백질, 지방, 탄수화물, 비타민(B1, B2, C, PP), 카로틴, 칼슘,
마그네슘, 인, 칼륨, 나트륨, 동, 니켈, 요오드 등이 들어 있어 더
위를 없애고 갈증을 멈추며 열을 내리게 하고 해독을 시킨다.

효능 : 씨(감과자)는 지방, 카프론산, 카프린산, 밀리스신산, 팔미틴산, 스테아린산, 올레인산, 리놀산의글리세리드 성분 등이 있다.

증상 : 어혈을 풀어주며 폐열을 내리고 갈증을 해소시키며 대변을 잘 통하게 한다. 회충과 촌충을 죽이는 작용이 실험 결과 밝혀졌다.

처방 : 적취, 장용, 폐열로 기침이 나고 갈증에 1일 10~15g을 쓴다.

- 식체, 간질, 황달, 부종 등에 꼭지(果蒂) 말린 것을 분말로 1일에 0.5~1.2g 극량은 1회에 1g, 1일 2g 정도 쓰인다.

- 머리카락이 빠지는데 참외잎 쓰이며 껍질은 열 나는데와 가슴 답답하고 갈증에 1일 4~12g 달여 먹고 꽃은 가슴앓이, 기침, 종처 등에 1일 4~12g 달여 복용한다.

- 껍질을(그늘에 말린 것) 20~30g 달여 더위 먹고 갈증에 1일 2~3회 마신다.

- 전염성 간염에는 꼭지 1.5~2g씩 생수에 달여 1일 3회 복용하고 체한데는 꼭지와 팥을 각각 1 : 1로 가루내 1회에 0.6~1.8 *l* 씩 복용하며 토하고 나면 낫는다.

- 대장염과 폐농양에는 씨(감과자) 50g에 설탕을 20g 섞어 분말로 하여 따뜻한 생수로 복용한다.

- 세균성이질에 줄기 말린 것 400g에 생수 600*ml* 넣고 달여 찌꺼기를 짜버리고 다시 전량을 달여서 200*ml* 되게 해 5~15세 아이에게 1일 60~100*ml* 2~3회 나누어 3~4일 먹인다.

- 만성신염에는 잘 익은 것 꼭지부분을 따내고 씨를 파내어 꿀 3~4스푼 가량 넣고 12시간 정도 재웠다가 1회 1개씩 아침 저녁에 복용한다.

주의 : 꼭지에 들어 있는 멜라톡신이 성분은 구토와 설사를 일으키는 것이 최근 밝혀졌으니 꼭지를 오려내고 사용할 것

호박

O형=보통, AB형=보통, **B형=좋음**, A형=보통

성분 : 단백질, 지방, 탄수화물, 카로틴, 비타민(B1, B2, CPP, E), 칼슘, 마그네슘, 인, 나트륨, 칼륨 등이 들어 있으며 간과 신장에 해로운(니트로소아민) 성분을 제거하는 물질이 있고 씨는 아미노산, 지방 분해효소인 우아아제가 함유되고 아미노산에는 구충 효과가 있는 쿠쿠르비틴 성분이 있고 습(濕)을 제거하고 열을 내리게 하여 이질을 치료한다.

효능 : 이뇨작용, 진정작용, 담즙제거작용, 촌백충증, 회충증, 화상, 유방암, 늑낙염, 늑간신경통, 유선염, 산후부종, 고혈압, 당뇨병, 신염, 습진, 두드러기, 변비, 절박유산 등에 효과가 있다.

증상 : 씨는 촌백충 증에 20알을 생것을 먹거나 볶아서 50~100g을 분말에 설탕물에 타서 복용한다.(기름진 음식은 금함)

처방 : 잘 익은 호박은 항암 치료제로 쓰인다.

- 호박씨 생것 200g을 먹고 2시간 지난 후 빈랑 40g을 물에 달여 먹고 1시간 지나 유산나트륨 25g을 복용한다.
- 씨 생것을 50g 껍질 벗겨 1회에 복용하면 회충증에 좋고 산후부종에 40~60g 간식처럼 먹고 당뇨병에 볶은 것 30g을 달여서 1일 2회 공복에 복용한다.
- 유방암에는 꼭지 2개를 태워서 분말을 술 100㎖에 타서 아침 공복에 1번 복용하고 임신부종에 꼭지 15g을 생수에 달여 마신다. 씨 생것을 100g 껍질 벗겨 생수 600㎖에 달여 1일 3회 공복에 복용하면 젖이 많은데 쓰인다.
- 만성기관지염에는 늙은 호박(익혀) 꿀, 각 1kg씩에 마늘즙, 100g 오

미자, 가루 500g을 잘 섞어 따뜻한 곳에 3~4일 발효한 다음 2~3스
푼 1일 3회 식후 복용한다.

• 기침에 씨 500g을 분말로 만들어 꿀 100g을 섞어서 1일 3~6회 복용
하고 늙은 호박 꼭지를 따고 속을 파낸 다음 그 속에 꿀을 2kg 넣고
꼭지를 닫은 다음 시루에 쪄서 통째로 짜서 1회에 50~100ml 1일
2~3회 복용하면 요실금 또는 소변이 잘 나오지 않는데 치유된다.

참고 : 잘 늙은(적황색) 호박은 암세포의 확산을 막는 프로테아제 선분과 β-카
로틴 성분이 다량 포함되어 폐암과 소화기암, 자궁암, 유방암 또는 백
혈병에도 활용되고 단호박은 노폐물을 제거하는 첨단식품으로 여성 에
너지에 좋은 음식이다.

3. 과일 섭취법(17종)

감, 귤, 다래, 대추, 머루, 밤, 복숭아, 배, 사과,
산사, 살구, 조선딸기, 오미자, 앵두, 잣, 포도, 호두

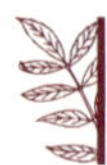 ## 감
O형=좋음, AB형 음성=나쁨, B형=보통, A형=상쇄

성분 : 탄수화물, 카로틴, 비타민(B1, B2, C, E, PP), 단백질, 지방, 칼슘,
마그네슘, 인, 칼륨, 나트륨, 철, 아연, 동 등이 있고 특히 탄닌과
요오드가 많다.

효능 : 약리실험에서 혈압을 낮추는 작용, 혈중 콜레스테롤을 낮추는
작용, 관상 혈관의 혈액순환촉진작용, 면역부활작용, 지혈작용
등이 밝혀졌고 고혈압병과 동맥경화증의 예방치료와 당뇨병,
출혈병, 자반병, 뇌출혈, 위병, 수면장애, 간경중, 면역기능 등
에 쓰이고 잎에 비타민C가 많고 비타민(B1, B2, P, K) 등도 함
유하고 있어 폐기를 잘 통하게 하고 기침과 출혈을 막고 비타
민C와 P가 서로 상생하면서 세포노화를 방지하고 혈중 콜레스

테롤을 낮추는 것이며 누런색으로 변한 벽돌색은 마그네슘이
적기 때문이다.

증상 : 혈압을 내리고 출혈을 멈추고 열을 내리고 갈증을 없애고 소변
을 잘 소통시키고 설사를 멈추게 하고 목안이 붓고 통증과 기
침이 나며 가래가 심한데, 괴혈병 · 자반병 · 뇌출혈 · 위병 ·
수면장애 · 신경증 · 면역기능 · 중풍 · 빈혈 · 설사 · 입이 마르
고 피를 토하는데 쓰인다. 잎의 푸른 즙을 매일 복용하면 여러
질병 예방 치료할 수 있고 살결이 고와진다는 학설도 있다. 당
뇨병, 고혈압, 결핵으로 발병된 눈 망막출혈 환자에게 푸른 즙
을 1주일 복용시킨 결과 멎었고 꼭지는 올레아놀산, 우르솔산,
베틀린산, 포도당, 과당, 유기산(有機酸) 등이 상기(上氣) 내리
고 딸꾹질을 멈춘다.

처방 : 결핵, 괴혈, 고혈압, 뇌출혈, 당뇨병, 빈혈, 중풍, 자반병 쓰인다.

- 큰 생잎 10~20잎을 썰어서 짓찧어 천으로 짠 즙을 1일량으로 식사
  30~50분 전에 복용하면 여러 질병을 예방 치료할 수 있고 다이어
  트 및 살결이 고와진다.
- 잎을 1일 3~9g 썰어서 짓찧어 천으로 짠 즙을 복용하거나 10~20잎
  을 3~5mm 썰어 끓는 물에 넣고 우려 차처럼 마신다면 피로와 당뇨
  병, 출혈, 괴혈병, 자반병, 뇌출혈, 위병, 수면장애, 신경증, 면역기
  능 등에 효험이 있다.
- 서리 맞은 감을 12~18g 1일 2회 공복에 온수와 같이 복용하면 만성
  기관지염에 효과가 있다.
- 생감 1개를 술에 넣어 끓여서 감만 먹으면 기침과 혈담에 효용이
  있고 고혈압과 동맥경화증에 즙을 1회에 15*ml*씩 1일 2~3회 공복에
  우유나 미음에 타서 복용한다.

- 곶감 분말로 1회에 1.5g 1일 3회 온수에 타서 복용하면 궤양성 장출혈에 좋고 고혈압에는 10개를 생수에 달여 복용하면 효과가 있다.
- 꼭지를 1회 6~8g 1일 3회 생수에 달여 복용하고 분말로 4g씩 온수에 타서 마시면 딸꾹질이 멈추고 유아(1~3세) 자주 토하는데 3개를 햇볕에 말려 30~40ml 생수에 달여 1일 2~3ml씩 3회 먹인다.

참고 : 한의학 박사 연구 논문 발표에 의해 영국 브리스톤 병원에 식이요법 중 한국 감김치가 활용되고 있다.

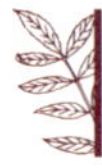

귤

O형 양성=나쁨, AB형=좋음, B형=상쇄, A형=보통

성분 : 레몬산은 유기산과 아스파라긴, 아미노비터산 등이 들어 있어 갈증을 멈추고 진액을 생성시키며 소변을 잘 나오게 하고 열이 나고 입이 마른데, 위에 열독이 있는데, 설사, 기침 등에 쓰인다.

효능 : 진피는 정유(리모네), 비타민(C, P) 등이 있어 氣를 잘 돌게 하고 가슴이 답답한 증상에 습을 없애고 담을 삭인다. 약리실험에서 위액분비촉진작용, 소화작용, 강심작용, 모세혈관의 투과성을 낮추고 저항력을 높이는 작용이 밝혀졌다.

증상 : 헛배가 부르고 입맛이 없고 소화가 안 되는데, 가슴이 답답하고 기침과 가래가 많고 숨이 찬데, 방향성 건위 약으로 사용.

처방 : 위염에 쓰며 기침, 가래약으로 쓴다.

- 씨를 1일 3~9g 쓰면 통증을 멈추고, 음낭이 붓고 아픈데, 유선염, 요통 등이 효과가 있다.

- 껍질 60g, 백출 120g 분말로 하여 1회 4g씩 1일 식후 3회 복용하면 식은땀이 나고 명치끝이 묵직한데 좋고 氣를 잘 돌게 하여 활력을 되찾는다.
- 임신부종, 명치끝이 차면서 토하는데는 껍질 20g, 생강 3g, 천초 10g을 생수에 달여 1일 3회 나누어 복용한다.
- 입맛이 없고 헛구역질이 나는데는 껍질, 반하(백반에 삶아 말린 것) 80g 분말로 만들어 1회에 12g씩 생강 3쪽을 넣고 물에 달여 1일 3회 나누어 따뜻하게 하여 복용한다.
- 감기에 껍질 또는 과 1개를 통째로 잿불에 묻어 검게 되도록 구워서 먹은 다음 땀을 낸다. 껍질(검게 태운 것) 20g과 생강 4~5g 같이 달여서 잠자리 들기 전 복용한다.
- 위장병 및 십이지장궤양에 껍질 6g, 감초 12g, 생수에 달여 꿀 60g을 넣어 1일 3회 나누어 복용한다.

🌿 다래

O형=좋음, AB형 음성=나쁨, B형=보통, A형=상쇄

성분 : 탄수화물, 유기, 단백질, 지방, 비타민(C, P), 노란색소, 탄닌질, 펙틴, 아미노산, 광물질, 사포닌, 플라보노이드가 많이 들어 있고 단백질, 지방 등도 들어 있다.

효능 : 항암작용(혈관을 넓히는데), 항염증작용, 플라보노이드작용 등이 풍부하게 들어 있다.

증상 : 고혈압, 이질, 황달, 부종, 림프절결핵, 대하증과위암, 식도암, 유방암, 만성간염, 류머티즘성 관절염 등에도 사용한다.

처방 : 뿌리에 암세포가 자라지 못하게 하는 성분으로 식도암, 유방암,

위암, 만성간염, 류머티즘성 관절염 등에도 쓰인다.

- 식도암, 유방암, 위암 치료에 뿌리 150g을 생수에 달여 1일 3회 나누어 복용하고 15일을 1주기로 하여 주기가 끝나면 쉬었다가 다시 4주기를 복용함녀 암을 치료한다.
- 위암, 고혈압은 뿌리 60g에 생수 1리터에 달여 500ml가 되게 하여 1일 3회 나누어 지속적으로 복용하고 부종에 9~19g 달여 복용한다.
- 고혈압에는 60g을 생수에 달여 1일 2~3회 공복에 복용한다.
- 방광염, 요도염, 신염에는 과실 15~20g을 생수에 달여 1일 3회 나누어 복용하고 만성위축성 위염에 말린 것 80g을 생수에 달여 1일 3회 나누어 식후에 복용한다.
- 열나고 소변이 잘 나오지 않는데 덩굴 50g 물 500ml 붓고 달여 1일 3~4회 나누어 복용하고 과를 즙내어 1회에 100~150ml씩 1일 2~3회 생강즙에 타서 따뜻하게 먹거나 잘 익은 것을 200~300g씩 1일 3회 식전에 복용한다.

참고 : 개다래 과주는 통풍 치료에 명약으로 시장에서 요산이 충분히 배설되지 않거나 혈액속의 요산의 농도가 높아져서 생기는 병에는 뛰어난 이뇨작용으로 매우 효과가 높다.

주의 : 가려움증, 발진, 고창, 구토, 설사 등의 부작용이 나타나면 즉시 약을 끊어야 한다.

대추
O형 양성=상쇄, AB형=보통, B형=보통, A형=좋음

성분 : 탄수화물, 카로틴, 비타민(B1, B2, PP, C, K), 단백질, 지방, 칼슘, 마그네슘, 인, 철 등이 있다.

효능 : 심(心)을 보하고 정(情)을 앉어시켜 비위를 튼튼히 하여 설사와 갈증을 멈추며 그밖에 완화작용, 해독작용, 억균작용, 장연운동, 촉진작용, 진정작용, 담즙을 내는 작용, 항암 작용이 있고 잎은 혈압을 낮추고 모세혈고나을 튼튼하게 한다.

증상 : 비허(脾虛)로 오는 설사, 이질, 위경련, 복통, 마른침, 장조증(히스테리), 과민성 자반병, 입안 염증, 고혈압 등에 쓰인다.

처방 : 양성인이 아니고 음성인의 명약이고 씨를 항암치료 처방한다.

- 설사, 담, 기침, 염증, 어혈, 화상, 외상, 출혈 등에 나무껍질을 1일 15~30g 검게 볶아 분말로 2~3회 식전 복용하며 설사에 1묶음을 밤색으로 볶아 분말 내어 차전자 12g을 달인 물에 타서 1회에 2g씩 1일 2회 아침저녁 식전에 복용한다.

- 뼈마디(관절)통증, 위통증, 혈토, 월경불순 등에 뿌리는 20~40g을 30~40ml 생수에 달여 1일 2~3ml씩 3회 식전 복용하고 위경련에 뿌리 80g과 돼지 혀 1개를 200ml 생수에 달여 1일 2~3ml씩 3회 식전 복용하면 관절통증에 40g과 오가피 20g을 200ml 생수에 달여 1일 2~3ml씩 3회 식전 복용한다.(AB형, A형 양성인이 효과가 있는 처방이다.)

- 고혈압에 잎 말린 것 100g을 40ml 생수에 진하게 달여 1회에 1~2g씩 식전에 복용하면 치료되고 구토, 설사에 대추와 파뿌리를 각 20개에 200ml 생수에 붓고 즙내어 1회 먹되 낫지 않으면 2~3회 반복 복용하면 효과가 있다.

- 월경 없고 헛배 부른데 대추와 설탕 각각 60g, 생강 15g을 200ml 의 생수에 달여 차처럼 수시로 마시고 혈소판 감소성, 자반병에 10개씩 생것을 1일 3번 식후 30분 먹거나 나무껍질 15~20g을 200ml 생

수에 달여 1일 23회 나누어 복용한다.

- 산후복통에 대추 300g, 청수 1.8*l* 붓고 달여 1~1.2*l* 되면 1일 2~3회 마시고 명치끝 통증엔 대추 7개, 매화열매 2개, 살구씨 6g과 함께 짓찧어 감식초와 함께 복용하고 폐농양증에 대추와 정력자 각각 10g을 200*ml* 생수에 달여 1일 3회에 나누어 식전에 복용하며 몸이 허약하고 부정맥이 낳는 데는 대추 12g과 홍삼6g을 100*ml* 생수에 달여 1일 2~3*ml*씩 3회(공복) 식전에 복용하고 히스테리엔 대추 100개와 보리 150g, 감초 20g을 같이 분말로 하여 1회에 30g씩 끓인 물에 타서 15일 이상 마시면 신경쇠약에 대추 10개, 꽈리 40g, 솔잎 20g을 30*ml* 생수에 달여 1일 2~3*ml*씩 2~3회 나누어 식후에 복용한다.

참고 : 대추씨, 살구씨 등이 향암치료에 좋은 약이 되지만 주의할 점은 습담, 적체, 치아질병, 기생충 등에 쓰지 않는다. A, AB 양성체형과 O형 음성체형의 명약이다.(충북 보은 대추를 최고로 친다.)

머루

O형 양성=나쁨, AB형=좋음, B형=상쇄, A형=보통

성분 : 유기산, 포도주산, 레몬산, 아스크르빈산, 카로틴, 알카로이드, 플라보노이드가 들어 있다.

효능 : 항염증작용, 이뇨작용, 항암작용 등이 있으며 잎에는 유기산(포도주산과 레몬산), 아스크르빈산, 어린 싹엔 카로틴, 씨에는 알칼로이드, 줄기에는 플라보노이드가 들어 있다.

증상 : 갈증을 멈추고 기운을 상생시키며 입맛 없는데 변비, 열과 갈

중, 늑막염, 만성기관지염, 기관지천식 등에 효과가 있는 것으로 밝혀졌고 열매즙은 피부암에 쓴다.

처방 : 기관지천식, 노인성질환, 만성기관지염, 항암작용에 쓰인다.

- 류머티즘성 관절염에 뿌리 50g과 팥 20~30g을 생수에 달여 1일 3회 나누어 복용한다.
- 산후복통에 순 10~15g을 생수에 달여 1일 2~3회 나누어 식후에 복용한다.
- 괴혈병과 야맹증 예방과 치료에 비타민C가 이용된다.

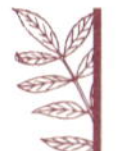

밤

O형=나쁨, AB형=좋음, B형=상쇄, A형=보통

성분 : 탄수화물, 카로틴, 비타민(B1, B2, C, PP), 단백질, 지방, 칼슘, 마그네슘, 인, 칼륨, 나트륨 등이 있다.

효능 : 잎에는 탄닌질, 비타민K, 플라보노이드, 배당체가 있어 기(氣)를 상승시키고 장과 위를 실하게 하고 신기를 보한다.

증상 : 노인들이 간기(肝氣)가 허하여 허리와 다리에 힘이 없는데 소아설사, 허약한 사람, 만성위염, 만성기관지염, 토혈, 코피, 만성소장결장염, 딸꾹질, 소아영양실조, 대변혈연 등에 사용한다.

처방 : 소아설사, 만성피로, 만성위염, 만성기관지염, 토혈에 쓴다.

- 밤 껍질을 5~6g 생수에 달여 1일 3회 나누어 복용하면 구토, 코피, 빈혈 등에 효과가 있다.
- 꽃은 설사, 이질, 빈혈, 림프절 결핵 등에 1일 4~8g을 생수에 달여

먹거나 가루내어 1일 3회 나누어 복용하면 효과가 있다.

- 노인들 허리와 다리에 힘이 빠진데 과를 매일 식전에 7개씩 먹거나 돼지 콩팥을 함께 넣고 죽을 쑤어 복용하면 효과가 있고 배가 끓고 설사에 구워서 1일 10알씩 10일 이상 먹으며 비타민B1 부족증에 1회 10알씩 10일 이상 먹으면 효과가 있다.
- 만성기관지염에 어린잎 15~30g에 설탕을 넣고 30ml 생수 달여서 1일 2~3회 식후에 나누어 복용하면 효과가 있다.
- 소화불량증에 밤가루 1스푼에 계란 흰자 1개분을 섞어 1회용으로 하여 1일 2~3회 먹고 소아발육부전증에 생밤을 1일 10알씩 10일 이상 먹인다.

주의 : 脾胃(비위)에 濕熱(습열)이 있는데는 쓰지 않는다.

복숭아
O형=좋음, AB형 음성=나쁨, B형=보통, A형=상쇄

성분 : 탄수화물, 비타민(A, B1, B2, C, PP), 단백질, 지방, 칼슘, 마그네슘, 인, 철 등이 있고 진액을 생성시키고 장을 윤활하게 하며 積(적)을 없애고 칼륨이 많아지고 나트륨이 배출되며 신장성부종을 내리고 혈압도 낮아진다.

효능 : 입에는 청산배당체, 탄닌 질이 있어 살충작용을 하고 헌데를 낫게 하며 씨(도인)는 아미그달린 효소와 산은 물 분해 작용하여 벤즈알데히드와 시안 수소와 포도당으로 분해된 효소는 피를 잘 순환하게 하여 어혈을 없앤다.

증상 : 씨를 월경불순, 어혈, 산후복통, 변비, 기침, 타박상, 부스럼, 장

웅 등에 1일 6~12g을 쓴다. 꽃은 플라보노이드가 있어 설사를 멈추게 하고 소변을 잘 나오게 하며 피를 잘 순환하게 하며 담을 삭이고 변비, 몸이 붓는데, 각기, 월경이 없는데, 담음병에 1일 3~6g 쓰인다. 단 임산부에게 쓰지 않는다.

처방 : 감기, 기침, 변비, 산후복통, 월경불순, 혈액순환, 어혈을 푸는데 쓰인다.

- 껍질을 짓찧어서 즙을 내어 끓인 것을 10~20㎖, 1일 2~3회 식후 복용하면 인 후두염에 효과가 있고 명치끝 통증에 생수에 달여 1회 20~30g 1일 2~3회 식후에 복용한다.
- 유선염에는 껍질을 60g, 생수 500㎖에 넣고 1/2 되게 달여 걸은 다음 계란 1개를 넣어 1일 2회 나누어 복용한다.
- 백일해에 꽃을 말려 분말로 하여 1회 0.5g, 1일 3회 먹으면 (유아) 효과가 있고 변비에 흰 꽃을 불에 말려 분말로 1회 1.5~3g, 1일 3회 꿀에 타서 공복에 복용하며 건 각기에 그늘에 말려 분말로 1회 8g 1일 3회 따뜻한 술에 타서 복용한다.
- 만성기관지염에 씨와 살구씨 1 : 1 비율로 분말하여 1회 2~3g 1일 3회 식후복용하면 효과가 있으며 만성간염에는 껍질 벗진 것과 참깨 2 : 1 비율로 짓찧어 꿀 500g을 넣고 고루 섞어 1회 1스푼 1일 2회 아침저녁으로 복용한다.
- 기관지와 폐기종에 과 잘 익은 것 1일 1~2개 지속적으로 먹으면 효과가 있다.
- 소화불량증에 잎 20~30g을 마늘 1개와 물에 달여서 1일 2~3회 나누어 복용하면 효과가 있으며 갱년기 장애에는 신선한 것 말려 분말로 하여 1홉을 생수 500㎖ 넣고 달여 1일 2~3회 식후에 나누어 복용한다.

- 고혈압으로 머리가 아픈데 씨 12g과 결명자 12g을 생수에 달여 먹고 월경부조에 씨 9g, 당귀 15g, 홍화씨 9g을 생수에 달여 먹고 월경전 긴장증에 씨 50g, 익모초 100g, 생수 500㎖ 넣고 달여 1회 10~15㎖ 1일 2~3회 식후에 나누어 복용한다.

- 소변이 잘나지 않고 아프며 때때로 모래알 같은 것이 나오는데는 나무진(도교)을 깨끗이 정제한 다음 분말 내어 1회 8g, 1일 3회 여름에 찬물, 겨울에 따뜻한 물에 타서 공복에 복용한다.

- 머리를 다친 후 어혈로 건망증이 있을 때 씨 6g, 향부자 10g을 달여 1일 2회 나누어 먹거나 분말로 1일 4~6g씩 공복에 복용하고 어혈로 아픈데 씨껍질 째로 갈아 생부추즙 100㎖ 넣고 타서 1일 2회 식후에 복용하면 다친 후 어혈로 허리가 아픈데 씨를 밀기울과 함께 볶아서 분말로 하여 1회 15g씩 1일 2회 술에 타서 먹는다.

참고 : 복용시 약한 설사를 일으키니 복용에 주의하고 아미그다린 성분이 분해되며 시안화수소(HCN)를 형성하여 호흡중추와 기침중추를 진정시키고 기침을 멈추게 한다.

주의 : 씨가 들어 잇는 제제, 한약들은 마취제, 진정제, 코데인, 돌란틴, 아편제, 페노바르바탈과 함께 쓰면 호흡억제 작용이 있으므로 함께 쓰지 않고 임산부에게 쓰지 않는다.

배

O형=좋음, AB형=나쁨, B형=보통, A형=상쇄

성분 : 탄수화물, 비타민(B1, B2, C, PP), 단백질, 지방, 칼슘, 마그네슘,

인, 칼륨, 철, 아연, 동 등이 있고 심열(心熱)을 내리고 폐를 녹여 주며 전액을 생성시키고 갈증을 멈추며 담을 삭이고 기침을 멈추고 술독을 푼다.

효능 : 폐열로 기침한데, 눈이 피가지고 아픈데, 요로불변, 변비, 쇠고기 먹고 체한데, 알콜 중독 등에 쓰이며 당뇨병, 만성기관지염, 만성위염, 화상에도 쓰인다.

증상 : 심열을 내리고 진액을 생성시켜 폐를 녹여주며 더위먹고 가슴 답답증, 갈증, 기침, 토혈 등에 사용한다.

처방 : 감기, 당뇨병, 변비, 만성기관지염, 만성위염에 쓰인다.

- 기침, 토혈 등 1일 12~20g(생것) 또는 40~80g 달여 먹고 감기, 기침에 뿌리를 달여 1일 30~60g 먹는다.

- 열이 나고 기침하는데 큰 것에 구멍 10개 정도 뚫고 마늘을 박아 종이로 싸서 구워먹거나 씨를 파내고 후추 또는 조협 50개를 넣어 밀가루 반죽으로 배를 싸서 구워먹는다.

- 만성기관지염에 배에 구멍을 내고 설탕을 넣고 기름종이에 싸서 구워먹는데 물기 없이 잘 봉해두고 1회에 1~2스푼씩 1일 4~5회 복용한다.

- 기관지천식으로 숨이 찬데 큰 것 2개를 즙내고 총백 5개 또는 엄나무피 20g을 섞어 약간 끓여서 복용한다.

- 급성위염(하절기)에 잎 1줌을 씻어 즙을 내어 1회에 1스푼씩 1일 3회 복용하고 만성위염에 속과 껍질을 마늘 3개와 짓찧고 무(보통 크기)를 강판에 갈아 3가지를 섞어서 24시간 두었다가 1회에 3스푼씩 1일 3회 식전에 복용한다.

사과

O형=나쁨, **AB형=좋음**, B형=상쇄, A형=보통

성분 : 탄수화물, 비타민(B1, B2, C, PP), 단백질, 지방, 칼슘, 마그네슘, 나트륨, 인, 칼륨, 알루미늄, 철, 아연, 동 등이 있고 또한 포도당, 과당, 사과산, 레몬산, 탄닌질이 들어 있으며 씨에는 아미그달린과 지방이 있다.

효능 : 펙틴은 유행성감기 바이러스 A형에 대한 억균작용, 혈당량조절작용, 지방 흡수를 막고 혈중콜레스테롤을 낮추며 몸안에 유해물질을 내보내는 작용, 이뇨작용, 맑고 기분을 상쾌하게 하는 작용, 위장을 튼튼하게 하고 대변을 부드럽게 하는 작용, 피로를 빨리 회복시키고 세포의 활동성을 높이는 작용, 알칼리성 물질과 비타민C를 보충할 수 있고 전해질 균형을 유지할 수 있다.

증상 : 소화불량증, 입안과 목마름, 변비, 만성설사, 대장염, 빈혈, 고혈압, 동맥경화증, 심장병, 신염, 신장결석, 관절염, 급성기관지염, 신경쇠약, 감기 등에 쓰인다.

처방 : 껍질에 아미노산과 펙틴이 있어 말린 것을 1일 20~40g 달여 먹으면 구토나 담 토한 데 효과가 좋다.

- 산후출혈과 월경불순, 열나는데 잎을 1일 40~80g 달여 먹는다.
- 열나는데 과 200g 즙을 내어 꿀 2스푼 타서 복용하고 설사로 목이 마르고 갈증이 나는데 1회에 50~100㎖씩 먹는다.
- 변비에 과 2개를 매일 먹고 설사에는 말려서 분말로 1회에 15g, 1일 3회 식전에 따뜻한 물로 복용한다.
- 고혈압 병에 과(언것)를 물에 진하게 달여 짠물을 1회 100~180㎖, 1일 3회 식전 공복에 복용한다.

• 소아경풍에 즙을 내어 꿀을 타서 1회에 1스푼씩 자주 먹이고 소화
불량에 과 1개씩(껍질째) 식후에 매번 먹인다.

山査(산사)
O형=보통, AB형=좋음, B형=보통, A형=좋음

성분 : 비타민C, 유기산, 스테로이드, 사포닌, 리파제, 콜린, 당류, 카로
틴, 수지, 시토스테롤 등과 씨에는 아미그달린, 히페로지드, 지
방 등 성분이 있다.

효능 : 약리 실험에서 진정작용, 강심작용, 관상혈관과 뇌혈관, 위 혈
액순환을 원활히 하는 작용, 가슴앓이, 부정맥을 없애는 작용,
말초혈관 확장작용, 혈압을 내리는 작용 등이 밝혀졌다.

증상 : 소화장애, 식채(육류), 이질, 산증, 산후복통, 소아젖체, 고혈압
과 동맥경화의 예방 치료에 쓰며 심장기능장애, 부정맥 혈관신
경증 등에 처방하고 소화불량, 기혈(氣血)을 잘 통하게 하며 적
(積)을 없애고 비를 튼튼하게 하여 입맛을 돋우고 이질을 치료
한다. 또한 두통, 가려움증에도 쓰인다. 잎과 꽃으로 차를 만들
어 마시면 동맥경화증과 고혈압을 예방하고 치료하며 심장기
능을 좋게 한다. 씨는 식체와 탈장에 쓰고 뿌리는 풍과 출혈을
멈추고 관절통, 각혈 등에 사용된다.

처방 : 고혈압, 관절통, 동맥경화증, 소화불량, 심장기능 저하 등에 쓴다.

• 소화불량에는 햇볕에 말린 것 30~40g을 생수에 달이거나 분말로 1
회에 6~8g씩 1일 3회 온수에 식후복용하고 음식 체한데 산사 20g,
약 누룩(신곡) 10g을 생수에 달여서 1일 2~3회 나누어 복용한다.

- 세균성 이질에는 볶은 것 100g에 설탕 30g과 800㎖ 생수에 달여서 1일 3회 나누어 복용하면 효과가 있다.
- 산후복통, 습관성 유산, 갱년기 장애에 산사 50g에 생수 300㎖를 넣고 달여 1g일 3회 나누어 복용하면 치료가 된다.
- 고혈압 동맥경화증에는 산사, 감국, 금은화를 각각 10g에 생수 500㎖ 넣고 달여 200㎖ 되게 하여 1일 3회 나누어 복용하면 된다.
- 심근염에는 생것을 1일 80~100g 먹거나 산사 50g 또는 산사꽃을 20~30g을 물에 달여 1일 2회 나누어 복용하면 치료가 된다.
- 월경이 없는데, 월경량이 적고 아랫배가 아프며 변비가 있는데 산사 30g에 설탕 10g 넣고 물에 달여 계속 마시면 효과가 있다.

참고 : O·B 양성에는 보통이고, O·B 음성체형에는 좋고, A·AB형은 아주 좋은 약제로, 리파제는 지방분해를 촉진시키고 육류 등 기름진 음식물을 소화시켜 주며 유기산은 단백질 효소의 활성을 높인다. 또한 이질균에 대한 억균작용도 있다. 또한 잎과 꽃으로 차를 만들어 마시면 동맥경화증과 고혈압을 예방하고 치료하며 심장기능을 활성화시킨다.

주의 : 山査성분의 약성은 탄산칼슘알약, 글루쿠론산칼슘알약, 비타민칼슘 알약, 비타민D칼슘, 유산마그네슘, 유산 제1철, 차이탄산비스무트, 제3규소, 마그네슘, 아미노테오핀린, 아미노글리코시드 계열의 항생제, 레제르핀, 코데인, 모르핀, 스코플라민, 캄프로레신, 베르베린, 에르트로마이신과 함께 쓰면 치료 효과가 적으므로 쓰지 않는다.

살구

O형=좋음, AB형=상쇄, B형=보통, A형=좋음

성분 : 탄수화물(포도당, 과당, 설탕), 텍스트린, 전분, 사과산, 레몬산, 카로틴, 비타민(A, B1, B2, C, PP) 등이 있고 씨(행인)에 정유와 항암성분인 아미그달린, 에물신, 단백질 등이 들어 있어 기침을 멈추고 숨 가쁜 증상을 낮게 하며 대변을 잘 통하게 하고 땀을 나오게 하고 해독한다.

효능 : 아미그달린이 산 또는 효소의 작용에 의해 물 분해되면 벤즈알데히드와 시안화수소, 포도당으로 분해되어 호흡 중추와 기침 중추에 대한 진정작용과 진해작용이 있다.

증상 : 아미그달린은 암세포를 선택적으로 억제하고 허약자의 감기기침, 기관지염, 기관지천식, 폐결핵, 림프절결핵, 귓병 헌데, 치질, 파상풍 등에 사용된다.

처방 : 감기, 기침, 기관지염, 기관지천식, 폐결핵, 림프절결핵, 귓병에 쓰인다.

- 기관지염과 천식에 씨(껍질 깐것) 15g, 생강 3쪽, 무 100g을 달여 물에 먹고 씨(껍질과 끝부분 까 버리고)를 갈아서 1회 4~6g, 1일 2~3회 먹거나 갈아서 1회 4~6g에 박하 1g 꿀 1/2스푼 넣고 달여서 복용하면 기침이 멎는다. 씨(껍질을 끝부분 까 버리고) 12g, 오미자 20g에 물 생수 500ml를 붓고 1/2되게 달여 1일 3회 나누어 식후에 복용하면 기침과 숨찬데 효과가 있다.

- 가슴이 답답하고 기침하는데 씨(껍질과 끝부분 까 버리고)를 5g 갈아서 생수 500ml를 넣고 20~25분 정도 달여서 1일 1회 복용하면 효과가 있으며 변비나 기침에 씨 30g과 해바라기 씨 100g, 분말에 꿀 150g과 함께 끓여 저녁때 1스푼씩 복용한다.

- 만성기관지염에 씨(껍질과 끝부분 까 버리고)를 6g, 마황, 감초 각각 4g을 생수에 달여 1일 2~3회 나누어 식후에 복용하거나 설탕에

같은 양을 짓찧어서 1회 8~10g 1일 3회 공복에 복용을 14일을 1주
  기로 치료한다.
- 만성기관지염으로 가래가 많이 나오는데 씨 12g, 참깨 9g을 짓찧어
  짜낸 즙에 꿀 적당량을 넣고 섞어서 1회 1스푼 1일 3회 복용한다.
- 기관지천식에 씨(껍질과 끝부분 까 버리고)를 들깨 각각 10g을 분
  말로 함께 섞어 1회 6~8g 1일 3회 식후에 복용한다.

참고 : B형 양성이 아니고 A형의 명약이고 씨는 암 재발을 막는 비타민 B17
　　　의 효과를 미국, 멕시코, 영국 등에서도 암환자에게 주사나 정제의 형
　　　태로 치료하고 있고 다만 일반인은 복숭아씨, 사과씨, 포도씨 등에 함
　　　량이 많이 들어 있는지 모르고 일반적으로 버린다.

주의 : 습담, 적체, 치아질병, 기생충 등엔 쌍씨를 쓰지 않고 항암치료시 씨를
　　　1일 10개(12g) 이상량을 쓰지 않는다. 다만 대추씨, 사과씨, 포도씨 등
　　　은(양은) 다르다. 씨가 들어 있는 한약재들은 마취제, 진정제, 코데인,
　　　돌란틴, 이편제, 페노바르바탈과 함께 쓰면 호흡억제 작용이 있으므로
　　　함께 쓰지 않는다.

조선딸기

O형=보통, AB형=보통, **B형=좋음**, **A형=좋음**

성분 : 탄수화물(포도당, 과당), 유기산, 레몬산, 살리실산, 포도주산,
　　　카프론산, 개미산, 비타민(C, B1), 색소성분(카로틴, 벤즈알데
　　　히드 등)이 포함되어 있다.

효능 : 강장작용, 신상선자극 작용, 애열작용, 강심작용, 이뇨작용이
　　　있어 간신(肝腎)과 정(精)을 보하고 눈을 밝게 한다.

증상 : 야뇨증, 음위증, 불임증, 유정, 몽설, 간신허한데, 신경쇠약, 눈
이 침침한데, 입 안 및 잇몸 헌데 등에 사용.

처방 : 야뇨증, 음위증, 불임증, 유정, 몽설, 신경 쇠약에 쓴다.

• 유정, 음위증에는 완전히 익기 전에 분홍색이 될 때 즉 다섯 가지
맛이 날 때 술에 담가 약한 불에 말려 분말로 1회 8~10g씩 1일 2~3
회 식전에 복용한다.

• 월경불순하고 옆 아랫배가 아프면 뿌리 150g에 물 100ml를 붓고 20
ml로 달여 1회에 1~2스푼, 1일 2~3회 온수에 타서 식전에 복용하고
만성신염에는 전초와 옥수수수염을 각각 30g을 생수에 달여 1일
2~3회 나누어 복용한다.

• 심장신경증과 자율신경 실조증에 전초 12g, 하고초 5g을 1일 3회
나누어 복용한다.

• 만성간염에 꽃받침이 파란빛이 날 때 꽃받침을 떼어낸 열매와 토
사자를 각각 생수 20g에 달여 1일 2~3회 나누어 복용한다.

# 오미자

O형=보통, AB형=보통, B형=좋음, A형=좋음

성분 : 비타민C, 정유, 유기산, 당류, 수지, 리그날계화합물질인 스키잔
드린, 스키잔드롤이 씨 껍질에 있는데 이는 기(氣)를 보하는 성
분이다.

효능 : 약리실험에서 중추신경계통, 흥분작용, 피로회복, 촉진작용, 간보
호작용, 물염류대사조절작용, 심장혈관계통 기능 항진작용, 혈압
조절작용, 동맥경화 막는 작용 등이 밝혀졌고 이밖에 혈당량을

낮추는 작용, 기침을 낮게 하고 가래를 삭이는 작용 등이 있다.

증상 : 주로 기(氣)를 보하고 폐(廢)를 녹여주며 기침을 멈추고 腎(신)을 자양하며 진액을 생성하고 땀을 멈춘다. 또한 눈을 밝게 하고 성기능을 높여 열을 내리고 설사와 이질을 낮게 하며 폐가 허약한데, 기침하는데, 가슴답답증, 입마르고 갈증난데, 저절로 땀이 나는데, 피로가 겹친데, 전신허약, 만성기관지염, 기관지천식, 백일해, 유정, 야뇨증, 설사, 신경쇠약, 저혈압, 동맥경화증, 건망증, 수면장애, 당뇨병, 복막염, 결핵성림프적염, 습진, 간염, 피부병 결핵성뇌막염 등에 사용된다.

처방 : 저혈압, 동맥경화증, 당뇨병, 결핵성뇌막염, 복막염, 결핵 등에도 널리 쓸 수 있다.

- 성기능을 높여주는데 차나 약술 또는 죽을 쑤어 먹으면 자양하며 진액을 생성하고 땀을 멈춘다. 또한 눈을 발게 하고 열을 내리고 설사를 멈추게 한다.
- 유정(遺精)에는 말린 오미자 400g을 생수에 1일 잠재우고 즙을 내 꿀 800g을 넣어 약엿처럼 달여 1회 1~2스푼, 1일 3회 식전 복용한다.
- 심장 신경증에 오미자 15g, 홍삼 5g, 산조인 10g을 30ml 생수에 달여서 1회 3~4g, 1일 3회 복용하면 효과가 있다.
- 소아 발육부진에는 자 10g, 홍삼 5g(2 : 1)으로 섞어 분말로 만들어 1회 3~4g씩 1일 3회 먹이면 효과가 있다.

 ## 앵두

O형=보통, AB형=보통, B형=좋음, A형=좋음

성분 : 단백질, 지방, 탄수화물, 칼슘, 마그네슘, 비타민(A, B, C, E), 인, 철 등이 있고 잎과 씨에는 푸르누시드, 켐페롤 아세틸람 노글루코시드가 들어 있다.

효능 : 갈증을 멈추고 진액을 불러주며 비를 튼튼하게 하고 소화를 돕고 해독작용, 항염증작용, 살충작용도 있다.

증상 : 탈황으로 인한 통증, 홍역발진이 순조롭지 못한데, 기생충증, 동상, 단독 트리코모나스 질염 등에 사용.

처방 : 뿌리는 기(氣)와 혈(血)을 잘 돌게 하여 신진대사를 촉진시키고 손바닥에 냉증, 회충을 잡는데, 월경불순 등에 쓰인다.

• 손바닥에 열이 없는데, 월경이 없는데, 회충증 등에 깨끗하고 신선한 것 1일 40~80g 달여 먹고, 9~18g을 생수에 달여 1일 1회 저녁 식전에 먹고 소화되기 쉬운 음식 조금 먹고 자면 기생충증에 효과가 있다.

• 명치 밑이 차고 아픈데 나뭇가지를 태워서 재를 내어 술에 타서 먹는다.

• 잎은 비위를 튼튼하게 하고 출혈을 멈추며 해독을 하고 명치 밑이 차고 체한데, 설사한데, 피를 토하는데, 종기나 상처 등에 달여 먹거나 즙을 내어 먹는다.

• 탈항(脫肛)으로 인한 통증에 씨 15g을 식초에 담가 볶아서 말려 분말로 1회에 5g씩 생수에 타서 복용하면 효용이 있으며 씨를 15g을 생수에 달인 물에 설탕을 약간 넣어 먹이면 홍역 발진이 잘 돋지 않는데 효과가 있다.

81

• 앵두 신선한 것은 자주 먹으면 입안이 마르고 갈증이 나는데 좋다.
• 뿌리 속 껍질을 잘게 썰어 40~50g을 생수에 달여 1일 2~3회 복용하
  면 신장 결석중에 효험이 있다.

잣

O형=나쁨, AB형=좋음, B형=보통, A형=상쇄

성분 : 지방, 단백질, 탄수화물, 비타민(B1, B2, PP), 망강, 아연, 동, 니켈 등
  이 있으며 잎에는 정유, 플라보노이드, 비타민C 등이 들어 있다.
효능 : 이뇨제, 강장제로 많이 쓰이며 1일 20~30알을 일상적으로 먹으
  면 몸이 튼튼하며 노인성 질환을 막고 죽을 먹으면 허약자 건
  강 회복에 아주 효과가 탁월하다.
증상 : 동맥경화를 막는 작용, 이뇨작용, 강장작용과 허약체질, 마른기
  침, 노인성변비, 절박유산, 동맥경화증 등에 쓰이고 기혈과 심
  폐를 보하고 풍을 막으며 대변을 잘 통하게 한다.
처방 : 허약체질, 마른기침, 노인성변비, 절박유산, 동맥경화증 등에
  쓰인다.

• 동맥경화를 예방하는데 1회 10~20알씩 일상적으로 먹으면 좋고 노
  인성질환과 노인 변비에 20~30g을 매일 계속 먹으면 좋다.
• 습관성유산에 1일 30~60g을 계속 복용하면 효과가 탁월하다.
• 기침과 천식에는 잣, 호두를 각각 15g을 짓찧은 것에 꿀 30g을 섞어
  1회에 10g, 1일 3회 복용한다.
• 변비에 잣과 측백씨를 같은 양으로 가루 내어 1회 4~5g씩 1일 2~3
  회 식전에 복용한다.

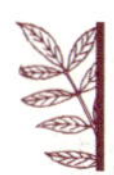 포도

O형=좋음, AB형 음성=나쁨, B형=좋음, A형 음성=나쁨

성분 : 탄수화물, 비타민(B1, B2, C, PP), 단백질, 포도당, 과당, 설탕, 지방, 칼슘, 마그네슘, 인, 칼륨, 철 등이 들어 있고 열매 껍질에 탄닌질, 펜토산, 붉은 색소(캅산틴), 향기 물질 등이 들어 있어 신맛과 냄새 그 성분은 안토시안이며 열매즙은 전화당, 칼슘, 펙틴, 포도주산, 레몬산, 고무질, 탄닌질, 무기질 등이 있고 씨에는 탄닌, 기름이 많다.

효능 : 담즙을 내는 작용, 이뇨작용, 강장작용, 물질대사촉진작용, 위산도를 낮추는 작용 등이 있다.

증상 : 만성간염, 황달, 신경통, 입덧, 이질, 폐암, 뇌빈혈, 절박유산, 만성기관지염, 만성위장염, 젖 부족증, 가슴이 답답하고 목이 마르는데에 쓰며 철과 비타민C가 다른 과일보다 많은 함량으로 보혈제로도 쓰인다.

처방 : 잎은 이노시트, 카로틴, 콜린, 유기산과 억균 물질이 있어 수종, 소변이 잘 나오지 않는데, 눈에 핏기가 지는데 사용한다.

• 수종, 소변불통, 종처 등에 1일 12~18g을 달여 복용하고 덩굴의 1가지를 자르고 그 끝을 병 속에 꽂아 2~3일 정도 두면 병속에 즙액이 고인다. 이것을 1일 2~3회 복용하면 임산부 입덧이 가라앉고 순 60g을 생수 500㎖를 넣고 달여서 1일 3회 복용하면 젖 부족과 절박유산에 효과가 있다.

• 풍습을 없애고 소변이 잘 나오게 하고 관절통, 부종엔 뿌리를 1일 20~40g을 달여 복용하고 간염, 황달, 신경통에 90g을 생수 500㎖를 넣고 달여서 1일 3회 나누어 복용하며 폐암에는 마른 것에 생수를

넣고 달여서 차 마시듯이 자주 마신다. 어린이가 자주 토하는데
40g에 생수 500㎖를 넣고 달여서 1일 2~3회 복용하면 효과가 있다.
- 만성위염에 과 4kg을 알로 따서 뚝배기 안에 넣고 여기에 설탕 1kg
  을 넣어 고루 섞은 다음 뚝배기 입구를 비닐 2~3겹으로 꼭 봉해 방
  안에 한달 정도 두었다가 1회에 1잔씩 1일 3회에 식전에 복용한다.
- 대장염에는 즙 3잔, 생강즙 1/2잔, 귤즙 1잔을 찻잎 9g과 함께 끓여
  서 한번에 마신다. 생즙을 내어 먹거나 250g에 연꽃잎 15g을 넣고
  끓여 마시면 더위 먹고 갈증 나고 소변량 적은데 효과가 있고 임산
  부종과 헛배가 부르고 가슴이 답답하고 숨이 찬데 50g을 생수 넣고
  달여서 1일 2회 나누어 먹고 홍역, 발진이 잘 나오지 않는데 과를
  짓찧어 생즙을 내어 자주 먹인다.

참고 : 혈액형과 관계없이 씨에는 정유와 항암성분인 아미그달린 물질과 단백질이
　　　 들어 있고 대추씨, 복숭아씨, 살구씨, 사과씨에도 항암제 성분이 들어 있다.

# 호두
O형=나쁨, AB형=좋음, B형=보통, A형=상쇄

성분 : 지방, 탄수화물, 비타민(C, K, P, B, E)과 프로비타민A, 마그네
　　　 슘, 망간, 인산, 칼륨 등이 있다.

효능 : 체중을 늘리는 작용, 결석을 녹이는 작용, 모세혈관의 투과성을
　　　 높이는 작용, 동맥경화를 막는 작용, 억균작용, 상처를 잘 낫게
　　　 하는 작용을 한다.

증상 : 간, 신을 보하고 허리와 무릎을 덥혀주며 몸을 보하고 머리칼을
　　　 검게 하여 대변이 잘 통하게 하고 천식을 멈추게 하고 신허(腎

虛)로 허리와 무릎에 힘이 없는데 사용된다.

처방 : 유정, 몽설, 음위증, 연주창, 노인성변비, 산후변비, 촌백충증, 옴, 버짐, 동맥경화증, 당뇨병 등에 쓰인다.

- 신경증, 어지럼증, 수면장애, 건망증, 요통, 유정 등에 아침 저녁 3개씩 먹는다.
- 기관지천식, 노인성기침, 변비에 과살 250g, 생강 15g, 더덕 60g, 살구씨 15g을 분말로 꿀에 타서 고약처럼 반죽하여 매일 취침 전에 1스푼을 복용한다.
- 위산 과다성 위염에 과살 50g, 생강 10g, 달인 물에 1일 3회 나누어 복용하며 기능성 자궁출혈에는 과살 50개를 약성이 남게 태워서 술 1잔과 식전 아침저녁에 먹는다.
- 변비에 과 30g과 삼씨 10g을 약한 불에 볶아서 1일 2회 나누어 식전에 복용하고 유선염에는 과 껍질을 약성이 남게 태워서 분말로 하여 1회 5~6g씩 술 타서 식후 아침저녁에 먹는다.

주의 : 과지방으로 비만인에게 복용은 신중을 기해야 한다.

　　著者辯 : 10) 산사(山査)와 13) 오미자를 과일 그룹에 삽입된 것은 한약재로만 극한시키기 아쉬워 과일그룹에 삽입시킨다.

참고 : 영국 브리스톨 병원에 식이요법으로 선정된 동양, 특히 우리나라의 청빈식품 18가지를 열거하면 다음과 같다.

1. 갈근전분 : 칡뿌리를 말려 전분을 만든다.
2. 감김치 : 두말 독에 생감 한 접 집(조선)간장 두 되, 식초 두 되, 소주 두 되를 희석시켜 담군 후 한 달 뒤에 꺼내 먹는다.
3. 검정깨양념 : 볶아서 깨양념을 만들어 사용한다.
4. 녹즙 : 무공해 유기농으로 재배된 야채를 사용할 것을 권고한다.

5. 도토리묵 : 산에서 주워 껍질을 벗겨 가루로 만든 다음 묵을 쑤어 먹는다.

6. 된장국 : 농약이나 화학 미료를 피하고 자연 재배되는 우리 콩으로 만든 된
장을 가지고 국을 끓인다.

7. 밀통만두 : 수입된 밀가루를 피하고 우리밀 통밀가루를 말한다.

8. 메밀국수 : 해발 칠백에서 생산된 메밀은 체형에 관계없이 병증에 먹는다.

9. 생수 : 약수가 소량의 광물질 성분이 적은 정화수(井華水 한국의 약수 참고)

10. 연보리밥 : 체형에 맞는 잡곡이나 병증에 맞는 잡곡을 첨가한다.

11. 전통향신료 : 허부요법으로 이용되고 있고 전통 조미료를 만들어 사용한다.

12. 전복죽 : 죽을 어떻게 첨가하느냐에 따라 체형과 병증에 효능이 있다.

13. 청국장 : 메주콩이나 검은콩을 삶아서 35~45℃ 사이에서 3~5일 동안 벼
짚과 같이 광주리에 넣어 덮어 두면 된다.

14. 초당두부 : 멧돌이나 믹서에 갈아 미지근한 불로 끓여 동해 청정바닷물로
간수를 대신하여 만든다.

15. 콩나물 : 집에서 청수나 수돗물을 하루 동안 받아 두었다가 기른다.

16. 통보리밥 : 잡곡 비율에 따라 어떻게 넣느냐가 혈액형과 발병에 처방된다.

17. 호박죽 : 가루를 어떻게 첨가하느냐에 따라 혈액형에 체형과 병증에 효과
가 있다.

18. 현미잡곡밥 : 체형에 맞는 오곡밥이나 병증에 맞는 잡곡을 첨가하여 식생
하면 효과는 증가된다.

또한 미국 하버드대 의학부의 앤드류 와일 박사는 동양식 식이요
법이 대체의학으로써 방사선요법, 항암제요법 등으로 인한 독성을 완
화시켜 주고, 콩 속에 피트 에스트로겐이라는 물질이 들어 있어 남성
전립선암과 여성유방암, 자궁내막증, 자궁근종 질환예방과 개선에 뛰
어난 효과가 있고, 성인 난치병인 암, 당뇨, 비만 등에 파낙스진셍 성
분이 들어 있는 녹차, 당귀, 동충하초, 생강, 인삼, 황기, 오가피, 하수
오 등의 효력이 크게 평가하면서 부단히 임상실험에 임하고 있다. 콩
에도 여러 종류가 있고 체형에 맞는 콩이 있는데도 최근에 와서는 우
리나라에서도 검은콩 두유를 웰빙족들이 맹신하고 있다.

2
CHAPTER

혈액형에 맞는 약재

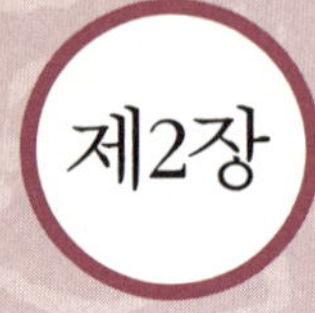

혈액형에 맞는 약재

1. A형의 체형, 성품과 맞는 약재

2. B형 체형 성품과 맞는 약재

3. AB형에 체형, 성품과 맞는 약재

4. O형에 체형, 성품과 맞는 약재

1. A형의 체형, 성품과 맞는 약재

가자, 건강, 건칠, 개자, 계지, 계피, 곽향, 단삼, 당귀, 대조, 두충, 목향, 반하,
백강잠, 백단향, 백두구, 백부자, 백자약, 별갑, 복분자, 봉아출, 부자, 삼능,
석곡, 소회향, 세신, 오령지, 오수유, 오약, 익모초, 익지인, 인삼, 앵속각,
정향, 지실, 진피, 천궁, 천남성, 초과, 침향, 현호색, 황기, 후박

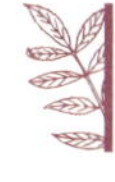 **A형 체형과 성품**

A형 그룹은 한국인 중 가장 많은 체형표준에 속한다. 용모가 오밀조밀하고 잘 짜여 있어 여자는 예쁘고 애교가 많다. 이마는 약간 나오고 이목구비가 크지 않으며 다소곳한 인상이다. 피부가 부드럽고 땀이 적으며 걸음걸이가 자연스럽고 얌전하며 온수욕(溫水浴)이 건강을 유지하는데 좋다. 그리고 말을 할 때에 눈웃음을 짓는 경우가 많다.

성품은 내성적이며 소극적이고 사교적인 데가 있어 겉으로는 부드럽고 겸손한 듯하나 마음속으로는 강인하고, 조직적이고 치밀한 면이외 독한 구석도 있다. 또 자기 본위로 매사를 생각하는 경향이 있고

실리를 얻기 위해서는 수단과 방법을 가리지 않는 면도 있다.

머리가 총명하고 판단력이 빠르며 조직적이고 사무적이어서 윗사람에게 잘 보이려고 애쓰며 때로는 지나치게 아첨하기도 한다. 배신도 치밀하게 계산하여 행한다. (속담 : 설마가 사람 잡는다.)

자기가 하는 일을 남이 손대는 것을 싫어하며, 남이 잘하는 일에 질투심이 강하여 사촌이 땅을 사면 배가 아프다, 라는 말이 잘 어울리는 심보의 소유자이다. 마음이 다소 편협한 면이 있어 한번 꽁하면 여간해서 풀어지지 않고 남에게 인색한 면이 있다.

자기의 이익을 위하여 지조를 버리는 기회주의자적인 경향이 많은 것도 이 체질이다.

이러한 체질은 찬 음식을 피하고 따뜻한 음식을 복용하는 것이 좋고 항상 소화가 잘 되는 경우 건강한 상태가 된다.

A형은 대다수가 [소음체질(신대(腎大) 비소(脾小)] 그룹에 속하므로 성욕에 있어서는 음침한 분위기 속에서 꺼질 듯한 촛불같이 너울너울 타오르는 부드러움과 열정을 적절히 구사하는 욕정을 느끼는 맛깔스러운 초콜릿 맛처럼 사랑의 목마름이 가시지 않아 성욕을 하룻밤에 만리장성을 쌓는 것처럼 좋아진다.

세계를 움직이는 명사들이 에이브러험 링컨, 핼리 브라운, 앨버트 아인슈타인, 맥 라이언, 알파치노, 간디, 우디 알렌, 마리린 먼로, 캐스퍼, 올리브 등이 이 체형에 속한다.

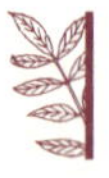 ## A형에 맞는 약재 (약43종)

처방에 있어 탕재는 전문 한의원 또는 참고서적은 현대한방제조법

삼성문화사와 동의보감 민중서원, 삼성당 편 참고할 것. 가자, 전강, 건칠, 개자, 계자, 계피, 곽향, 단삼, 당귀, 대조, 두충, 목향, 반하, 백강잠, 백단향, 백두구, 백부바, 백작약, 별감, 복분자, 봉아출, 부자, 삼릉, 선곡, 세신, 소회향, 앵속각, 오령지, 오수유, 오약, 익모초, 익지인, 인삼, 정향, 지실, 진피, 천궁, 천남성, 초과, 침향, 현호색, 황기, 후박 등

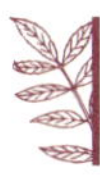 **가자(訶子) (사향초, 소회향 씨)**

이름 : 가여, 가리늑, 가여늑, 동화, 하자

채취 : 가을에서 겨울 사이 열매가 성숙할 때 채취하여 햇볕에 말린다.

미각 : 따뜻하고 떫은맛이 난다.

효능 : 수렴염폐, 지사하기

증상 : 대하, 변혈, 설사, 자궁출혈, 해수, 탈항

용법 : 탕약, 환정, 가루를 내어 1일 3~12g 복용한다.

처방 : 가자인삼, 가자음, 가자탕, 진인양장탕

건강(乾薑)

이름 : 생강뿌리

채취 : 가을에 채취하여 뿌리를 서늘한 냉소에 보관하거나 잘게 썰어 말려 보관하면 더욱 좋다.

미각 : 매운맛, 화한 향기맛

효능 : 온중, 산한, 통기맥

증상 : 소화불량, 심복냉통, 풍한비통, 사지냉통, 한성해수, 심복냉통,

풍한습비통, 사지냉통

용법 : 탕약, 환정 가루로 1일 3~6g 복용한다.

처방전 : 감초건강탕, 건강부자탕, 반하건강탕, 부자탕, 인삼탕

 ## 건칠(乾漆)

이름 : 칠사, 칠저

채취 : 옻나무, 개옻나무 또는 진액으로 전년 채취 가능하다.

미각 : 따뜻하고 매운맛이 나며 유성이 강하다.

효능 : 피어, 소적, 살균

증상 : 경폐, 심통, 어혈, 제중, 충적

용법 : 내복약으로 환정, 가루로 1일 3~6g 복용한다.

처방전 : 건칠환, 건칠산, 이성환

개자(芥子)

이름 : 날개자, 남개, 백개자, 신방, 신채, 하개

채취 : 씨가 성숙시 베어 말린 후 씨를 떨어 볶아 사용한다.

미각 : 따뜻하고 매운맛이 난다.

효능 : 거담, 건위, 신한, 온종, 통탁, 피부인적

증상 : 각기, 담다불리, 반위구토, 소화불량, 신경통, 해수

용법 : 달이거나 환정, 가루 내어 1일 3~12g 복용

처방전 : 가미육군전, 개자고, 백개자산, 백개자취비산

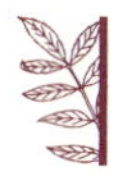

계지(桂枝)

이름 : 유계

채취 : 3~7~10월에 소지를 전지한다.

미각 : 따뜻하고 매운맛이 나며 달다.

효능 : 발한, 서근, 진통, 흥분, 해열, 행혈

증상 : 감기, 견비통, 두통, 무한, 말초혈관충혈, 사지산통, 풍한제증

용법 : 내복약으로 탕약, 가루로 1일 6~12g 복용한다.

처방전 : 계지탕, 계지부자탕, 계지인삼탕, 계지도인탕, 계지대황탕, 소건중탕

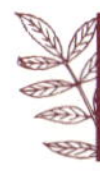

계피(桂皮)

이름 : 계수나무속의 수피

채취 : 가을과 겨울철 사이 수피를 벗겨서 그늘에 건조

미각 : 따뜻하고 단맛이 나며 맵다.

효능 : 소화, 산한, 진통, 행혈, 온비위

증상 : 소화불량, 두통, 장염, 발열, 구토, 신체통증

용법 : 내복약으로 탕약, 환정, 1일 6~12g 이하 사용

처방 : 위충탕, 쌍화탕, 계부탕, 소풍활혈탕 등

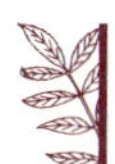

곽향(藿香)

이름 : 항라향, 합향

채취 : 7~8월경 그늘에 건조시켜 서늘하고 통풍이 잘된 곳에 보관

미각 : 따뜻하고 매운맛이 나고 달다.

효능 : 건위, 건습, 진토, 행기

증상 : 두감기, 통, 중풍, 위염, 한열, 설사, 소화불량, 약심구토, 흉완비만

용법 : 내복약, 탕약, 환정, 가루로 복용 1일 15~20g 사용

처방 : 형개탕, 형소탕, 형개연탕, 형개산, 소풍산, 국화산, 사백산

 ## 단삼(丹參)

이름 : 산삼, 활혈근, 자단삼, 혈삼근, 수미

채취 : 늦가을에서 3월초 뿌리에 흙 제거 후 햇볕에 건조

미각 : 미지근하고 쓴맛이 남

효능 : 활혈, 진통, 소종, 구어혈

증상 : 간염, 협신통, 혈전, 혈관염, 심교통, 어혈복통, 월경불순

용법 : 내복약, 환정, 가루내 복약, 하루 5~10g 이하 사용

처방 : 단삼산, 단삼탕, 단삼환, 조경환, 단삼고 등

당귀(當歸)

이름 : 일당귀, 귀당귀, 화당귀, 동당귀

채취 : 가을에 채취하여 햇볕에 말린다.

미각 : 따끈하고 단맛이 나고 맵다.

효능 : 강장, 진통, 진정, 구어혈

증상 : 두통, 빈혈, 신체동통, 신체허약, 월경불순, 월경통

용법 : 내복약, 탕약, 환정, 가루로도 복용 1일 12~20g 정도 사용한다.

처방 : 당귀탕, 인삼탕, 당삼환정, 당삼고 등

참고 : A형 생리통, 혈액순환 장애로 손발이 냉한 경우 당귀와 홍화를 각 20g씩 800cc 청수로 끓여 400cc 될 때까지 달여서 2일 동안 차처럼 수시로 마시면 좋습니다. 여성에는 월경불순에 익모초를 복용하면 제일 좋습니다.

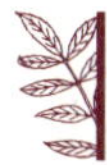

대조(大棗)

이름 : 양조, 홍조, 건조, 미조

채취 : 9~10월에 과실(씨) 수과(瘦果) 성숙 시 채취 햇볕에 건조 사용

미각 : 따뜻하고 단맛이 난다.

효능 : 자양강장, 익기, 해독, 보비화위(保俾化爲), (정자와 난자 부족증)

증상 : 기혈진액부족, 심계, 정충, 부녀장조, 위허, 비허설사, 약물중독

용법 : 내복약, 탕약, 환정, 1일 12~24g 정도 사용한다.

처방 : 대조탕, 십조탕, 조삼탕, 익비병, 감맥대조탕 등

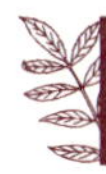

두충(杜沖)

이명 : 사선, 사중, 목면, 사연피, 석사선

채취 : 15년생 이상된 피를 4~5월 벗겨 햇볕에 건조, 통풍에 보관 사용할 때 가마솥에 볶아서 사용

미각 : 따뜻하고 단맛이 나며 약간 맵다.

효능 : 강장, 보간신, 강압, 이뇨, 안태

증상 : 근골허약, 요배산통, 족슬위약, 음낭습양, 습관성위산

용법 : 내복약, 환정, 가루 내어 복용, 하루 10~20g 사용한다.

처방 : 만금탕, 두중환, 두중음, 당귀지황음, 두중산 등

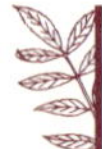

목향(木香)

이명 : 모향, 밀향, 당목향, 광목향, 청목향, 토목향

채취 : 늦가을과 초겨울 사이 햇볕에 말린다.

미각 : 따뜻하고 맵고 쓴맛이 난다.

효능 : 건위, 소화, 진통, 진토, 행기

증상 : 소화불량, 위염, 복통, 산통, 흉부창만, 구토

용법 : 내복약, 탕제와 환정 또는 가루 내어 복용, 1일 6~9g 정도 사용한다.

처방 : 목향순기탕, 목향보명탕, 육신환, 목향산, 목향분, 기환 등

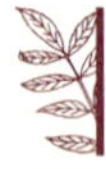

반하(半夏)

이명 : 수옥, 수전, 야간두, 양안반하, 여고, 지고, 천락성

채취 : 7~8월에 채취 외피를 제거해 햇볕에 건조하거나 화력으로
말린다.

미각 : 따뜻하고 매운맛이 나며 유독성이 있으니 처방에 주의할 것

효능 : 거담, 소종, 진해, 진토, 조습

증상 : 구토, 급성위염, 담궐두통, 담다불리, 두훈, 성위염, 심계, 악심,
해수, 위내정수, 흉만창

용법 : 탕제나 환 또는 가루로 만들어 1일 4~10g 복용하고 외용은 가루
　　　　내어 환처에 붙인다.
처방 : 반하건강산, 반하사심탕, 반하산급탕, 대반하탕, 반하후박탕,
　　　　진사반하탕, 사반하탕

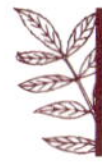 **백강잠(白殭蠶)**

이명 : 강잠, 천충, 백구, 강추, 백감수, 직강잠
채취 : 병사한 누에를 수집 석회와 섞어 수분을 제거 햇볕 또는 불에
　　　　건조시켜 사용
미각 : 편안하고 매운맛이 난다.
효능 : 진경, 진정, 거풍, 산결, 소종
증상 : 두통, 경간, 중풍, 후비, 사지경련, 인후염, 풍진, 유선염
용법 : 내복약, 탕약, 환정 또는 가루 내어 복용, 1일 6~10g 정도 사용
　　　　한다.
처방 : 개기소염탕, 추풍거담환, 강잠환, 백강잠산, 성부산, 오약순기산

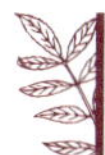 **백단향(白檀香)**

이명 : 백단, 진단, 욱향, 백단향, 백영고, 황단향
채취 : 전년도 심재를 짧게 잘라 알맞게 쪼개어 그늘에 건조한다
미각 : 따뜻하고 매운맛이 난다.
효능 : 건위, 진통, 요로방부, 이기
증상 : 심복통, 위냉통, 구토, 요도염, 방광염

용법 : 내복, 탕약, 환정, 가루 내어 1일 10~20g 복용

처방 : 향음탕, 단산음탕, 천금광제환, 단산음산

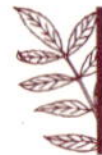 ## 백두구(白荳蔲)

이명 : 다골, 백구, 각구, 백구인

채취 : 각과(씨껍질)를 제거하고 분쇄하여 사용

미각 : 따뜻하고 매운 맛이 나며 향기롭다.

효능 : 행기, 건위, 진구

증상 : 소화불량, 흉협민, 위냉, 위장염, 복창, 구토

용법 : 내복약, 환정, 가루 내어 복용, 하루 3~6g 이상 사용

처방 : 백두관탕, 항사위탕 등

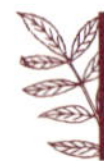 ## 백부자(白附子)

이명 : 관부자

채취 : 8~9월에 줄기와 털뿌리를 제거 햇볕에 건조

미각 : 뜨겁고 매운맛이 나며 유독성 있음

효능 : 강심, 거풍담, 건한습진통, 진경, 진통

증상 : 중풍, 구안와사, 신경통, 두통, 풍습비통, 통풍, 간질, 피부습양

용법 : 내복약, 환정, 가루 내어 복용, 하루 3~6g 이하 사용한다.

처방 : 백부산, 이성산, 옥진산, 삼생환

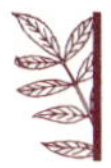

백자약(白蔗藥)

이명 : 백작, 관방, 금작약

채취 : 3~4년생 된 뿌리를 늦가을에 캐서 청수에 씻어 햇볕에 건조

미각 : 서늘하고 신맛이 나며 쓰다.

효능 : 냉혈, 진통, 소종, 원화, 행어

증상 : 어체경폐, 월경불순, 위통, 장풍하혈, 월경통, 코피 자주 흘림

용법 : 내복약, 환정, 가루 내어 복용, 하루 6~18g을 사용한다.

처방 : 당귀활혈탕, 자호사물탕, 작약약산, 증미도적산, 여신산, 오림산, 통순산 등

참고 : 통작약은 약성에 차이가 나는데 혈액형에 상관없이 사용된다.

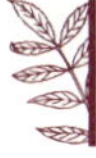

별갑(鱉甲)

이명 : 상갑, 신수, 경각, 흑룡의

채취 : 봄부터 가을까지 포착하여 머리를 자르고 불속에 1시간 정도 넣어 배갑에 취하여 건조시킨다.

미각 : 편안하고 짠맛이 난다.

효능 : 강장, 해열, 연견, 구어혈

증상 : 허약, 골수노, 폐결핵, 요통, 역비, 월경불순, 소아경간, 간장종대

용법 : 내복약, 탕제, 환정, 가루로 고를 내 복용, 1일 20~30g 정도 사용한다.

처방 : 별갑귀탕, 별갑전환, 궁귀별갑산 등

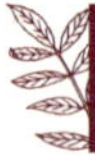

복분자(覆盆子)

이명 : 복분, 결분, 오복자, 대맥매

채취 : 7월경 성숙한 녹색(익기 전) 햇볕에 건조 또는 끓인 물에 1~2분 넣었다가 꺼내어 햇볕에 건조함.

미각 : 편안하고 단맛이 나고 약간 시다.

효능 : 강장, 강정, 보간, 명복

증상 : 신체허약, 양위, 유정, 비뇨, 신진대사, 기능향진

용법 : 달물, 가루로 술에 담가서 식전 복용함. 1일 6~12g 정도 사용한다.

처방 : 내복약오자탕, 복분자환, 오자환, 천금연수단, 복분자술

참고 : 조선딸기는 혈액형에 관계없이 약성에 따라 처방된다. 조선딸기와 복분 자는 약간의 성분 차이가 있다.

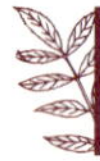

봉아출(蓬芽朮)

이명 : 아출, 아수, 광무, 봉악, 무약, 봉아무

채취 : 가을철에 증숙 후 햇볕에 말린다.

미각 : 따뜻하고 매운맛이 나며 쓰다.

효능 : 건위, 파혈, 홍분, 진통, 구풍, 이담

증상 : 소화불량, 심복창통, 적취, 산통, 어혈경폐, 타박산선동

용법 : 내복약으로 탕약, 환정, 1일 6~12g 이하 사용

처방 : 대이향산, 분심기음, 심장군화, 십장군환, 아출산, 아출환, 인삼 궁귀탕

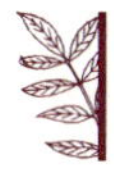 ## 부자(附子)

이명 : 측자, 세자, 누런자

채취 : 가을에 경엽과 흙을 제거하고 가공한다.

미각 : 뜨겁고 매운맛이 나며 달다. 유독성이 있다.

효능 : 심장, 강심, 회향홍분, 거한습, 온경, 진통 등

증상 : 심장쇠약, 심계향진, 심복냉동, 비한냉설사, 자궐냉, 대한망양,
만성관절염, 신경통, 풍한습통, 반신불수

용법 : 내복약으로 탕약, 환정, 1일 3~9g 이하 사용

처방 : 진무탕현부탕, 감초부자탕, 부지리중탕, 부자산, 부자환

참고 : 사용량에 10g 이상 사용을 금한다.

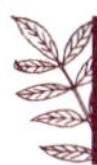 ## 삼능(三稜)

이명 : 초삼능, 홍포근, 흙삼능

채취 : 가을에서 겨울 사이 채취하여 외피를 제거한 후에 깨끗이 씻어
서 햇볕에 말린다.

미각 : 편안하고 쓴맛이 나며 맵다.

효능 : 행기, 통경, 파혈, 소적, 진통

증상 : 기혈응체, 심복동통, 협하창통, 월경통, 월경불조, 후어혈복통,
자궁염

용법 : 탕제나 환으로 또는 가루로 내어 1일 6~7g 복용

처방 : 삼능환, 삼능전환, 삼능화적환, 삼능초전

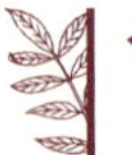

석곡(石斛)

이명 : 금생, 두난, 석축, 장생초, 천년윤

채취 : 가을철에 줄기를 채취해 잘게 썰어 사용한 것이 질이 양호하다.

미각 : 차고 떫은 맛이 난다.

효능 : 생진, 진통, 청위

증상 : 구건번갈, 관절통, 병후허혈, 신번

용법 : 달이거나 환으로 또는 가루로 내어 1일 6~18g 흑고를 만들어 복용함

처방 : 거번양기탕, 석곡산, 석곡탕, 석곡우슬탕, 석곡청산

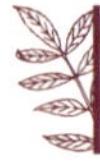

소회향(小茴香)

이명 : 곡회향, 토회향

채취 : 9~10월에 전체를 베어 말린 후 삭과를 털어 사용

미각 : 따뜻하고 매운맛이 난다.

효능 : 건위, 구풍, 온신, 진통

증상 : 구토, 산기, 신허요통, 소화불량, 위염, 위한통증, 장상통

용법 : 달이거나 환으로 또는 가루로 내어 1일 6~12g 복용, 외용으로
가루로 내어 콧구멍에 뿌린다.

처방 : 난간전, 도기탕, 사미회향산, 신소산, 회향산, 회향환, 회향안신탕

세신(細辛)

이명 : 독엽초, 세삼, 세초, 소신, 옥번사

채취 : 5~7월에 뿌리를 채취 그늘에 말린다.

미각 : 따뜻하고 매운맛이 난다.

효능 : 거담, 거풍, 기능항진, 산한, 신진대사, 진해, 진통

증상 : 비연, 소화불량, 위내정수, 해수, 흉협통, 풍냉두통, 풍습비통

용법 : 달이거나 환 또는 가루로 내어 1일 2~4g 복용. 외용으로 가루로 내어 코 구멍에 뿌린다.

처방 : 세신고, 세신산, 세신탕, 소풍산, 오매환, 옥지산, 지령산

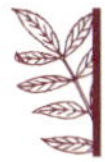 ## 오령지(五靈脂)

이명 : 단지, 생태산, 약본, 용지

채취 : 봄에 채취하여 약한 불로 검게 볶아서 사용

미각 : 따뜻하고 쓴맛이 나며 달다.

효능 : 생으로 쓰면 활혈, 진통, 볶아서 쓰면 지혈

증상 : 생용시-경폐, 산후어혈복통, 심복기혈제통, 초용시-봉루, 월경 과다, 장염하혈

용법 : 달이거나 환으로 1일 6~12g 복용하고 외용은 가루로 환처에 개 어 붙인다.

처방 : 비금산, 오령환, 오령지산, 자금환, 접골단

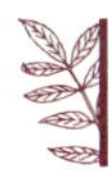 ## 오수유(吳茱萸)

이명 : 수연, 양수유, 오수, 오초

채취 : 9월경에 열매가 익기 전 녹갈색일 때 채취하여 햇볕에 말린다.

미각 : 따뜻하고 떫은맛이 난다.

효능 : 건위, 이기, 진토, 진통, 조습

증상 : 구토, 구강염, 궐음두통, 습진, 소화불량, 위염, 위통, 치통

용법 : 달이거나 환으로 또는 가루로 내어 1일 4~9g 복용, 외용은 달여서 환처에 붙여 사용한다.

처방 : 목련산, 수연환, 양장산, 오수유탕, 좌금환

오약(烏藥)

이명 : 대오, 연약, 제기, 청죽향, 취풍산

채취 : 겨울에서 다음 봄 사이에 채취하여 햇볕에 말린다.

미각 : 따뜻하고 떫은맛이 난다.

효능 : 건위, 산환, 온신, 진통, 행기

증상 : 근골동통, 복통, 소화불량, 월경통, 한산통, 편신마비

용법 : 달이거나 환으로 또는 가루로 내어 1일 6~12g 복용한다.

처방 : 사벽탕, 오약산, 오금환, 오침탕, 오약순기산, 향부산

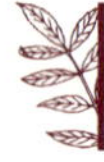

익모초(益母草)

이명 : 대례, 울취초, 정위, 하고초

채취 : 여름철 생성이 완전할 때 채취하여 햇볕에 말리거나 생으로 즙내어 사용한다.

미각 : 약간 차고 쓴맛이 강하다.

효능 : 구어혈, 자궁수축, 이수, 조경, 행혈

증상 : 급성신염, 산후악화로불하, 소화불량, 식욕부진, 어혈복통, 월
　　　경불순, 혈뇨

용법 : 내복약으로 달이거나 생즙 내어 1일 12~30g 정도 복용한다.

처방 : 부익지황, 익모환, 익모초탕, 천귀조혈음

참고 : A형 여성에 어혈복통, 월경불순에는 제일 잘 듣는 약재로 건초
　　　12~20g과 청수 500cc~700cc를 부위 절반으로 졸여 1일 동안 차처
　　　럼 여러 번 마십니다. 또한 냉증에는 생강차, 쑥차, 인삼차, 당귀차, 익
　　　모초차로 만들어 마시면 아주 좋은 치료약이 됩니다. 단 해발 700m
　　　이상에서 고랭지에 자생한 것은 혈액형에 상관하지 않고 약성에 따라
　　　처방해도 좋습니다.

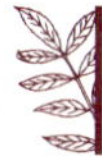 ## 익지인(益智仁)

이명 : 익지자, 익지종

채취 : 5~7월경에 과실이 갈색으로 성숙할 때 햇볕에 말린다.

미각 : 따뜻하고 매운맛이 난다.

효능 : 건위, 온비, 정기, 장고기

증상 : 구토, 소화불량, 설사, 소변번수, 완복냉통, 야뇨증, 유정

용법 : 달이거나 환으로 또는 가루로 내어 1일 4~12g 복용한다.

처방 : 고진단, 삼선환, 익지산, 익지인산, 익지인탕

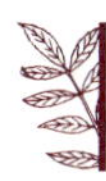 ## 인삼(人蔘)

이명 : 고려삼, 다신, 신초, 양각삼, 지정, 혈삼, 토정

채취 : 산삼은 5~10월경 재배, 삼은 8~10월에 햇볕에 건조

미각 : 따뜻하고 단맛이 나며 약간 쓰다.

효능 : 강심, 건비위, 대보원기, 안신

증상 : 노상허손, 당뇨병, 신경쇠약, 심혈관기능부진, 소갈, 일체기혈 진액부족증, 양위, 자한

용법 : 달이거나 환으로 또는 가루로 내어 1일 6~12g, 증상에 따라 30~60g 복용한다.

처방 : 가미강부탕, 건리탕, 독삼탕, 비화음, 삼소음, 십전대보탕, 인삼탕, 인삼양위탕, 인삼패독산, 팔미순기산

참고 : A형 음성체형에 아주 효과가 좋은 약재이나 필자는 인삼을 권하지 않고 홍삼 또는 산에서 자란 장뇌는 혈액형이나 체형에 상관없이 약재로 쓰인다. 허나 중국산인삼, 장뇌가 홍수처럼 반입되니 주의하여 선별할 것.

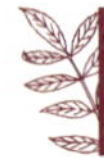 **앵속각(罌粟殻)**

이명 : 속각, 어미각

채취 : 5~6월경에 과실이 갈색으로 성숙할 때 종자를 제거하고 햇볕에 건조

미각 : 편하고 신맛이 난다.

효능 : 수렴, 지사, 진정, 진해, 진통

증상 : 근골동통, 복통, 심복통, 습진, 설사, 이질, 해소, 천식, 탈항

용법 : 달이거나 환으로 또는 가루로 내어 1일 4~9g 복용, 외용은 달여서 환처에 붙여 사용한다.

처방 : 백중산, 온비탕, 앵속산, 진인양장탕, 화중음, 폐탕

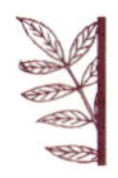 ## 정향(丁香)

이명 : 공정향, 웅정향, 정자향

채취 : 9월에서 다음해 3월 사이 채취하여 화경을 제거 후 햇볕에 건조

미각 : 따뜻하고 매운맛이 난다.

효능 : 건위, 온중, 진구, 향균

증상 : 구역, 고토, 반위, 사리, 산기, 소화불량, 치통

용법 : 달이거나 환으로 또는 가루로 내어 1일 1~4g 복용, 외용으로 환
　　　　처에 개어 붙인다.

처방 : 정향산, 정향비적직환, 정향안위탕, 정향시대산

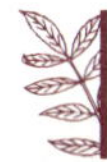 ## 지실(枳實)

이명 : 점자, 동경

채취 : 6월경 채취하여 반으로 쪼갠 후 햇볕에 말리고 혹 8월에 채취하
　　　　기도 한다.

미각 : 따뜻하고 쓴맛이 난다.

효능 : 건위, 이담, 이수, 거담, 진통

증상 : 소화불량, 담질환, 황달, 변비, 위통, 흉복통, 탈항

용법 : 달이거나 환으로 또는 가루로 내어 1일 6~12g 정도 복용한다.

처방 : 지실산, 지출산, 지실작약산, 지실이중원, 지실이진탕, 지실치
　　　　자고탕

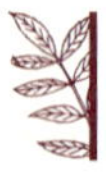 ## 진피(秦皮)

이명 : 고유피, 사수피, 진백피, 잠피, 참피

채취 : 봄에서 가을 사이에 수피를 채취하여 햇볕에 건조

미각 : 차고 쓴맛이 난다.

효능 : 해열, 진통, 청간, 서염, 수렴

증상 : 통풍, 요산증, 기관지염, 대하, 장염, 설사, 이질

용법 : 내복약으로 달여 1일 6~12g 정도 복용한다.

처방 : 진피산, 진피고삼탕

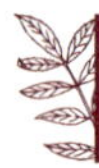 ## 천궁(川芎)

이명 : 경궁, 두궁, 무궁, 서궁, 호궁, 사휴초, 약근, 작뇌궁, 향과, 천원잠

채취 : 3년 후 9~11월에 잔뿌리를 제거하고 햇볕에 건조

미각 : 따뜻하고 매운맛이 난다.

효능 : 거풍, 진경, 진통, 행기, 활혈

증상 : 경폐, 난산, 복통, 월경불순, 협통, 혈전증, 편두통, 풍한통

용법 : 달이거나 환으로 또는 가루로 내어 1일 6~12g 복용한다.

처방 : 궁귀환, 궁귀탕, 궁신탕, 궁오탕, 궁신도담탕, 삼화탕, 천궁산, 천궁탕

 ## 천남성(天南星)

이명 : 남성, 잔하정, 삼봉자, 야간두, 호고, 호장

채취 : 가을에서 겨울 사이 채취하되 남은 줄기와 수염뿌리와 외피를
　　　제거하고 햇볕에 건조
미각 : 따뜻하고 쓴맛이 나며 맵고 유독성으로 처방 주의할 것
효능 : 조습, 거담, 거풍, 진경, 소종, 항암
증상 : 중풍담옹, 반신불수, 안면신경마비, 경풍, 파상풍
용법 : 탕제나 환으로 또는 가루로 내어 1일 3~5g 복용
처방 : 남성음, 남성산, 삼성음, 옥진산, 천남성산, 천남성고, 소풍활혈탕

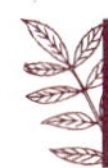 # 초과(草果)

이명 : 초과인, 초과자
채취 : 10~11월과 실 껍질이 벌어지지 않을 때 채취하여 햇볕에 말리
　　　거나 화력으로 말린다.
미각 : 따뜻하고 매운맛이 난다.
효능 : 건위, 거한습, 재학
증상 : 구토, 냉통, 담음적취, 소화불량, 설사, 완복불만, 위장염, 학질
용법 : 달이거나 환으로 또는 가루로 내어 1일 3~6g 복용
처방 : 과부탕, 도씨평위산, 실비산, 십장군환, 인삼양위탕

침향(沈香)

이명 : 밀향, 여아향, 침수향
채취 : 나무를 잘게 썰어 고운가루로 만들어 사용한다.
미각 : 따뜻하고 쓴맛이 나고 시다.

효능 : 건위, 온종, 익신, 진정, 통기
증상 : 구토, 심장쇠약, 완복창종, 요슬허냉, 위냉구역, 천식
용법 : 달이거나 환으로 또는 가루로 내어 1일 3~6g 복용한다.
처방 : 사마탕, 사향산, 침향백보환, 침향음, 침향환, 침향자석환, 침향
　　　　반하탕

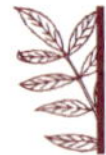

현호색(玄胡索)

이명 : 무호색, 연호색, 원호색, 현오
채취 : 5~6월경 잎이 고사했을 때 채취하여 깨끗이 씻어 말리거나 끓
　　　　는 물에 넣어 백심이 황변하면 꺼내어 햇볕에 건조
미각 : 따뜻하고 매운맛이 나며 쓴맛이 난다.
효능 : 구어혈, 이기, 진경, 진정, 진통, 자궁수축, 활혈
증상 : 산후어혈복통, 산통, 심복제통, 요슬산통, 월경통, 월경불조, 질
　　　　타손상
용법 : 탕제나 환정 1일 6~12g 정도 복용
처방 : 삼신환, 수첩산, 여신탕, 연호색삭, 연호색탕

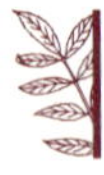

황기(黃芪)

이명 : 대삼, 백목, 양육, 왕손, 촉지
채취 : 가을에 잎이 초록색으로 변할 때 잔뿌리를 제거하여 햇볕에 말린다.
미각 : 따뜻하고 단맛이 난다.
효능 : 강장, 익기, 이수, 지환

주치 : 관절질환, 내장하수, 도한, 말초신경마비, 소변불리

용법 : 달이거나 환으로 또는 가루로 내어 1일 12~60g 복용한다.

처방 : 귀비탕, 보원탕, 황기환, 황기탕, 황기인삼탕

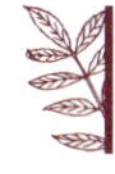 ## 후박(厚朴)

이명 : 당후박, 열박, 적박, 중피, 후박, 천박

채취 : 20년 이상 된 껍질을 채취하여 그늘에 말린다.

미각 : 따뜻하고 매우며 쓴맛이 난다.

효능 : 건위, 소화, 소염, 정장

주치 : 구토, 복통, 설사, 소화불량, 해수, 흉복비만

용법 : 달이거나 환으로 또는 가루로 내어 1일 6~12g 복용한다.

처방 : 반하후박탕, 향수산, 후박전, 후박이무물탕, 평위탕, 평진탕

2. B형의 체형, 성품과 맞는 약재

감국, 감수, 강활, 결명자, 경분, 고삼, 구기자, 구맥, 금은화, 나미, 독활, 독미자, 등심, 마치현, 맥아, 목단피, 목적, 목통, 몰약, 박하, 빈랑, 복분자, 백복령, 백출, 산수유, 석고, 선복아, 섬수, 숙지황, 시호, 신곡, 여정자, 연교, 연단, 영사, 오공, 오동자, 왕불유행, 웅황, 유향, 유황, 인동등, 자연동, 저령, 전라,조구등, 주사, 지골피, 지모, 차전자, 천화분, 청상자, 치자, 택사, 토사, 토사자, 하고초, 해삼, 현삼, 형개, 호박, 호잔근, 홍화자, 황련, 황백, 활석

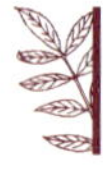 ## B형 체형과 성품

　외형적으로 가슴이 발달되고 둔부가 빈약하고 상체는 잘 발달되었으나 하체가 약하여 걸음걸이가 빠르고 다소 경망스럽게 보인다.

　대체로 머리가 작고 둥근 편이며 앞뒤가 나온 사람도 있다. 눈매가 날카로워 보이고 입은 크지 않고 입술이 얇으며 턱은 뾰족하다. 살결은 희고 윤기가 적고 땀은 그다지 흘리지 않는다.

　목소리는 낭랑하고 말을 함부로 생각 없이 하는 경향이 많아 흥분했을 때는 말이 조리가 없고 보기에 경솔하고 무슨 일이나 빨리 시작

하고 빨리 끝내므로 일하는 솜씨가 거칠고 실수가 많다. 일에 싫증을 잘 느껴 일처리가 용두사미 격이 되는 경우도 있다. 성품은 항상 밖으로 나다니기를 좋아하고 자신의 일이나 가정을 소홀히 여기는 경향이 있으며, 남의 일에 희생을 아끼지 않고 남을 위해 일하는데 보람을 느껴 의리있는 사람이다. 판단력이 빠르지만 계획성이 적어 일을 시작은 잘하나 일이 잘 안될 때는 쉽게 체념하는 면도 있다.

불의(不義)를 볼 때는 이해관계를 떠나 물불을 가리지 않고 이를 처리하려는 강직한 불의에 성격이 있다. 그러나 상대가 뉘우치거나 사과해 올 때는 쉽게 용서하고 동정심을 갖게 된다. 솔직담백하며 꾸밈이 없고 아첨하는 것을 매우 싫어한다. 성질이 급하고 욕심이 적은 반면 침착하지 못하고 오락을 하는데 깊이 생각하는 놀이 등 음성체형은 놀음에는 별 소질이 없고 예술적인 감각이 숨어 있다.

이러한 체질은 열이 많은 관계로 항상 냉수를 즐겨 마시는 경향이 있고 냉수마찰에 건강을 유지하고 빙과류를 많이 먹어도 여간해서 배탈이 나지 않는다. 즉 B형은 대다수가 [소음체질 비대(脾大)신소(腎小)] 그룹에 속하며 체형은 손발이 찬 체형은 음성 체형, 따뜻한 체형은 양성이고 손발이 찬 양성은 실수가 적고 음성은 실수가 많고 허비뇨 생식기능이 약하여 여자는 다산하지 못하고 남성도 성기능이 왕성하지 못한 경향이 있다.

성욕은 선천적으로 색을 무척 밝히고 호기심이 강하고 야성적인 성감에 무궁무진한 제갈량의 팔진도 같은 변화를 가져오고 자기를 과장 표현하려고 변태적 탐닉하며 성적 매개물을 즐기려고 하며 여성을 도피처로 생각하는 경우도 있으며 성행위를 도덕적 책임감이 없이 생리적인 본능일 뿐으로 치부한다.

세계에 영향을 주는 명사들은 오나시스, 로버트 드니로, 모하메드 알리, 로널드 레이건, 모차르트, 브르스리, 엘리자베스 테일러, 재크린 케네디, 마돈나 등이 이 범주에 속한다.

B형에 맞는 약재 (약66종)

감국, 감수, 강활, 결명자, 경분, 고삼, 구기자, 구맥, 금은화, 나미(찰벼), 독활, 동미자, 등심, 마치현, 맥아, 목단피, 목적, 목통, 몰약, 박하, 반랑, 복분자, 백봉령, 백출, 산수유, 석고, 선복아, 섬수, 숙지황, 시호, 신곡, 여정자, 연교, 연단, 영사, 오공, 오동자, 왕불유행, 웅황, 유향, 유황, 인동등, 자연동, 저령, 전라, 조구등, 주사, 지골피, 지모, 차전자, 천화분, 청상자, 치자, 택사, 토사, 토사자, 하고초, 해삼, 현삼, 형개, 호박, 호장근, 홍화자, 황련, 황백, 활석 등이 있다.

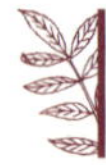

감국(甘菊)

이명 : 감국화, 국화, 금정, 금예, 절화, 진국, 약국

채취 : 가을에 개화기에 채취하여 그늘에 말리거나 약한 불에 말린다.

미각 : 서늘하고 단맛이 나고 쓴맛이 난다.

효능 : 거풍, 소염, 진통, 해독, 해열

증상 : 감기, 고혈압, 동맥경화증, 목적종통, 간염, 발열, 심번, 심장질환, 창종, 현훈

용법 : 달이거나 술에 우려서 1일 6~12g 복용한다.

처방 : 국화통성산, 국화주, 상국음, 선국산

참고 : B형에 감기는 감국차 이상 다스릴 명약은 없고 만성피로엔 결명자차와 구기자차를 끓여 장복하면 좋고 독활 지황탕이 만성피로를 해결함.(본문 민약편)

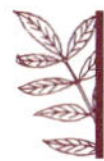

감수(甘遂)

이명 : 감고, 감대, 감택, 주전, 중택
채취 : 뿌리를 가을에서 봄 사이 채취하여 햇볕에 말린다.
미각 : 차고 쓴맛이 난다.
효능 : 사하, 소종, 이수, 파적
증상 : 간질, 복만흉통, 삼출성방막염, 수종창만, 이변불통
용법 : 달이거나 환으로 또는 가루로 내어 1일 3~9g 복용한다.
처방 : 감수산, 감수환, 만령고, 십조탕, 수심단, 이기탕

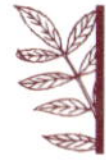

강활(羌活)

이명 : 강활뿌리
채취 : 가을에서 봄 사이 뿌리를 채취하여 햇볕에 말린다.
미각 : 따뜻하고 매운맛이 나고 쓰다.
효능 : 거풍, 발한, 진경, 진통, 해열
증상 : 감기, 전신경통, 두통, 향배강통, 풍습관절염, 풍습, 비통
용법 : 달이거나 환으로 또는 가루로 1일 7~14g 복용한다.
처방 : 강부탕, 강활방풍탕, 강활중화, 강활창출탕

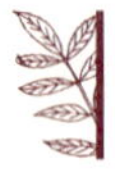 ## 결명자(決明子)

이명 : 강남두, 마제초, 양각, 양명, 초결명, 천리광

채취 : 가을에 씨가 익은 후 전체를 베어 채취하여 햇볕에 말린 뒤 종
자를 털어 씨만 다시 햇볕에 말린 후 볶아서 사용한다.

미각 : 서늘하고 쓴맛이 나며 달다.

효능 : 명복, 이수, 완하, 청강

증상 : 간경화성복수, 간염, 고혈압, 습관변비, 청맹풍, 열안

용법 : 내복약으로 달이거나 가루로 내 1일 6~12g 복용한다.

처방 : 결명자산, 결명자환, 신선퇴현, 세간명목탕

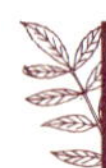 ## 경분(輕粉)

이명 : 분상, 수은분, 은분초분, 홍분

취득 : 화학물질인 염화제 수은을 그대로 사용한다.

미각 : 차고 매운맛이 나고 유독성이다.

효능 : 공독, 사하, 살균, 이수

증상 : 개선, 매독, 수종, 악창, 이변불통, 임파선염, 하감

용법 : 내복약으로 가루로 한 후 환이나 가루로 1일 0.006~0.015g 복용
한다.

처방 : 경분산, 신첩산, 팔보단

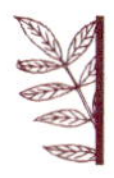 ## 고삼(苦蔘)

이명 : 고골, 고신, 야괴, 천삼

채취 : 3~4년생 된 뿌리를 가을과 봄 사이에 잔뿌리를 제거하고 햇볕에 건조한다. 쌀뜬물에 담갔다가 잘게 썰어서 건조 후 사용한다.

미각 : 차고 신맛이 난다.

효능 : 건위, 살충, 이뇨, 조습, 열

증상 : 간염, 대장출혈, 소변불리, 소화불량, 폐렴, 황달

용법 : 내복약 환정, 가루 내어 하루 6~12g 복용한다.

처방 : 고삼산, 고삼지황환, 고삼환

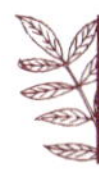 ## 구기자(龜杞子)

이명 : 적보, 지골자, 천정자, 첨채자, 청정자

채취 : 열매를 늦가을에 빨간색으로 완전히 변하면 햇볕에 건조시켜 사용한다.

미각 : 편안하고 단맛이 난다.

효능 : 강장, 보간, 보양, 윤폐

증상 : 간허증, 당뇨병, 만성간염, 소갈, 신경쇠약, 시력감퇴, 신체허약, 양기부족, 요슬산통, 지방간, 해수

용법 : 달이거나 가루로 복용하거나 술에 담가서 1일 12~20g 복용한다.

처방 : 구기환, 구기자산, 난간전, 보양주, 사신환, 자음대보환

참고 : 해발 700m 고지 이상에서 자생한 것은 체형에 관계없이 약성에 따라 복용한다.

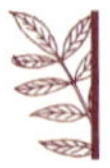

구맥(瞿麥)

이맥 : 거구맥, 대란, 산구맥, 사시미, 석죽

채취 : 여름에서 가을에 개화시 전초를 햇볕에 건조한다.

미각 : 차고 쓴맛이 난다.

효능 : 구어혈, 소염, 이뇨, 통경

증상 : 목적종통, 소변불리, 수종, 임질, 질타손상, 폐경

용법 : 내복약 환정·가루 내어 복용, 하루 6~12g 정도 사용하고 외부
　　　　용은 연고식으로 환부에 붙인다.

처방 : 가미통심산, 구맥산, 남천축음, 입효산, 팔정산

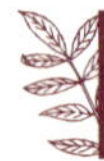

금은화(金銀花)

이명 : 금화, 소화, 인동화, 음화

채취 : 덩굴과 꽃을 가을에 그늘에 말리고 또한 6~7월 개화기에 맑은
　　　　날 이슬이 마른 후 꽃을 따서 그늘에 말려 볶아서 검게 되면 사
　　　　용한다.

미각 : 차고 단맛이 난다.

효능 : 소종, 수렴, 해독, 해열

증상 : 감기, 농양, 발열, 이질, 인후종통, 임파선염, 장염, 창독

용법 : 내복약 탕제나 환 또는 가루 내어 복용하고 하루 20~60g 정도
　　　　사용한다.

처방 : 금백탕, 선방활명음, 은교탕, 은화탕, 은화해독탕, 탁리소독음

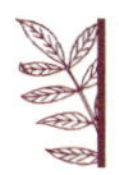

나미(糯米)

이명 : 찰벼종

채취 : 늦가을에 타작하여 햇볕에 건조 후 도정한다.

미각 : 따뜻하고 단맛이 난다.

효능 : 건비위, 보중익기, 안태

증상 : 변갈, 설사, 임신태동복통, 자한, 현훈

용법 : 죽을 쒀 복용 하루 40~90g 정도 사용한다.

처방 : 교애사물탕, 매화탕, 보익죽

참고 : 본문 음식처방 곡류섭취 찹쌀 참조

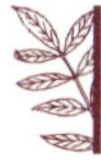

독활(獨活)

이명 : 강청, 독요초, 토당귀

채취 : 늦가을에서 봄 사이에 채취해서 잘 씻어 햇볕에 건조

미각 : 따뜻하고 매운 맛이 난다.

효능 : 거풍, 발한, 진통

증상 : 관절염, 두통, 부종, 수족불수, 치통, 풍습비통

용법 : 내복약 환정, 가루 내어 복용, 하루 6~12g 사용한다.

처방 : 독활자탕, 독활창출탕, 여택통기탕, 원비탕

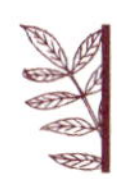

등심(燈心)

이명 : 등사초, 등초, 벽녹초, 석초
채취 : 초가을에 베어 줄기는 쪼개 햇볕에 건조
미각 : 차고 떫은맛이 난다.
효능 : 이뇨, 진정, 해열
증상 : 산후부종, 수변분리, 수종, 황달
용법 : 내복약 탕, 환정, 가루 내어 복용, 하루 3~6g 사용
처방 : 등심산, 천일환, 청심탕, 팔정산

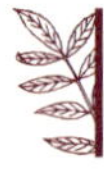

동미자(棟尾子)

이명 : 오동자, 청이자, 표아과
채취 : 성숙된 벽오동 씨 가을에 따서 햇볕에 건조
미각 : 편하고 단맛이 난다.
효능 : 건위, 순기
증상 : 구내염, 내산, 소화불량, 위통
용법 : 내복약 환정, 가루 내어 복용, 하루 6~12g 사용
처방 : 동미환, 슬기오탕, 오동산

마치현(馬齒莧)

이명 : 구두사자초, 마치재, 마치초, 마현, 오행초, 장명초
채취 : 쇠비름 전초를 여름과 가을 사이에 끓는 물에 살짝 데쳐 햇볕에
　　　　건조 날것을 말려 사용하기도 함
미각 : 차고 신맛이 난다.

효능 : 산혈, 소종, 해열

증상 : 대하증, 약창, 열리농혈, 요도염, 인파선염

용법 : 내복약 달여서 복용, 하루 10~18g 사용. 외부용 짓찧어 붙이거나 태워서 분말을 삶아낸 물로 연고를 만들어 환부에 붙임

처방 : 마치죽, 마치산부방

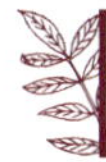 ## 맥아(麥芽)

이명 : 대맥모, 대맥아, 맥곡

채취 : 5~6월경에 타작하여 햇볕에 건조 후 탈각 도정

미각 : 약간 따뜻하고 단맛이 난다.

효능 : 강장, 건위, 소화하기

증상 : 각기, 구토, 설사, 소화불량, 식욕부진, 유체, 흉복창만

용법 : 내복약 환정, 가루 내어 복용, 하루 10~20g 사용

처방 : 비아환, 맥곡환, 이비탕

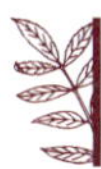 ## 목단피(牧丹皮)

이명 : 단피, 목단근피

채휘 : 4~5년생을 가을에 나무뿌리를 캐서 청수에 씻어 햇볕에 건조

미각 : 서늘하고 매운맛이 나며 쓰다.

효능 : 소염, 양혈, 진경, 진통, 통경, 해열

증상 : 각종열성병항진기, 각종혈행장애, 경강, 골승노혈, 월경불순, 옹종, 폐경

용법 : 내복약 탕, 환정, 가루 내어 복용, 하루 6~12g 사용

처방 : 가미소요산, 목단피탕, 목단탕, 사위탕, 서삭지황탕, 사위탕육
미지황탕

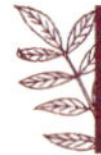 목적(木賊)

이명 : 목적초, 절골초, 절절초, 좌초, 찰초

채취 : 속새전초를 여름과 가을에 베어서 짧게 절단하여 그늘에 건조
사용

미각 : 편안하고 단맛 나며 쓰다.

효능 : 소염, 이뇨, 해기, 해열

증상 : 대장염, 장출혈, 탈항, 후두염

용법 : 내복약 환정, 가루 내어 복용, 하루 6~12g 사용

처방 : 목적산, 절골탕

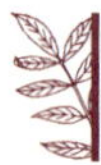 목통(木通)

이명 : 만년등, 부지, 정옹, 왕옹, 통초

채취 : 으름을 가을과 이른 봄 사이에 외피를 제거 후 햇볕에 건조

미각 : 편안하고 쓴맛이 난다.

효능 : 진통, 이뇨, 통혈맥

증상 : 관절염, 소변불리, 소변적삼, 수종, 수편신통, 월경불순, 유습불통

용법 : 내복약 탕재, 환정, 가루로 복용, 하루 6~18g 사용

처방 : 만적목통탕, 목통탕, 증미도적산, 통초음, 팔정산

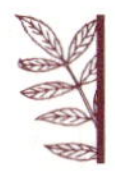 ## 몰약(沒藥)

이명 : 동속, 밀약

채취 : 4~5년생 된 나무에 상처를 내어 나오는 황백색의 액체를 응결
시켜 채취 후 갈황색의 덩어리로 광택과 향이 있음.

미각 : 편안하고 짠맛이 난다.

효능 : 구어혈, 소종, 진통

증상 : 관절염, 산후복통, 심복제통, 안질, 옹저, 월경통, 치간염, 치루,
타박성동통, 폐경

용법 : 내복약 환정, 가루 내어 하루 4~12g 정도 복용

처방 : 몰약강성단, 몰약제통산, 몰약산, 몰약환, 보근탕

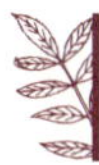 ## 박하(薄荷)

이명 : 남박하, 박가, 숭양채, 영생, 아활, 축하채, 파하

채취 : 여름과 가을에 2회 채취하여 응달에 건조

미각 : 서늘하고 매운맛 난다.

효능 : 건위, 구풍, 산열, 소종

증상 : 감기, 두통, 소화불량, 인후종통, 흉복창만, 치통

용법 : 내복약 탕, 환정, 가루 내어 복용, 하루 6~12g 사용

처방 : 계소산, 박하산, 박하탕, 박하전원, 사위탕

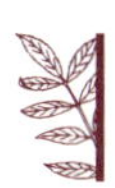 ## 빈랑(檳榔)

이명 : 대복자, 빈문, 빈랑자, 빈랑옥, 백빈랑

채취 : 가을과 봄 사이에 채취해 과피를 벗겨 씨를 볶거나 태워서 사용

미각 : 따뜻하고 떫은맛이 난다.

효능 : 건위, 구충, 수렴, 축종, 하기

증상 : 녹내장, 변리, 수종, 소화불량, 조충구제, 탈지, 하리

용법 : 내복약 탕, 환정, 가루로 복용, 하루 6~12g 정도 사용, 외용약은
　　　　달인 물을 눈에 넣는다.

처방 : 대복탕, 빈랑산, 빈랑환

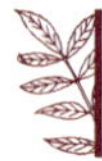

복분자(覆盆子)

이명 : 결분, 대맥매, 복분, 오복자

채취 : 7월경 미성숙시 녹색 과실을 채취하여 끓는 물에 1~2분 데쳐내
　　　　햇볕에 건조

미각 : 편안하고 단맛이 나며 시다.

효능 : 강장, 강정, 보간, 명복

증상 : 빈뇨, 신체허약, 양위, 유정

용법 : 내복약 탕, 환정, 가루로 복용, 하루 6~18g 사용

처방 : 복분자환, 오자탕, 오자환, 천금연수단

　　참고 : 해발 700m~800m 고산지대에 자생한 것은 혈액형에 상관하지 않고
　　　　　약성에 따라 처방해도 좋다.

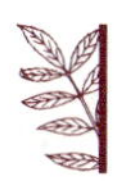 ## 백복령(白茯苓)

이명 : 만금정, 봉령, 복면, 송령, 운령

채취 : 가을과 봄에 캐서 청수에 담가 부드럽게 되면 잘게 썰어 햇볕에 건조 사용

미각 : 편안하고 떫은맛이 난다.

효능 : 강심, 건비위, 안신, 이수

증상 : 각기수종, 구갈, 구토, 근육경련, 불면증, 소변불리, 위내정수

용법 : 내복약 탕, 환, 가루로 복용 하루 12~24g 정도 사용한다.

처방 : 내소산, 복령주, 복령탕, 삼백탕, 삼백출산오령산, 용뇌안심환

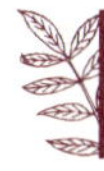 ## 백출(白朮)

이명 : 동백출, 산강, 산계, 산연, 천계, 출

채취 : 11월에 캐서 줄기와 잔뿌리, 껍질을 제거한 후 햇볕에 건조

미각 : 따뜻하고 단맛 나며 쓰다.

효능 : 강장, 보비위, 안태, 이수, 지한, 조습, 화중

증상 : 비위가 허약한 제질환, 권태, 도환, 동계, 복명, 식욕부진, 설사, 심하허창만, 수종, 소변불리, 위내정수, 황달

용법 : 내복약 환정, 가루 내어 복용, 하루 10~20g 정도 사용한다.

처방 : 백출산, 백출부자탕, 십전대보탕, 옥벽풍산, 이중탕

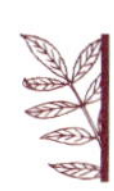 ## 산수유(山茱萸)

이명 : 계족, 서실, 석조, 육조, 촉조

채취 : 빨갛게 익어갈 때 10~11월경 꽃받침을 제거해 씨를 까내고 과
육을 햇볕에 건조(첫이슬 맞은 후 열매를 채취하여 약한 불로
열매를 볶아 냉각시켜 씨를 제거함)

미각 : 서늘하고 신맛이 나며 쓰다.

효능 : 보간신, 수렴, 익정, 자윤, 지한

증상 : 간허냉혈, 심계, 소변빈수, 양위, 유정, 월경과다, 요술산통, 자
궁출혈

용법 : 내복약 탕, 환, 가루로 복용, 하루 6~12g 정도 사용한다.

처방 : 삼일신기환, 육미지황원, 익지탕, 자음홍양탕, 청금자차탕, 초
환단

> **참고** : 해발 700m 이상에서 자생한 산수유 열매는 혈액형에 관계없이 복용
> 해도 됩니다.

 ## 석고(石膏)

이명 : 세석, 세리석, 빙석, 백호, 연고석, 한수석

취득 : 황산염류, 광물질, 석고광석

미각 : 차고 매운 맛이 나며 달다.

효능 : 사화, 수렴, 제번, 지갈, 해기, 해열

증상 : 구갈인건, 담어발광, 두통, 심벌, 열성질환, 불퇴열, 치통, 폐열
급천, 피부궤양

용법 : 내복약 달이거나 환정, 가루로 복용, 1일 10~40g 정도 사용, 외
부용 환처에 뿌리거나 개어 바른다.

처방 : 마황행인감초석고탕, 백호탕, 석고탕, 옥로산, 용석산

선복아(旋覆兒)

이명 : 금전화, 도경, 대침, 비천예, 적적금, 하국, 황열화

채취 : 8~9월에 꽃이 만개했을 때에 채취하여 그늘에 건조하여 사용한다.

미각 : 따뜻하고 짠맛이 나며 맵고 쓰다.

효능 : 거담, 건위, 이수, 진토, 진해, 하기

증상 : 복수, 소화불량, 천식, 해수

용법 : 내복약 환정, 가루로 복용, 하루 6~12g 사용

처방 : 금불초산, 선북대자탕, 선복반하탕, 선복화탕

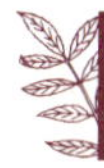

섬수(두꺼비섬 죽수(蟾酥)

이명 : 삼여미수, 섬여미지, 두꺼비 이선(耳腺)

포획 : 여름 또는 가을철에 두꺼비를 잡아 이하선을 자극하여 분비액이 나오면 채취하여 용기에 모은다.

미각 : 따뜻하고 매운맛이 나며 유독성이 있다.

효능 : 강심, 소종, 진통, 해독

증상 : 골수염, 소아감적, 심장병, 인후종통, 임파선염, 치통

용법 : 내복약 환정, 가루로 복용, 하루 0.015~0.03g 정도 사용. 외부용 고약으로 만들어 환처에 붙임

처방 : 섬수고, 섬수단, 섬수환, 육신환

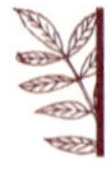 **숙지황(熟地黃)**

이명 : 수하, 숙지

채취 : 10~11월에 뿌리를 채취하여 쪄서 가공

미각 : 따뜻하고 단맛이 난다.

효능 : 강장, 보혈, 안태

증상 : 빈혈, 소갈, 신체허약, 양위, 월경불순, 태동불안

용법 : 내복약 환정, 가루 내어 복용, 하루 10~30g 사용

처방 : 가미육군전, 사물탕, 십전대보탕, 쌍화탕, 지황산

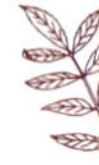 **시호(柴胡)**

이명 : 등뿌리, 복시호, 시호, 참시호

채취 : 가을과 이듬해 봄에 캐서 줄기를 제거 햇볕에 건조하여 사용한다.

미각 : 서늘하고 떫은맛이 난다.

효능 : 소염, 승양, 진통, 청간, 해열

증상 : 간염, 고혈압, 담랑염, 이농, 자궁하수, 학질, 한열, 탈황

용법 : 내복약 환정, 가루 내어 복용, 하루 6~12g 정도 사용한다.

처방 : 시호산, 복시호탕

 **신곡(神麯)**

이명 : 신곡맥곡, 육신곡

채취 : 소맥분 및 거피에 약물을 넣어 발효시킨 것을 볶아 사용

미각 : 서늘하고 신맛이 나며 쓰다.

효능 : 건위, 소화, 자양, 지사

증상 : 구토, 소화불량, 식욕부진, 흉불창만

용법 : 내복약 환정, 가루 내어 복용, 하루 6~15g 사용

처방 : 가미사칠탕, 국출환, 보화환, 소시환, 신곡환, 우황청심원

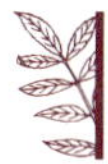

여정자(女貞子)

이명 : 동청자, 여정실

채취 : 제주 광나무 및 광나무 열매를 늦가을 또는 겨울에 채취하여 햇볕에 건조

미각 : 편안하고 쓴맛이 나며 달다.

효능 : 갈근골, 명목, 보간신, 지한

증상 : 노인성백내장, 도한, 두훈, 신경쇠약, 신허요술산통, 안화, 이명, 중심성각막염

용법 : 내복약 환정, 가루 내어 복용, 하루 6~12g 사용

처방 : 여정실환, 영정탕, 이지환, 장생불로단

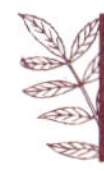

연교(連翹)

이명 : 대교, 대교자, 연교, 이교, 초연자

채취 : 의성 개나리 및 연교의 열매를 9~10월에 채취하여 햇볕에 건조

미각 : 서늘하고 쓴맛이 난다.

효능 : 산결, 소염, 소종, 이뇨, 해열

증상 : 발열, 신장염, 소변불리, 습진, 임파선염, 한열, 화농성질환

용법 : 달이거나 환, 가루 내어 12~18g 복용하고 외부용은 달인 김 또는 그물로 환처를 닦아낸다.

처방 : 보화환, 연교산, 연교탕, 연교음, 통신음

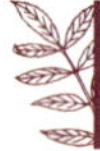

연단(鉛丹)

이명 : 광명단, 단분, 연화, 진단, 주단, 황단

취득 : 납을 가공하여 얻은 산화 산연

미각 : 차고 매운맛이 나며 달고 유독성이 강하다.

효능 : 발독, 생기, 진경

증상 : 경간, 구내염, 궤양, 목적이질, 옹저, 외상출혈, 화상

용법 : 내복약 환정, 가루 내어 복용, 하루 1~3g 정도 사용. 외부용 가루를 뿌리거나 연고로 환부에 붙임

처방 : 구풍산, 단분산, 단석산, 연단산, 황단고

영사(靈砂)

이명 : 기사, 삼홍, 은주, 이기단

취득 : 수은과 유황으로 합성된 황화수은(HgS)

미각 : 따뜻하고 단맛이 나며 맵고 유독성이다.

효능 : 살균, 조습, 진정, 해독

증상 : 경간, 불면심계, 심복통, 정신불안

용법 : 내복약 환정, 가루 내어 복용, 하루 3~6g 정도 사용. 외부용 가

루를 개어 환처에 바른다.

처방 : 분영사, 비원단, 영사단, 은주단

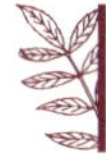 ## 오공(蜈蚣)

이명 : 백각, 즉저, 천룡

포획 : 4~6월에 왕지네를 잡아서 대나무 등에 머리와 꼬리 쪽을 잡아
매 건조시켜 청수에 끓여 햇볕에 건조

미각 : 따뜻하고 매운맛이 나며 유독성이다.

효능 : 거풍, 소종, 진경, 청혈

증상 : 경간, 관절염, 사교상, 암종, 임파선염, 중풍, 창양, 종독, 치적유
괴, 파상풍

용법 : 내복약 탕, 환 및 가루로 복용하고 1일 10마리 정도 복용한다.

처방 : 만금고, 오공산, 오공성풍산

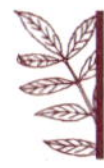 ## 오동자(梧桐子)

이명 : 동미자, 청오자, 표아과

채취 : 늦가을에 벽오동의 씨를 성숙시 따서 볶은 후 분쇄하여 사용한다.

미각 : 편안하고 단맛이 난다.

효능 : 건위, 순기

증상 : 구내염, 내산, 소화불량, 위통

용법 : 내복약 달이거나 환정, 가루 내어 복용, 하루 6~12g 정도 사용한다.

처방 : 동마산, 처오탕

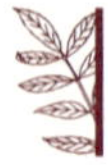

왕불유행(王不留行)

이명 : 금잔은대, 불유행, 옥불류행, 전금화

채취 : 장구채 및 애기 장구채의 전초를 여름에서 늦가을에 캐내어 흙
을 떨어낸 후 햇볕에 건조하여 썰어서 사용한다.

미각 : 편안하고 떫은맛이 난다.

효능 : 건비, 이수, 조경, 통유, 활혈

증상 : 소아감적, 월경불순, 유즙불통, 유종

용법 : 내복약 달이거나 가루 내어 하루 10~20g 복용

처방 : 승금산, 왕불유행산, 용천산, 통유탕

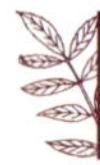

웅황(雄黃)

이명 : 계관석, 석웅황, 석황, 천양석, 황금석

취득 : 광물질인 비소 광석을 분쇄하여 물에 타서 잘 저은 후 사용

미각 : 따뜻하고 매운맛이 나며 쓰고 유독성이다.

효능 : 거풍, 살균, 해독

증상 : 내용=경간, 천식, 치질, 편두통. 외용=개선, 독창, 웅저, 창독,
하저

용법 : 내복약 환정, 가루 내어 복용, 1일 0.3~0.6g 정도. 외부용 가루로
개어 바르고 바른 환부에 연기를 쏘임

처방 : 웅칠환, 웅환고, 웅황해독환

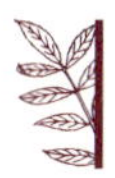 ## 유향(乳香)

이명 : 서향, 유두향, 용향, 천택향, 훈류향

취득 : 유향나무속 수지를 봄과 여름 사이 상처를 내 흘러나온 액을 응
고시켜 담황색 또는 갈적색까지 태우면 광택이 나고 방향이 있
고 불순물을 제거하고 분쇄하여 사용하거나 미화초로 용해 후
술을 뿌려 방령 후 가루 내어 사용함.

미각 : 따뜻하고 쓰며 매운맛이 난다.

효능 : 서근, 소종, 조기, 진통, 활혈

증상 : 내용=기혈, 근육구연, 산후어혈동통, 심복제통, 월경통, 타박성
동통. 외용=개선, 백선, 습진, 약창

용법 : 내복약 탕제, 환정, 가루 내어 복용. 1일 5~12g 정도. 외부용 가
루로 내어 환부에 바름

처방 : 성소환, 유황산, 유향용골산, 유향정통산, 유향지통산, 추도산,
탁이탕

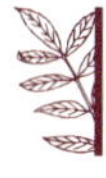 ## 유황(硫黃)

이명 : 석류황, 황아, 황영

취득 : 광석의 연제품을 가루로 만들어 사용

미각 : 뜨겁고 신맛나며 맵고 유독성이다.

효능 : 거한, 보양, 사하, 살균

증상 : 내용=냉복통, 냉성변비, 양위, 허헌사리. 외용=개선, 백선, 습
진, 약창

용법 : 내복약 환정, 가루 내어 복용. 1일 2~4g 정도. 외부용 가루로 뿌

리거나 개어 환부에 바름

처방 : 금액단, 여성산, 유황산, 황사환

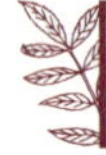 ## 인동등(忍冬藤)

이명 : 금은등, 금차고, 노옹수, 인동초, 천금등
채취 : 인동덩굴의 줄기와 잎을 가을과 겨울철에 채취하여 햇볕에 말
려 썰어 사용
미각 : 차고 단맛이 난다.
효능 : 이뇨, 통락, 해열
증상 : 내용=간염. 근골동통, 소변불리, 옹저, 창종, 황달
용법 : 내복약 달이거나 술에 담아 복용. 1일 15~30g 정도 복용. 외부
용은 세척하거나 고약으로 만들어 환부에 바름
처방 : 신효탁리산, 인동고, 인동산, 인동주, 인동탕

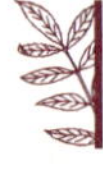 ## 자연동(自然銅)

이명 : 산골, 석수연
취득 : 천연 황화철 세말로 사용하거나 통상 초를 치거나 구워서 사용한다.
미각 : 편안하고 매운맛이 나며 쓰고 소량의 독성이 있다.
효능 : 구어혈, 접골, 진통
증상 : 골절, 어혈동통, 질타손상, 창양
용법 : 내복약 달이거나 환정, 가루 내어 1일 3~10g 복용. 외부용 연말
로 하여 환처에 개어 바름

처방 : 신상속골탕, 자연동산

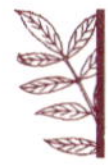

저령(豬苓)

이명 : 수령, 시령, 저령, 지오도
채취 : 단풍나무 및 너도밤나무과에 기생하는 담자균의 균핵은 가을
철에 것이 우수하며 햇볕에 말려서 사용
미각 : 평안하고 떫은맛이 난다.
효능 : 서종, 이뇨, 지갈, 해열
증상 : 급성요도염, 설사, 소변불리, 수종창만, 신장질환
용법 : 내복약 달이거나 환정, 가루로 복용. 1일 8~15g 정도 사용한다.
처방 : 오령산, 위령탕, 저령산, 저령환

전라(田螺)

이명 : 우령생이, 황라
포획 : 동속전체를 여름에서 가을철 사이에 껍질을 제거하여 말리거
나 생으로 사용
미각 : 차고 짠맛이 난다.
효능 : 이수, 자양, 해열
증상 : 각기, 간염, 목적종통, 소변불리, 수종, 종독, 황달
용법 : 달이거나 태워서 분말로 한 후 복용, 1일 30~60g
처방 : 황라산

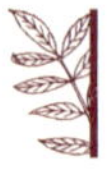

조구등(釣鉤藤)

이명 : 구정, 조등, 조등구

포획 : 조등 및 화조 등의 가시를 그대로 썰어서 사용

미각 : 서늘하고 단맛이 나며 약간 쓰다.

효능 : 강압, 진경, 진통, 해열

증상 : 동맥경화, 두통, 소아경풍, 신체경련, 전간, 현훈

용법 : 달이거나 가루로 하여 1일 6~12g 정도 사용

처방 : 연령산, 조등산, 조등음자, 조등탕

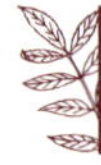

주사(朱砂)

이명 : 경면사, 광명사, 단사, 신사, 영사, 적단, 진사

취득 : 천연의 수은화합물로 진사 광석을 분말로 사용하거나 물에 넣
어 사용

미각 : 약간 차고 단맛이 나며 유독성이다.

효능 : 안신, 진경, 해독

증상 : 개선, 불면소아경간, 심계향진, 심번, 정신불안, 현훈

용법 : 내복약 환정, 가루 내어 복용. 1일 0.3~1g 정도

처방 : 단사환, 소아청심원, 우황고, 우황청심원, 주사안신환, 포룡환

지골피(地骨皮)

이명 : 구기근, 기근, 지골, 지절

채취 : 구기자나무의 근피 봄·가을에 나무 고갱이를 제거하고 햇볕에
　　　　건조 후 잘게 썰어서 사용한다.

미각 : 차고 쓴맛 난다.

효능 : 거풍, 살균, 해독

증상 : 내용=강장, 소종, 양혈, 해열

용법 : 달이거나 환이나 가루로 복용. 1일 9~15g 정도

처방 : 맥탕산, 사백산, 시선산, 지골피산, 지골피음

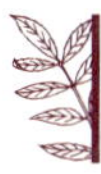

지모(知母)

이명 : 수삼, 아종초, 연모, 저모, 제모, 지삼

채취 : 자모의 뿌리와 줄기를 재배 3년 된 것을 가을에서 다음해 봄에
　　　　채취하여 경모와 수염뿌리를 제거하고 햇볕에 말린 다음 썰어
　　　　서 하거나 소금물에 담가 볶아서 사용

미각 : 차고 쓴맛이 난다.

효능 : 강화, 이뇨, 윤조, 자음, 진정, 진해, 해열, 항당뇨

증상 : 구갈, 당뇨병, 상한사열, 신체허약, 조열, 폐열해수

용법 : 달이거나 환 또는 가루로 복용. 1일 9~18g 정도

처방 : 계지작약지모탕, 백호탕, 옥액탕, 이모탕, 지모마황탕, 지백보
　　　　혈탕, 지모별갑탕

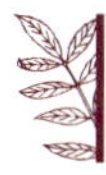

차전자(車前子)

이명 : 차전실, 결경이, 털질경이, 왕질경이 씨

채취 : 8~9월 성숙시에 씨를 채취해서 햇볕에 건조 후 소금물에 담갔
　　　　다가 사용

미각 : 차고 단맛이 난다.

효능 : 거담, 이뇨, 약간, 진해

증상 : 간염, 고혈압, 방광염, 복수, 소변불리, 설사, 습비, 요도염, 해수

용법 : 내복약은 1일 6~12g 달여서 복용하고, 외부용은 가루로 환처에
　　　　뿌리든지 개어 붙인다.

처방 : 삼산탕, 자전산, 차전산산, 팔전산

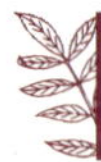 천화분(天花粉)

이명 : 누근, 백약, 서설, 천과분, 하늘타리, 노랑하늘타리

채취 : 가을에서 다음 봄에 조피를 제거하고 햇볕에 건조

미각 : 서늘하고 단맛이 나며 쓰다.

효능 : 강화, 배농, 소종, 생진, 지갈, 해열

증상 : 당뇨병, 번조, 열병구강, 유선염, 인후종통, 해수, 해혈

용법 : 내복약 환정, 가루로 복용. 1일 9~18g 정도 복용. 외약용 가루로
　　　　환처에 뿌리거나 개어 붙인다.

처방 : 가팔미원, 생진양혈탕, 윤조파담탕, 이동탕

 청상자(靑箱子)

이명 : 초결명, 초고(개민드라미씨)

채취 : 가을철 씨가 완숙시 채취하여 햇볕에 말리어 사용한다.

미각 : 약간 차고 쓴맛이 난다.

효능 : 거풍, 소염, 청간

증상 : 고혈압, 목적, 안질환, 종통, 창양, 피부풍열소양

용법 : 내복약 탕약 또는 환정 복용. 1일 12~18g 정도 복용

처방 : 청상자환, 초결명탕

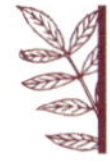

치자(梔子)

이명 : 목단, 선자, 선지, 수치자, 지자, 취도(치자나무 열매)

채취 : 10월경 삭과 성숙된 씨를 햇볕에 말려 볶아서 가루 내어 사용

미각 : 차고 쓴맛이 난다.

효능 : 사화, 소염, 이담, 해혈

증상 : 간염, 목적, 염증성질환, 요혈, 토혈, 황달

용법 : 내복약 환정, 가루 내어 복용. 1일 8~16g 정도 복용

처방 : 치고지실탕, 치자탕, 치자청간탕, 치자후박탕

택사(澤瀉)

이명 : 고사, 곡택, 수사, 택지(질경이괴경)

채취 : 늦가을에 잎이 마르면 줄기와 수염뿌리를 제거하여 햇볕에 말
린 후 다시 조피를 제거하여 잘게 썰어 사용한다.

미각 : 차고 단맛이 난다.

효능 : 이수, 지갈, 지사

증상 : 각기, 고혈압, 당뇨, 방광염, 설사, 소변불리, 수종창만, 신장염,

요도염, 요혈, 지방간염

용법 : 내복약 탕제 환정, 가루 내어 복용. 1일 9~16g 정도 복용

처방 : 당귀작약산, 삼백산, 오령산, 육미지황산, 택사탕

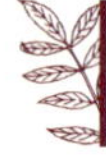 ## 토사(菟絲)

이명 : 노루, 야호사, 호사, 적강, 토구, 토누, 토로

채취 : 갯실새삼, 전초를 가을에 채취하여 햇볕에 건조

미각 : 편안하고 단맛이 나며 쓰다.

효능 : 소종, 이수, 양혈, 해독

증상 : 간염, 객혈, 변혈, 이질, 황달, 혈붕, 코피, 토혈

용법 : 탕제로 만들어 복용. 1일 12~20g 정도. 외부용은 짓이겨 환부에
　　　　붙이거나 달인 물로 환부를 닦아낸다.

처방 : 야호사탕, 토사탕

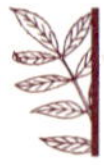 ## 토사자(菟絲子)

이명 : 용수자, 토사실, 황등자, 황리자

채취 : 새 삼씨를 9~10월 성숙시에 씨를 턴다.

미각 : 편안하고 매운맛이 나며 달다.

효능 : 강장, 강정, 명목, 안태

증상 : 당뇨, 습관성유산, 신체허약, 유정, 요빈수, 요슬 산통, 음위

용법 : 내복약 환정, 가루 내어 복용. 1일 12~16g 정도 복용

처방 : 반룡연수단, 복토환, 쌍보환, 연령고본단, 토사자산, 토사자환

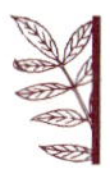 ## 하고초(夏枯草)

이명 : 근골초, 내동, 동풍, 맥하고, 연명, 철색초

채취 : 꿀풀의 과수나 전초를 여름에 과수가 마른 때에 따서 햇볕에 말린 후 썰어서 사용한다.

미각 : 차고 떫은맛이 난다.

효능 : 소염, 소종, 이뇨, 청간

증상 : 간염, 고혈압, 소변불리, 수종, 유선염, 임질, 임파선염, 전염성 간염, 폐결핵

용법 : 내복약 환정, 가루로 복용. 1일 10~30g 정도. 외부용 환부에 붙이거나 달여서 환처를 닦아낸다.

처방 : 보간산, 하고초산

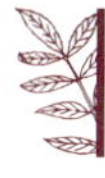 ## 해삼(海蔘)

이명 : 자삼, 해서

포획 : 내장을 제거하고 소금물에 익혀 건조시킨다.

미각 : 따뜻하고 짠맛이 난다.

효능 : 보신, 보혈, 양태, 이산

증상 : 산전산후허약, 소변빈수, 신체허약, 야위, 유정

용법 : 내복약 탕제나 환정 복용. 1일 20~50g 정도

처방 : 웅칠환, 웅환고, 웅칠환, 웅황해독환

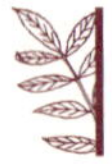 ## 현삼(玄蔘)

이명 : 야지마, 원삼, 정마, 현대, 흑삼

채취 : 진 현삼 뿌리를 가을철에 채취하여 그늘에 말린 다음 뇌두를 제거하여 잘게 썰어서 볶아 사용한다.

미각 : 서늘하고 쓴맛이 난다.

효능 : 강화, 소종, 자양, 지번, 해독, 해열

증상 : 고혈압, 골승노염, 기관지염, 열병번갈, 임파선염, 인후염, 편도선염, 토혈

용법 : 내복약 탕제나 환정, 가루로 1일 12~20g 정도 복용. 외부용 가루를 환부에 뿌리거나 짓찧어 환처에 붙인다.

처방 : 소라환, 중액탕, 청화보음탕, 현삼산, 현삼패모탕

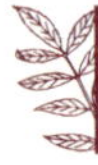 ## 형개(荊芥)

이명 : 가소, 경개, 서실, 은치채, 창개

채취 : 전초를 9~10월에 상부에 꽃이 남아 있을 때 채취해 햇볕에 말리고 화수만을 분리해 형개수라 하고 전초를 썰어서 볶거나 숯을 만들어 사용한다.

미각 : 따뜻하고 매운맛이 난다.

효능 : 거풍발한, 진경, 진통, 지혈, 해열

주치 : 감기, 두통, 마잔, 사지강직, 산후혈훈, 오한발열, 인후염, 임파선염, 풍진, 토혈

용법 : 내복약 탕제나 환정, 가루로 1일 6~15g 정도 복용. 외부용 숯을 짓찧어 환처에 붙이거나 달여서 환부를 닦아낸다.

처방 : 사백산, 소풍산, 형개산, 형개탕, 형개연탕, 형방국화산, 형방패독산, 형소탕

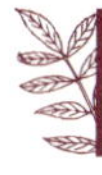

호박(琥珀)

이명 : 호백, 홍송지, 홍주, 화박

취득 : 솔과 식물의 수지가 지하에서 장기간 응결된 탄수화물로 불순물을 제거하여 가루로 사용

미각 : 평안하고 떫은맛이 난다.

효능 : 구어혈, 소종, 진경, 진정

증상 : 경풍, 산후어혈복통, 월경불순, 질타손상, 폐경

용법 : 내복약 탕제나 환정, 가루로 복용. 1일 1~2g 정도. 외부용 가루 내어 환부에 뿌린다.

처방 : 호박구룡환, 호박산, 호박탕, 호박안신환

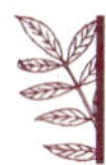

호잔근(虎杖根)

이명 : 고장, 대활혈, 반장, 산간, 산장, 오불담, 활혈용

채취 : 당호장 뿌리와 줄기를 늦가을에서 이른 봄에 채취하여 햇볕에 건조시켜 썰어서 사용

미각 : 편안하고 쓴맛이 난다.

효능 : 거풍구어혈, 소종, 이뇨

증상 : 간염, 골수염, 수종, 월경불순, 치질, 풍습성동통, 황달

용법 : 내복약 환정, 가루로 1일 12~30g 정도 복용. 외부용 가루를 개

어 환처에 붙이거나 달인 물로 환부를 닦아낸다.

처방 : 호장전

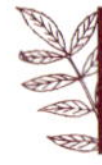

홍화자(紅花子)

이명 : 백평자, 홍람자

채취 : 잎 꽃씨가 성숙한 여름철에 씨를 채취해 햇볕에 건조시켜 분쇄
하여 사용

미각 : 따뜻하고 단맛이 난다.

효능 : 활혈, 해독

증상 : 동맥경화증, 어혈복통, 중풍

용법 : 내복약 탕제, 가루 내어 1일 5~10g 정도 복용

처방 : 홍하탕

참고 : B형에는 생리통에 꽃잎을 3~4달여 차처럼 마시면 묘약이고 여성들의
냉대하증에 전초를 건조시켜 온탕 및 반신욕제로 사용하면 손발, 아랫
배, 냉한 한결을 과 습냉을 몰아낸데 아주 효과가 있습니다. AB형에는
생리통과 월경불순에는 율무차로 끓여 마시고 밥이나 미숫가루로도 먹
으면 효과적인 약이 되고 A형과 온탕 및 반식욕제로 같이 쓰인다.

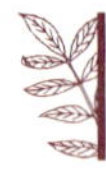

황련(黃連)

이명 : 왕련, 지연

채취 : 천황련 심은 지 5~6년 지난 후 11월경 근경을 채취하여 뿌리털

과 줄기를 제거하고 햇볕에 말린 후 썰어서 볶거나 강초하여
사용한다.

미각 : 차고 쓴맛이 난다.

효능 : 건위, 진정, 조습, 향균

증상 : 구역, 번열, 복통, 심번, 소화불량, 이질, 위염, 장염

용법 : 내복약 탕제나 환정, 가루로 1일 3~6g 정도 복용. 외부용 가루
나 달인 물을 환부에 사용한다.

처방 : 사심탕, 환련전, 황련환, 황련해독탕, 황련탕

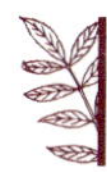 ## 황백(黃柏)

이명 : 벽피, 산도, 황목, 황벽

채취 : 섬, 털, 황벽나무 10년 이상 된 것 속껍질을 초여름에 채취하여
말린 후 썰어서 소금물이나 식초에 담갔다가 볶아서 사용한다.

미각 : 차고 쓴맛이 난다.

효능 : 건위, 사화, 살균, 정장, 조습, 청강, 해독

증상 : 간염, 구내염, 설사, 소화불량, 위염, 장염, 황달

용법 : 내복약 환정, 가루 내어 복용. 1일 6~12g 정도 사용. 외부용 가루
로 환처에 뿌리거나 개어 붙이며 달인 물로 환처를 닦아낸다.

처방 : 대보환, 오행탕, 황백산, 황해탕

활석(滑石)

이명 : 공석, 번석, 생활석, 유석, 위석

채취 : 규산염류로 광물질인 활석을 분쇄하여 가루로 물에 타서 사용함.

미각 : 차고 단맛이 난다.

효능 : 소염, 이뇨, 지간, 해열

증상 : 발열, 번갈, 방광염, 번조, 소변불리, 요도염, 장염, 황달

용법 : 내복약 환정, 가루 내어 복용. 1일 10~16g 정도 사용

처방 : 육일산, 환금활석탕, 활석백어산, 활석산, 활석환

3. AB형의 체형, 성품과 맞는 약재

갈근, 감송, 구인, 금박, 길경, 내복자, 녹각, 녹용, 대두황권, 대황, 도인,
마자인, 마황, 맥문동, 백과, 백금, 백반, 백선피, 백자인, 백지, 부평초,
비자, 사삼, 사상자, 산조인, 상기생, 상백피, 상실, 서각, 석창포, 석위,
속단, 송엽, 송향, 승마, 여지, 연초, 오미자, 오매, 오백, 용골, 용뇌,
우황, 운모, 웅담, 원지, 의이인, 창이자, 천마, 천문동, 천산갑, 창포,
토복령, 패모,포공영, 해동피, 해조, 행인, 호골, 호도인, 황금, 황정

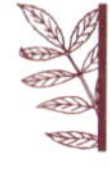 ## AB형 체형과 성품

외관상 골격이 굵고 비대한 사람이 많고 손발이 크고 음성인 경우
는 피부가 거칠어 겨울에는 손발이 잘 트는 경향이 있다. 몸을 조금만
움직여도 땀을 많이 흘리고 힘든 일을 할 때는 더욱 심하다.

이 체형은 어느 정도 땀을 흘려야 정상적인 건강이 유지되며 만약
땀을 흘리지 않으면 병적인 증세로 보아야 한다. 호흡기가 약해서 다
른 체형에 비하여 숨이 찬다.

이목구비의 윤곽이 뚜렷하고 걸음걸이는 무게 있고 안정감 있게 보

이나 상체를 다소 구부리고 걷는 경향이 있다. 양성인 경우 허리가 굵고 배가 나와 다소 거만하게 보이는 경우도 있고 성품은 말이 적어 조용한 편이고 이해타산을 따지는데 뛰어나다.

한번 시작한 일은 소처럼 꾸준히 노력하여 성취하는 지구력이 있어 크게 성공하는 일이 많다. 자기의 주장은 남이 듣거나 말거나 끝까지 소신껏 피력하며 말할 때 조리가 없는 듯하나 그 뜻이 있고, 유머감각이 뛰어난 경우도 있다.

겉으로는 점잖은 듯하면서도 속으로 음흉하여 좀체로 속마음을 드러내지 않고 잘못된 것을 알면서도 미련스럽게 고집을 부리며 밀고 나가려는 우직한 면도 있다.

여자의 경우 부자집 맏며느리 형의 체격에다 몸 크고 이목구비가 시원스러워 품위가 있어 보이고, 남자의 경우 다소 무서운 인상 또는 성난 듯한 인상을 지니는 경우가 많다. 태음인 체질 유형에 속하고 심장이 약하고 겁이 많아 가슴이 두근거리는 증세를 느끼는 경우가 있다.

성욕은 관심이 많은 편이며 허리가 발달하여 건강하다는 자부심과 유희를 그대로 진정한 애정행위로 인식하고 수행하려는 의욕만 있을 뿐!

AB형에 대다수가(태음체형 간대. 폐소) 이 그룹에 속하고 간 기능이 좋고 음주 상태에서 성행위를 좋아하고 하체가 충실하여 체력이 좋고 특히 엉덩이가 발달하여 여성의 뒷모습에 남성의 관심이 쏠린다.

영육일치에 감정을 두고 마음에 사랑이 없이는 육체의 결합이 없듯이 조용한 성행위를 즐기는 편이다.

세계를 움직이는 명사들은 모니카 르윈스키, 제퍼슨, 존 에프 케네디, 윈스턴 처칠, 알 카포네, 마틴루터 킹, 호머 심슨, 토마스 에디슨, 헐크 호건 등이 이 체형에 속한다고 할 수 있다.

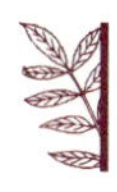

AB형에 맞는 약재 (약62종)

갈근, 감송, 구인, 금박, 길경, 내복자, 녹각, 녹용, 대두황권, 대황, 도인, 마자인, 마황, 맥문도, 백과, 백금, 백선피, 백자인, 백지, 부평초, 비자, 사삼, 사상자, 산조인, 상기생, 상백피, 상실, 서각, 석창포, 석위, 속단, 송엽, 송향, 승마, 여지, 연초, 오미자, 오매, 오백, 용골, 용뇌, 우황, 운모, 웅담, 원지, 의이인, 창이자, 천마, 천문동, 천산갑, 창포, 토복령, 패모, 포공영, 해동피, 해조, 행인, 호골, 호도인, 황금, 황정 등이 있다.

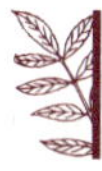

갈근(葛根)

이름 : 건갈, 감갈, 분갈, 황근, 갈자근

채취 : 칡뿌리를 가을에서 봄 사이 낙엽이 질 때 캐내서 껍질을 벗긴 후 절편하여 염수나 백반수에 담근 후 햇볕에 건조시켜 사용한다.

미각 : 편안하고 단맛이 나며 맵다.

효능 : 방한, 승양, 지사, 진경, 투진, 해기, 해열

증상 : 고열, 고혈압, 두통, 무한, 상한한열, 설사, 소갈, 심부전증

용법 : 내복약 탕제나 가루 내어 복용 1일 12~24g 정도

처방 : 갈근탕, 갈근황금탕, 백출산, 석갈탕, 십신탕, 황련탕

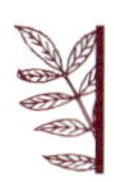

감송(甘松)

이름 : 감송향, 인신향, 향송

채취 : 감송향 뿌리와 줄기를 가을에서 봄 사이에 잔뿌리와 싹을 제거
하여 햇볕에 건조

미각 : 따뜻하고 단맛이 난다.

효능 : 건비위, 진정, 진통

증상 : 구토, 두통, 신경성위장병위장경련, 위통, 흉복창만

용법 : 내복약 탕제나 환정, 가루 내어 1일 3~6g 정도 복용한다.

처방 : 감송탕, 감송환

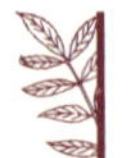 구인(蚯蚓)

이름 : 견잠, 곡선, 근인, 용자, 지룡, 토단, 토룡, 한인

채취 : 7~8월경 큰 지렁이를 볏짚 재나 온수로 죽여 깨끗이 물로 씻어
햇볕이나 불로 건조시켜 사용

미각 : 차고 짠맛이 난다.

효능 : 소종, 이뇨, 진정, 청간, 평천, 해독, 해열

증상 : 간경화증, 경풍, 고열광조, 고혈압, 기관지천식, 복수, 소변불리,
임파선염, 지방간, 중풍반신불수, 황달

용법 : 내복약 탕제나 환정, 가루 내어 1일 6~12g 복용

처방 : 용주환, 유향환, 지룡음, 지룡산, 활락단

금박(金箔)

이름 : 금박

채취 : 광물질인 황금을 0.1~0.5mm 펴서 분말 및 종이

미각 : 편안하고 떫은맛이 난다.

효능 : 진경, 진정, 해독

증상 : 경간, 경풍, 소아, 정광, 창독

용법 : 내복약 환정, 가루 내어 복용. 1일 0.1~0.2g 정도.
외부용 가루로 환부에 뿌린다.

처방 : 금박환, 기웅환, 소화청심환, 우황청심환, 우황포룡환

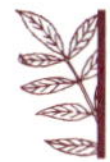

길경(桔梗)

이름 : 경초, 고경, 고길경, 백약, 이여

채취 : 뿌리를 가을에서 봄 사이에 캐내어 세척 후 외피를 제거하여 말
려서 사용

미각 : 편안하고 쓴맛이 나며 맵다.

효능 : 거담, 배농, 소종

증상 : 기관지염, 농종, 담다불리, 인후종통, 해수

용법 : 탕제나 환정, 가루 내어 복용. 1일 6~12g 정도

처방 : 길경산, 길경탕, 길경지각탕

내복자(萊菔 子)

이름 : 나복자, 나백자, 당청자, 부자, 온송, 포돌

채취 : 무씨를 여름철에 성숙된 씨를 털어 햇볕에 건조 사용한다.

미각 : 편안하고 매운맛이 나며 달다.

효능 : 거담, 건위, 하기

증상 : 담다불리, 만성기관지염, 소화불량, 하리복통, 흉민복창

용법 : 탕제나 환정, 가루 내어 복용. 1일 6~12g 복용

처방 : 내복환, 목향소창원, 보화환, 삼자양친탕, 침향음

 녹각(鹿角)

이름 : 반용각, 진산각

채취 : 마녹(馬鹿) 3~4월에 수집해 따뜻한 물에 담가 썰어 건조 사용한다.

미각 : 따뜻하고 짠맛이다.

효능 : 보혈, 익정, 행혈

증상 : 대하, 봉루, 신체허약, 양위, 어혈동통, 요배통

용법 : 탕제나 환정, 가루로 1일 12~24g

처방 : 녹각산, 녹각환, 녹각추환, 녹각환탕

녹용(鹿茸)

이름 : 구녀춘, 낭각, 대각, 반룡, 반룡주

채취 : 매화녹(梅花鹿) 어린 뿔을 청명 50일 후 1차 7월 하순 2차로 잘라 촛불에 털을 제거하여 주정에 담가내 썰어 건조시켜 사용

미각 : 따뜻하고 짠맛이다.

효능 : 강장, 강정, 건근골, 보기혈, 진통

증상 : 갱년기장애, 보기혈, 신체허약, 요배통, 자궁허냉, 저혈압, 정신

　　피로권태, 탈력감

용법 : 탕제나 환정, 가루 내어 복용. 1일 6~12g 정도 사용한다.

처방 : 귀용탕, 녹용주, 녹부탕, 녹용산, 녹용환, 향용환

참고 : AB형에는 보약은 녹용이고 B형에는 영지가 불로초임.

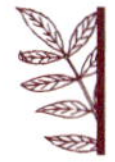 ## 대두황권(大豆黃券)

이름 : 두권, 대두권, 두황원

채취 : 약콩을 콩나물 1cm로 길러 통풍이 잘 통한 곳에서 50% 말려 콩
　　깍지를 털에서 완전히 건조 후 사용

미각 : 편안하고 단맛이 난다.

효능 : 분리습렬, 익기보혈, 제독해소, 청해표사, 통락

증상 : 감기발열, 설사, 소변불리, 수종창만, 습렬불화

용법 : 탕제나 가루 내어 복용. 1일 10~20g 정도 사용

처방 : 두권조중탕, 대두산, 우황성심원, 황권산

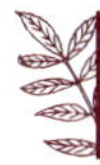 ## 대황(大黃)

이름 : 금교대황, 금상황, 화삼, 황량

채취 : 뿌리와 줄기를 3~5년생을 9~10월에 근경을 캐내 겉껍질을 제거
　　하여 통풍이 잘 통한 곳에서 건조 후 썰어서 햇볕이나 불로 건
　　조해 사용

미각 : 차고 쓴맛이 난다.

효능 : 건위, 소종, 히사, 행어혈

증상 : 소화불량, 수종, 식전불안, 실연변비, 안적통, 이질초기

용법 : 탕제나 환정, 가루로 1일 4~15g 정도 복용

외부용 도인증기탕(타 약재 혼용 증기탕)

처방 : 내복용 금황산, 대승기탕, 대황탕, 천금산.

반신욕 도인증기탕

 도인(桃仁)

이름 : 도핵인, 영귀, 탈핵인

채취 : 산복숭아 씨 과실 성숙된 것을 씨를 햇볕에 건조 후 종피를 불
에 태워 탈각 후 종씨를 사용

미각 : 편안하고 단맛 나며 쓰다.

효능 : 구어혈, 통경, 활장

증상 : 결핵, 맹장염, 어혈성복통, 열병축혈, 월경불순, 자궁혈

용법 : 탕제나 환정, 가루 내어 복용. 1일 6~12g 사용

처방 : 내복용 계지복령환, 도인산, 도인전, 도인탕, 하어혈탕, 외부용
도핵승기탕, 도인당귀탕(타 약재 혼용 증기탕)

 마자인(麻子仁)

이름 : 대마, 마자인, 백마자, 화마자, 황마인

채취 : 가을철 삼씨가 성숙시 베어 햇볕에 건조 후 털어 도정하여 사용

미각 : 평안하고 단맛이 난다.

효능 : 윤장, 윤조, 진통, 활혈

증상 : 개선, 변비, 복통, 소갈, 월경불순

용법 : 내복약 환정, 가루 내어 복용. 1일 10~20g 정도. 외부용 짓찧어
환처에 붙이며 기름을 짜서 바름

처방 : 마인환, 마자소자죽, 마자주, 마자인환, 이물탕

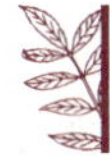 마황(麻黃)

이름 : 구골, 비상, 비염, 용사

채취 : 가을철에 줄기와 같이 햇볕에 건조 후 잘게 썰어서 꿀에 재워서
사용하기도 함.

미각 : 따뜻하고 매운맛이 나며 쓰다.

효능 : 발한, 이뇨, 진해, 평천, 향염

증상 : 골절통, 두통, 무한, 신체동통, 오한발열, 해수

용법 : 탕제나 환정 또는 가루 내어 1일 6~12g 복용

처방 : 갈근탕, 마황탕, 마황가출탕, 마황의감탕, 소청룡탕

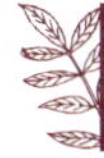 맥문동(麥門冬)

이름 : 맥동, 맥문, 불사약, 인동맥

채취 : 괴근을 4~5월경에 캐내 깨끗이 씻어서 햇볕에 건조 사용한다.

미각 : 차고 단맛이 나며 약간 쓰다.

효능 : 생진, 양위, 윤폐, 자양, 진해, 청심

증상 : 당뇨병, 만성기관지염, 변비, 신체허약, 소갈, 유즙불통, 폐결핵,

폐조건해, 폐위

용법 : 탕제나 환정, 가루 내어 복용. 1일 6~15g 복용

처방 : 맥다마인탕, 맥문동탕, 맥문동환, 생맥산, 증액탕

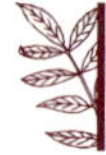 ## 백과(白果)

이름 : 불지갑, 불지상, 영안

채취 : 가을에 은행이 황색으로 변할 때 따서 물에 담가 육질을 제거
후 햇볕에 건조 껍질을 탈각하여 사용

미각 : 편안하고 단맛이 나며 쓰고 떫으며 유독성 있다.

효능 : 거담, 진해

증상 : 소변변수, 유정, 자양, 천식, 해수

용법 : 탕제나 환정, 백과 그대로 복용. 1일 6~12g 정도.

처방 : 정청탕

 ## 백급(白芨)

이름 : 군구자, 백근, 자어근, 죽조교

채취 : 자란 괴근을 가을철에 캐내어 수염뿌리를 제거하고 깨끗이 물
에 씻어 백심이 안 보이도록 쪄서 건조하고 조피를 제거해서
잘게 썰어 사용한다.

미각 : 서늘하고 단맛이 나며 쓰다.

효능 : 소종, 수렴, 지혈

증상 : 내출혈, 습진, 외상출혈, 폐농양, 피부궤, 토혈, 코피

용법 : 내복약 환정, 가루 내어 복용. 1일 5~12g 정도. 외부용 가루로
환처에 뿌리거나 기름에 개어 바른다.

처방 : 백급고, 백급산, 백급환, 백급비파환, 청폐탕

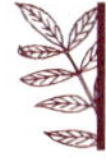

백반(白礬)

이름 : 반석, 명반, 명석, 생반, 우택

채취 : 명반석의 광물질을 가공한 결정체

미각 : 차고 신맛이 나며 떫다.

효능 : 거단, 수렴, 지혈, 조습

증상 : 간염, 개선, 구설생창, 설사, 위 십이지장궤양, 자궁탈수, 치간출
혈, 치질, 황달

용법 : 내복약 환정, 가루 내어 복용. 1일 1~3g 정도. 외부용 가루로 뿌
리거나 개어 환부에 바른다.

처방 : 반석환, 백금환, 백반산, 백반환

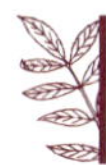

백선피(白鮮皮)

이름 : 백양피, 백전, 복선피

채취 : 뿌리와 껍질을 가을에서 다음 봄 사이 나무 고갱이를 빼내고 햇
볕에 건조 후 조피를 제거하여 잘게 썰어 사용

미각 : 차고 쓴맛 난다.

효능 : 거풍, 조습, 해독, 해열

증상 : 개선, 두통, 만성습진, 피부양진, 풍습비통, 풍열창독

용법 : 내복약 탕제나 환정으로 1일 6~15g 정도 복용. 외부용 짓찧어
붙이거나 달여서 환부에 바른다.

처방 : 백선피산, 백선피탕

백자인(柏子仁)

이름 : 백실, 백인, 백자, 측백자

채취 : 가을철 성숙 시 채취 건조 후 탈피해 핵과만 사용

미각 : 편안하고 단맛 난다.

효능 : 안신, 윤장, 자양, 진정

증상 : 구건, 도한, 변비, 불면, 신경쇄약, 심계, 향진

용법 : 탕제나 환정, 가루 내어 복용. 1일 6~12g 정도

처방 : 백자인산, 백자인환, 백자양심탕

백지(白芷)

이름 : 두약, 방향, 백소, 향백자, 택분

채취 : 구릿대 뿌리를 다음해 9~10월 채취하여 햇볕에 건조 후 잘게 썰
어서 사용

미각 : 따뜻하고 매운맛이 난다.

효능 : 거풍, 소종, 조습, 진통

증상 : 두통, 대장염, 목통, 복통, 신경통, 적백대하, 치통, 편두통

용법 : 탕제나 환정, 가루 내어 1일 5~10g 정도 복용. 외부용은 가루 반
죽하여 환처에 바른다.

처방 : 가미지패, 도염환, 백지산, 백지탕, 오적산, 온풍산, 이기거풍산

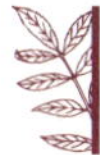

부평초(浮萍草)

이름 : 부평, 수평, 수화, 전평, 평자초

채취 : 개루리밥 전초를 7~9월에 채취해 햇볕에 건조

미각 : 차고 매운맛이 난다.

효능 : 발한, 소종, 이수, 해독

증상 : 단독, 반진불투, 발열, 소변불리, 수종, 암종, 창선, 풍열창

용법 : 내복약 환정, 가루 내어 복용. 1일 6~12g 정도. 외부용 가루로 개어 환부에 바르고 달여서 환처에 김을 쐬고 그물로 닦아낸다.

처방 : 부평산, 수화환, 전평단

비자(榧子)

이름 : 비실, 옥비, 옥산과, 적과

채취 : 향비자 나무 씨를 10월경에 채취해 육질인 외피를 제거 씨만 햇볕에 건조 후 탈각하여 종인만 사용한다.

미각 : 편안하고 떫은맛이 난다.

효능 : 구충, 소적, 윤장

증상 : 감적, 변비, 조충구제

용법 : 달이거나 환제 또는 가루로 1일 10~20g 복용

처방 : 바자산, 비자환

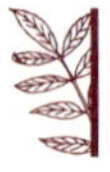

사삼(沙蔘)

이름 : 남사삼, 보아삼, 백사삼, 지모, 호수

채취 : 잔대뿌리를 가을철에 채취해서 햇볕에 건조

미각 : 서늘하고 단맛이다.

효능 : 강장거담, 소종, 진해, 청폐

증상 : 폐결핵, 해수

용법 : 탕제나 환정, 가루 내어 1일 12~24g 정도 복용

처방 : 사삼맥동탕, 익위탕

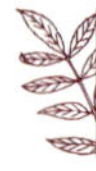

사상자(蛇床子)

이름 : 괴노자, 마상, 사미, 시속, 사익, 사주, 사상실

채취 : 7~8월경 과실 성숙시 따서 햇볕에 건조

미각 : 따뜻하고 매운맛이 나며 쓰다.

효능 : 수렴성소염, 온신

증상 : 부인음부습진, 양위, 음낭습진, 자궁한냉불임, 피부소양

용법 : 내복약 탕제나 환정, 1일 6~12g 정도 복용. 외부용 달여서 환부
에 연기를 쏘임 그물로 씻거나 반신욕은 더욱 좋다.

처방 : 사상자산, 사상자탕, 여성단, 오자환, 회양환

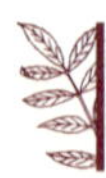

산조인(酸棗仁)

이름 : 산조해, 야조인

채취 : 매대추 씨를 가을에 성숙시 따서 하루 물에 불여 과육을 제거
후 탈각하여 종인을 골라 건조 사용한다.

미각 : 편하고 신맛나며 달다.

효능 : 안신, 양간, 지한, 진정, 좌안

증상 : 건망증, 불안증, 소온, 정충, 처한

용법 : 탕제나 환정, 가루 내어 1일 10~20g 정도 복용

처방 : 귀비탕, 산조인죽, 산조인탕, 원비탕

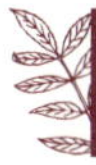

상기생(上寄桙)

이름 : 기생수, 기생초, 상생, 우목, 완종

채취 : 겨우살이 줄기와 잎을 겨울에서 초봄 사이 건조

미각 : 편안하고 쓴맛 나며 달다.

효능 : 강압, 강장, 거풍습, 안태, 진통

증상 : 관절통, 산경통, 풍습비통, 태동, 태루

용법 : 탕제나 환정, 가루 내어 1일 12~18g 정도 복용

처방 : 독활기생탕, 상기강압탕, 상기생산, 상기생주

참고 : 민약편 – 겨우살이 참고

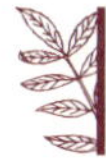

상백피(桑白皮)

이름 : 상근피, 상근백피, 상피

채취 : 뽕 근피를 가을에 황갈색 전피 제거 후 목심과 백피

미각 : 차고 단맛이 나며 유독성이 없다.

효능 : 소종, 이뇨, 진해, 해열

증상 : 각기, 기관지염, 소변불리, 수종, 폐열해수

용법 : 탕제나 환정, 가루 내어 1일 12~24g 정도 복용

처방 : 분기음, 분심기음, 사백산, 상백산, 상백피탕

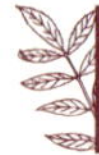 ## 상실(橡實)

이름 : 상두자, 상자, 작자, 조습

채취 : 상수리열매를 가을철에 따서 껍질 제거 분쇄

미각 : 따뜻하고 떫은맛이 나며 유독성이 없다.

효능 : 수렴, 지자

증상 : 설사, 장출혈, 탈황

용법 : 가루나 달여서 1일 30~60g 정도 복용. 외부용으로는 가루로 개어 환부에 바른다.

처방 : 상실고, 신묘상실산

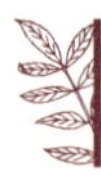 ## 서각(犀角)

이름 : 노각, 반서, 오서각, 야명서, 저밀

채취 : 코뿔소 뿔을 온수에 담가 서각을 만들어 건조 후 갈아서 유분을 내어 사용

미각 : 차고 신맛이 나며 짜고 맵다.

효능 : 강심, 지혈, 해독, 해열

증상 : 경기, 변조, 발열, 소아마비, 인후염, 토혈

용법 : 탕제나 환정, 가루 내어 1일 3~6g 정도 복용

처방 : 서각산, 서각전, 서각지황탕, 서각현삼탕, 우황청심원, 청궁탕

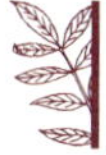 ## 석창포(石菖蒲)

이름 : 경포, 백창, 석상초, 석포, 이포, 창본

채취 : 가을철에 근경을 채취하여 근경 잔뿌리를 제거

미각 : 따뜻하고 매운맛이 난다.

효능 : 거습, 건위, 산피, 소종, 활혈

증상 : 건망, 복통, 소화불량, 심흉번민, 웅간, 위통, 풍습비통

용법 : 탕제나 환정, 가루 내어 1일 3~9g 정도 복용 외부용 삶은 물로 닦아 가루로 개어 환부 바름

처방 : 비해분청음, 정지소환, 창포산, 창포음, 창포환

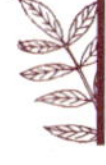 ## 석위(石葦)

이름 : 석검, 석란, 석피

채취 : 세뿔석위잎 봄, 가을 근경과 잔뿌리 제거 햇볕 건조하여 사용한다.

미각 : 서늘하고 단맛이 나고 쓰다.

효능 : 소종, 이뇨, 청폐

증상 : 노혈, 신장염, 요로결석, 임질, 해수

용법 : 탕제나 가루 내어 1일 5~10g 정도 복용

처방 : 석위산, 석위탕

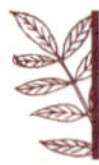

속단(續斷)

이름 : 남초, 속절, 용두, 접골, 천단

채취 : 산 토끼풀 9~10월 뿌리털과 줄기 제거 그늘에 건조하여 사용한다.

미각 : 따뜻하고 쓴맛이 난다.

효능 : 강근골, 보간신, 안태, 진통

증상 : 요배동통, 족슬무력, 치질

용법 : 탕제, 환정, 가루를 1일 10~16g 정도 복용. 짓찧어 환부에 붙인다.

처방 : 속단산, 속단환, 수태환, 화영지통탕, 활혈탕

송엽(松葉)

이름 : 송모, 송침

채취 : 솔잎을 가을과 봄에 따서 그늘에 건조

미각 : 따뜻하고 쓴맛 나며 유독성이 없다.

효능 : 거풍, 소종, 이수, 지양

증상 : 고혈압, 두풍, 부종, 불면, 습진, 질타손상, 풍습비통

용법 : 달이거나 가루 술 담가 복용 1일 12~24g 정도, 외부용 달인 물로
환부를 닦아 낸다.

처방 : 송엽주, 송갈산

참고 : 봄에 새잎은 즙용으로 사용하고 해발 700m 고지 이상에서 자생한 것
은 약성에 따라 처방해도 된다.

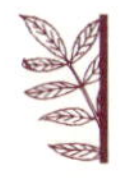

송향(松香)

이름 : 백송향, 송교, 송방, 송지, 황향

채취 : 소나무 진을 여름에 나선상 칼로 깊이 그어 수지가 흘러내리면 그릇에 모아 냉각응고 시켜 약한 불로 가열하여 용융시킨 후 수중에 흘러내려 방냉 응고시켜 사용

미각 : 따뜻하고 쓴맛이 나며 달다.

효능 : 거풍, 발독, 생기, 조습, 진통

증상 : 개선, 귀양불순, 두선, 백남, 약창, 풍습비통

용법 : 환정, 가루 내어 1일 10~20g 정도 복용. 외부용 가루로 환부에 뿌리거나 개어 붙임.

처방 : 연청고, 취옥고

참고 : 해발 700m 이하 저지대에 자생한 나무는 O형에게만 쓰인다.

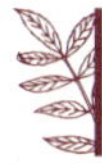

승마(升摩)

이름 : 계골승마, 녹승마, 주마, 주승마, 치마, 흑사구

채취 : 가을과 봄 사이 줄기와 잔뿌리를 제거하여 깨끗이 건조

미각 : 서늘하고 단맛이 나며 맵고 약간 쓰다.

효능 : 발한, 소종, 승양, 해열

증상 : 감기, 구창, 두통, 인후종통, 자궁하수, 피부염, 탈항, 한열

용법 : 탕제나 환정, 가루 내어 1일 6~12g 정도 복용. 외부용 삶아낸 물로 환부를 닦아낸다.

처방 : 승마탕, 승마부자탕, 승마환, 청위산

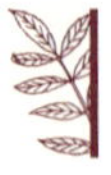 **여지(荔枝)**

이름 : 단여, 여인, 지핵

채취 : 6~7월 열매가 성숙시 씨를 볕에 건조 후 볶아 사용한다.

미각 : 따뜻하고 떫은맛이 난다.

효능 : 수렴, 소염, 익혈, 진통

증상 : 복통, 부인어혈, 위통, 장산통

용법 : 탕제나 가루로 1일 12~18g 정도 복용

처방 : 단여산, 여인통탕, 여지혈탕

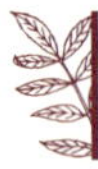 **연초(煙草)**

이름 : 금사훈, 사상초, 야연, 인초

채취 : 여름과 가을에 잎을 채취하여 화력 건조

미각 : 따뜻하고 매운맛이 나며 유독성이다.

효능 : 살균, 진통, 해독

증상 : 개선, 기결동통, 사교상, 소화불량, 옹종

용법 : 달이거나 흡연 1일 2~6g 복용. 외부용 달인 물로 환부를 닦고
짓찧어 붙인다.

처방 : 울러넨물, 단배흡연

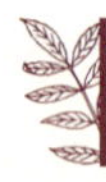 **오미자(五味子)**

이름 : 경저, 금령자, 문합, 북미, 홍내소, 질저, 현급

채취 : 강설 후 열매가 완전 성숙시 따서 햇볕에 건조

미각 : 따뜻하고 신맛나며 달고 맵고 쓰다.

효능 : 강장, 생진, 익진, 육폐지한, 진해

증상 : 구건갈, 급성간염, 도한, 양왜, 유정, 자한, 폐허해소

용법 : 탕제나 환정, 가루 술 1일 6~12g 정도 복용

처방 : 대조환, 보폐탕, 오미세신탕, 오미자산, 오미자탕,
오미자환

참고 : 해발 700m 이하 저지대에 생산된 오미자는 O형 양성체형과 A형 음성
체형에는 쓰지 않고 B형 중성, 음성과 AB형에게만 쓰인다. 본문 과일
섭취법 참조

오매(烏梅)

이름 : 매실, 소연, 훈매

채취 : 매실 5~6월 녹색열매를 따서 불에 40℃로 건조 과육이 황갈색
이 나면 햇볕에 건조시 흑색 변함

미각 : 따뜻하고 신맛이 난다.

효능 : 구충, 생진, 수렴, 지사, 진해

증상 : 노혈, 번갈, 변혈, 설사, 이질, 인후종통, 해소, 회충복통

용법 : 탕제나 환정, 가루내어 1일 3~9g 정도 복용

처방 : 십장군환, 오매단, 오매산, 오매환, 제호탕

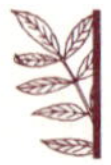 ## 옥백(玉柏)

이름 : 만년송, 왕수, 천년백

채취 : 전년 채취가 가능하고 그늘에서 건조

미각 : 따뜻하고 신맛이 난다.

효능 : 강거풍, 익기, 지온

증상 : 관정강통, 신경통, 풍습통

용법 : 탕제나 환정, 술에 타서 1일 12~18g 정도 복용

처방 : 만년탕, 왕수환, 천년백주

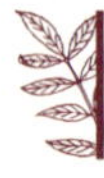 ## 용골(龍骨)

이름 : 육호위생

취득 : 고대 포유동물의 화석을 분쇄하여 사용

미각 : 편안하고 떫은맛이 난다.

효능 : 고정, 진경, 진정, 지한, 지혈

증상 : 건망, 경간, 대하, 도한, 불면, 불안, 설사, 신경증, 탈황, 토혈

용법 : 탕제나 환정, 가로 내어 1일 10~20g 정도 복용. 외부용 개어 환부에 붙인다.

처방 : 계감용모탕, 신선지혈산, 용골탕, 용골환

 ## 용뇌(龍腦)

이름 : 뇌자, 매화뇌, 빙편, 용뇌향, 원자륵, 파율향, 편뇌

취득 : 용뇌향 나무로 가공제품을 분말로 만들어 사용

미각 : 서늘하고 매운맛이 나며 쓰다.

효능 : 강심, 명목, 소종, 진통, 통제규, 흥분

증상 : 경풍, 구내염, 뇌신경막, 심장쇠약, 안질, 중이염, 중풍

용법 : 환정, 가루 내어 1일 200~300mg 정도 복용

처방 : 개관산, 빙봉산, 용뇌고, 용뇌산, 용뇌안신환, 용뇌청궁환, 용뇌
파독산

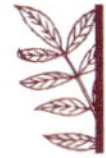 ## 우황(牛黃)

이름 : 서황, 축보, 토정

포획 : 소, 물소의 담낭, 담관 및 병적 형성 된 간광중의 결석

미각 : 서늘하고 쓴맛이 나며 달다.

효능 : 이담, 진정, 청심, 화딤, 해열

증상 : 만성간염, 심계, 소아경풍, 열병신혼, 열경련, 중풍담

용법 : 환정, 가루 내어 1일 0.2g~0.4g 정도 복용. 외부용 가루로 개어
환부에 붙인다.

처방 : 단독 환을 사용 금하고 있음.

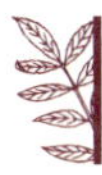 ## 운모(雲母)

이름 : 석린, 운사, 운영, 운액, 운양석, 인석

채취 : 규산염류 광물질인 돌비늘 불순물을 제거 불에 구워서 가루로
만들어 사용

미각 : 따뜻하고 단맛이 난다.

효능 : 수렴, 지혈, 진경, 하기

증상 : 경계, 대하, 외상출혈, 장염, 허천, 현훈, 하리

용법 : 탕제 환정, 가루 내어 1일 12~18g 정도 복용. 외부용 짓찧어 환
　　　　 부에 붙인다.

처방 : 속영비산, 운모고, 촉슬산

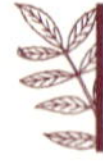

웅담(熊膽)

이름 : 곰에 담즙

포획 : 겨울철에 사냥하여 채취한 것을 바람 통하는 그늘에 건조

미각 : 차고 쓴맛이 난다.

효능 : 소염, 이담, 진경, 진정, 해열

증상 : 간염, 경간, 소아간질, 심통, 위통, 점염병고열, 황달

용법 : 환정, 가루 내어 1일 0.3~0.6g 정도 복용

처방 : 웅담산, 웅담환, 웅담사양환

원지(遠志)

이름 : 고원지, 극완, 소초, 세초, 요소, 원지통

채취 : 뿌리를 가을에서 봄에 목신 제거하여 그늘에 건조

미각 : 따뜻하고 쓴맛이 나며 맵다.

효능 : 거담, 소종, 익지, 진정

증상 : 간질, 건망, 경계, 담하리, 몽정, 신경불안, 해수

용법 : 탕제나 환정, 가루 내어 1일 6~12g 정도 복용
처방 : 귀비탕, 원비탕, 원지산, 원지탕, 원지환

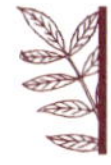 ## 의이인(薏苡仁)

이름 : 감미, 미인, 의인, 주자미, 회회미
채취 : 율무를 가을철에 외각피를 제거 후 햇볕에 건조
미각 : 약간 차고 떫은맛이 난다.
효능 : 건비소염, 이수, 진통, 해열
증상 : 각기, 신불리, 사마귀, 수종, 습비, 신체동통
용법 : 달이거나 술을 담거나 가루로 1일 10~30g 정도 복용
처방 : 길경탕, 의이부자산, 의이인주, 의이인환

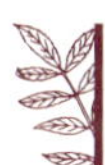 ## 창이자(蒼耳子)

이름 : 우이자, 이당, 저이, 지매, 창자
채취 : 9~10월에 성숙된 과실을 씨의 가시를 제거 햇볕에 건조 후 볶아
　　　서 사용한다.
미각 : 따뜻하고 쓴맛이 난다.
효능 : 거습, 산풍, 소종, 진통
증상 : 두통, 마진, 사지어통, 치통, 풍한습비
용법 : 탕제나 환정, 가루 내어 1일 6~12g 정도 복용. 외부용 달인 물로
　　　환부를 씻어낸다.
처방 : 제생금사산, 창이산, 창이익기탕

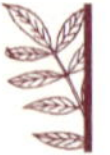

창포(菖蒲)

이름 : 경포, 백창, 수숙, 수창, 수창포, 이창, 지심

채취 : 뿌리를 8~9월 뿌리털과 줄기 제거 햇볕에 건조

미각 : 따뜻하고 쓰며 맵다.

효능 : 건위, 거담, 이습, 진경, 진정

증상 : 건망, 기관지염, 설사, 소화불량전간, 정신불안, 해수

용법 : 달이거나 가루 내어 1일 3~9g 정도 복용. 외부용 삶은 물로 닦거나 분말을 개어서 환부에 붙인다.

처방 : 경초산, 백창탕, 수창포탕

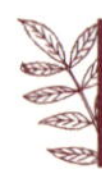

천마(天麻)

이름 : 귀독우, 명천마, 석전, 신초, 적전, 적전지

채취 : 근경을 늦가을과 이른 봄에 캐어 씻은 후 피를 벗겨 쪄서 썰어서 햇볕에 건조하여 사용한다.

미각 : 편안하고 단맛이 난다.

효능 : 긴경, 진정

증상 : 고혈압, 두통, 반신불수, 소아경간, 언어장애, 유행성뇌척수막염

용법 : 탕제나 환정, 가루 내어 1일 6~12g 정도 복용

처방 : 이기거풍산, 천마주, 천마환, 천마구풍탕, 천마반하탕, 활혈구풍탕

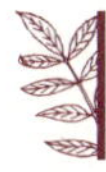

천문동(天門冬)

이름 : 맥동, 맥문, 불사약, 인능
채취 : 괴근을 4~5월 채취하여 씻어서 햇볕에 건조
미각 : 차고 단맛이 나며 약간 쓰다.
효능 : 생진, 양위, 윤폐, 자양, 진해, 청심
증상 : 당뇨병, 만성기관지염, 변비, 신체허약, 소갈, 폐결핵
용법 : 탕제나 환정, 가루 내어 1일 6~15g 정도 복용
처방 : 맥문동산, 맥문동탕, 맥다마인탕, 생맥산, 증액탕

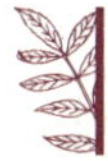

천산갑(穿山甲)

이름 : 갑편, 능리각, 능리갑, 산갑, 석릉갑, 용리갑
포획 : 천산어을 포획 후 살사하여 갑편을 초하여 사용
미각 : 서늘하고 짠맛이 난다.
효능 : 송종, 통경, 통락, 통유
증상 : 경폐, 옹종, 유습불통, 지혈
용법 : 달이거나 가루 내어 1일 3~12g 정도 복용. 외부용은 가루를 들 기름에 개어 환부에 붙인다.
처방 : 복원활혈탕, 산갑하유탕, 어교탕, 천산갑산, 화독산

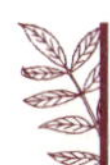

토복령(土茯笭)

이름 : 강릉, 금강자, 마갑, 왕과초, 철릉각, 철쇄자

채취 : 청미래 덩굴 뿌리와 줄기를 가을봄에 채취 햇볕에 건조하여 사용한다.

미각 : 편안하고 떫은맛이 난다.

효능 : 거풍, 소종, 이뇨, 해독

증상 : 관절동통, 마목, 매독, 수창, 이질, 임파선염, 창염

용법 : 탕제나 환정, 가루 내어 1일 12~24g 정도 복용. 외부용은 달인 김을 환부에 쐬인다.

처방 : 마갑산, 천능각환, 왕과초탕

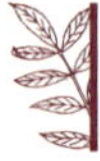

패모(貝母)

이름 : 대패모, 석패, 상패, 토패모

채취 : 여름과 가을에 채취하여 패모류의 인경만 햇볕에 건조하여 사용한다.

미각 : 서늘하고 쓴맛이 나며 달다.

효능 : 거담, 산결, 소종, 윤폐, 진해

증상 : 결핵성해수, 임파선종, 창종, 해수

용법 : 탕제나 환정, 가루 내려 1일 6~15g 정도 복용. 외부용 가루를 개어서 환부에 붙인다.

처방 : 길경백산, 삼모산, 패모환, 패모탕, 취후산

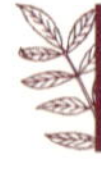

포공영(浦公英)

이름 : 구유초, 복공영, 지정, 포공정, 황화랑

채취 : 산 민들레를 봄과 여름 개화기에 채취 해 햇볕에 건조하여 사용한다.

미각 : 차고 단맛이 나며 쓰다.

효능 : 건위, 소염, 이뇨, 최유, 해열
증상 : 감기발열, 간염, 기관지염, 늑막염, 담양염, 안질, 선염, 인후염, 임파선염
용법 : 달이거나 즙을 내어 1일 15~30g 정도 복용. 외부용 짓찧어 환부에 붙인다.
처방 : 보인탕, 소옹탕, 유옹탕, 완폐음

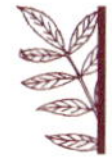

해동피(海桐皮)

이름 : 자추피, 정피, 정동피
채취 : 당엄나무 수피를 봄과 여름에 채취해 햇볕에 건조
미각 : 편안하고 약간 쓴맛이 나며 매운감이 든다.
효능 : 거풍습, 소종, 진통, 활혈
증상 : 관절염신경통, 요통, 질타손상, 풍습비통
용법 : 달여서 복용 1일 10~20g 정도
처방 : 신선퇴풍단, 해동피산, 해동피탕

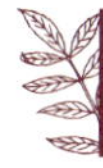

해조(海藻)

이름 : 낙수, 마비조, 신마초, 오채, 해라
채취 : 바다 말속속 전초를 봄과 가을 사이 채취해 물에 씻은 후 햇볕에 건조 사용한다.
미각 : 차고 짠맛이 난다.
효능 : 소염, 소종, 이수, 연견

증상 : 각기, 갑상선종, 고환종통, 고혈압, 수종, 임파선종
용법 : 달이거나 환으로 복용 1일 12~24g 정도
처방 : 가미십륙미류기음, 규핵산, 파결산, 해조소견환, 십륙미류탕,
　　　 해조소견탕

행인(杏仁)

이름 : 고행인, 덕아, 향매인, 행자, 행핵인
채취 : 여름에 살구 씨 행각을 제거하고 햇볕에 건조
미각 : 따뜻하고 쓴맛 나며 맵고 유독성이다.
효능 : 거담, 암종, 진해
증상 : 기관지염, 급성폐렴, 인후염
용법 : 달이거나 가루로 복용 1일 6~12g 정도
처방 : 쌍인환, 행인고, 행인환, 주사환, 청금강화탕

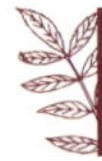

호골(虎骨)

이름 : 대충골, 백도골, 호경골, 호신골
포획 : 시기가 없어 호랑이의 골격을 분쇄하여 사용
미각 : 따뜻하고 매운맛이 난다.
효능 : 건골, 소염, 진경, 진통
증상 : 간질, 골절통, 사지동통, 요각불수, 통풍
용법 : 달이거나 환 또는 술 가루 1일 12~18g 복용
처방 : 몰약산, 예지산, 호골산, 호골모과주, 호골탕

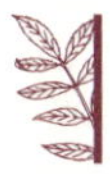 ## 호도인(胡桃仁)

이름 : 미도, 호핵, 핵도인

채취 : 10월에 호두 껍데기를 제거 햇볕에 건조

미각 : 따뜻하고 단맛이 난다.

효능 : 보신강정, 윤장, 자양, 진해, 평천

증상 : 변비, 신체허약, 소변번수, 양위, 유정, 요로결석, 중이염, 해수 천식

용법 : 달이거나 환 또는 산제 복용 1일 15~30g 정도

처방 : 지각산, 호도환, 청아환, 창아호핵탕

 ## 황금(黃芩)

이름 : 고금, 부장, 순미금, 인두, 자금, 조금

채취 : 3~4년 된 황금뿌리를 가을에 캐내 햇볕에 건조 후 술에 담갔다가 볶거나 썰어서 사용한다.

미각 : 차고 쓴맛이 난다.

효능 : 소염, 안태, 이뇨, 이담, 해열

증상 : 담낭염, 동맥경화, 발열, 번열, 위염, 이질, 폐수해열, 황달

용법 : 달이거나 가루로 복용 1일 6~12g 정도. 외부용은 달인 물로 환부를 닦아낸다.

처방 : 사심환, 사심탕, 황금당귀탕, 황금작양탕, 황금하국탕

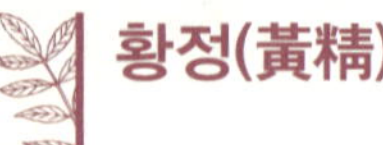# 황정(黃精)

이름 : 비격, 마전, 생강, 용정, 증앵, 토죽, 황지

채취 : 가을에 근경 잔 뿌리를 제거 후 술에 쪄서 건조

미각 : 편안하고 단맛이 나며 맵다.

효능 : 강장, 익기, 윤폐, 자양

증상 : 근골연약, 당뇨구갈, 신체허약, 폐결핵해수, 혈당과다증

용법 : 달이거나 가루로 술을 담가 복용 1일 12~24g 정도

처방 : 구기환, 황정주, 황정탕

4. O형의 체형, 성품과 맞는 약재

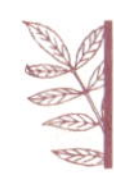 ## O형 체형과 성품

　이 체형은 머리가 크고 얼굴은 둥근편이고 근육은 비교적 적으며 골격이 크고 광대뼈가 나온 사람이 많다. 단 AB형이 광대뼈가 나온 것은 양성이고 O형에 음성도 광대뼈가 나온 얼굴도 있는 것은 다수의 통계이지 전부는 아니고 대부분 이마가 넓고 눈은 빛난다.

　상체가 커서 허리에 무리로 약하게 되어 오래 앉거나 서있지를 못하며 기대거나 눕기를 좋아하며 오랫동안 걷기를 싫어한다.

　성품은 사고력이 뛰어나고 누구와도 잘 사귀며 판단력과 진취적인 기상이 대통령의 통솔력과 영웅심과 자존심이 강하고 일이 뜻대로 되지 않을 경우에는 크게 분노를 일으켜서 카리스마적인 행동이 건강을 해치게 된다.

두뇌가 명석하여 창의력이 있고 남이 생각하지 못하는 기발한 착상을 해내는 경우가 있다.

O형으로 (태양체형 폐대. 간소) 대별하여 외모는 대개 상체가 발달되고 허리부위가 빈약하다는 대다수의 논거로 체형이 우직하면 양성 3%이요 날씬하면 음성 5%로 보면 그 체형에 속한다.

나폴레옹, 다스베이더, 더글러스 맥아더, 렌닌 반 고호, 셜록 홈즈, 터미네이터 등 유명한 세계를 움직이는 거인들이 O형에 속할 거라고 주장한 관상학 연구자도 있다.

애정관에서 성욕은 광란의 열정을 연출하거나 병적 행위도 강요하는 애성을 지르거나 혹은 듣기를 유난히 좋아하는 형이고 격심한 감탕질에 굉음이 터져 질풍노도처럼 내달리는 우회를 모르고 오로지 전진만이 살길이라고 내달리는 형으로 수직 상승합니다. O형 양성인 여자가 특히 괴성을 낸다. 또한 음성인 여성은 몸을 불에 구운 오징어처럼 대고 여기에 A형 양성과 B형 음성인 남자들은 쾌감을 느끼게 된다.

O형 양성 남과 B형 음성 여가 조화를 이룬 성행위가 최고의 행위 예술이다.

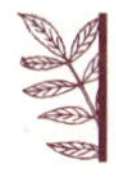

O형에 맞는 약재 (약14종)

고직, 다래, 모과, 백면, 백편두, 선인장, 송절, 오가피, 유자, 월하향, 장춘하, 초룡담, 포도근, 하오수

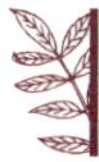

고직(苦蘵)

이명 : 귀등초, 등총초, 소고침, 직초, 황제
채취 : 땅꽈리 전초를 개화기 때 햇볕에 건조 생것도 씀
미각 : 편하고 신맛이 나며 쓰다.
효능 : 소종이뇨, 해독, 해열
증상 : 감기, 간염, 기관지염, 소변불리, 수종, 인후염, 치질, 치간염, 해수
용법 : 달이거나 즙을 내어 1일 20~30g 정도 복용. 외부용 달인 물로 환부를 닦아내고 생즙을 붙임
처방 : 소고침즙, 황재탕

다래(荖萊)

이명 : 개다래, 마후도, 마후근
채취 : 가을에 뿌리와 삭과를 화력에 건조
미각 : 달고 서늘하며 소량의 유독성이 있다.
효능 : 강장, 이수, 진해, 해열
증상 : 고혈압, 대하증, 류머티즘관절염, 림프절결핵, 만성기관지염,

소변불리, 식도암, 유방암, 위암, 이질, 황달
용법 : 달이거나 가루로 술을 담가 1일 15~30g 정도 복용. 외부용은 달
인 물로 환부를 닦아낸다.
처방 : 다래주, 마후탕(과실섭취-다래 참조)

 ## 모과(木瓜)

이명 : 명로, 목서, 목계, 보계, 잠로, 해당
채취 : 가을 과실 성숙시 썰어서 햇볕에 건조
미각 : 따뜻하고 신맛이 난다.
효능 : 서근, 제습, 조혈, 청간, 화위
증상 : 각기, 근육통, 비습통, 빈혈, 수종, 신경통, 해소
용법 : 탕과 환 또는 가루로 술을 담가 복용 1일 5~10g 정도
처방 : 모과산 모과탕, 목유탕, 모과주, 시중모과환, 회수산, 청혈사습탕

 ## 백면(白麵)

이명 : 메밀, 모밀
채취 : 가을에 털어서 햇볕에 건조 후 메밀가루를 내어 사용
미각 : 평하고 단맛이 난다.
효능 : 소종, 이뇨, 혈압강하, 해독, 해열, 활혈
증상 : 간염, 고혈압, 당뇨병, 동맥경화, 수은중독, 습관성변비, 설사,
자반병, 창상, 치루, 편두통
용법 : 메밀묵, 누렇게 볶아 가루를 1일 20~30g 복용

처방 : 곡류 섭취법-메밀 참조

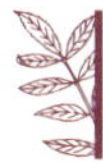 백편두(白扁荳)

이명 : 남편두, 소도두, 이미두, 편두

채취 : 10~11월 종자를 햇볕에 건조

미각 : 편안하고 단맛이 나며 평하다.

효능 : 건비위, 소서, 지사, 해독

증상 : 만성불리, 비위허약, 소화불량, 약물중독, 토사

용법 : 달이거나 환정, 가루 내어 복용 1일 12~24g 정도 달인 물로 환부
를 닦아낸다.

처방 : 백편두산, 삼령백출산, 위관전

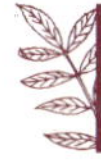 선인장(仙人掌)

이명 : 과음장, 선파장, 신성장, 용설, 패왕

채취 : 가시를 제거하고 생것으로 사용하고 그늘에 건조하여 사용한다.

미각 : 차고 쓴맛이 난다.

효능 : 건위, 소종, 진해, 해열, 행기, 활혈

증상 : 위, 십이지장궤양, 인후염, 위심기통, 폐기종, 해수

용법 : 달이거나 가루 · 생즙을 1일 15~30g 정도 복용, 외부용으로는
30~70g즙이나 생것을 환부에 붙인다.

처방 : 과읍즙, 신성산, 용설산

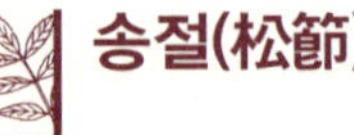

송절(松節)

이명 : 송골, 송침

채취 : 솔괭이를 가을과 봄에 따서 그늘에 건조

미각 : 서늘하고 떫은 맛이 나며 유독성 있다.

효능 : 강장제, 강심제, 거담, 건화, 소염, 이뇨, 진통, 해독

증상 : 고혈압, 관절염, 당뇨병, 부종, 백절풍, 소갈, 수족마비, 심장병,
위궤양, 요통, 장염, 중풍, 천식, 폐결핵

용법 : 달이거나 가루로 술 담가 1일 10~20g 정도 복용. 외부용 달인
물로 입욕이나 환부를 닦음.

처방 : 송갈산, 송절주, 송절병, 송골탕

참고 : 종진에 화합물질이 유독성으로 변하니 테프페노이드를 제거 후 복용

오가피(五加皮)

이명 : 가시오가피, 남오가피, 왕가시오가피

채취 : 초가을 뿌리 및 수피, 열매를 햇볕에 건조

미각 : 따뜻하고 매운맛이 난다.

효능 : 강장, 보간신, 거풍습, 진통, 활혈

증상 : 각기, 관절류머티즘, 관절증후군, 근골위약, 수종, 요통, 창종,
풍습비통, 퇴행성증후군

용법 : 달이거나 가루 술 담가 1일 6~12g 정도 복용. 외부용 생즙을 환
부를 붙인다.

처방 : 오가피산, 오가피주, 오가피환, 오가피척탕, 유전산, 영양각탕

참고 : 스테로이드가 인체에서 호르몬과 비타민D로 변하여 발기력 증강과 정
　　　자 증식을 하고 간장과 신장 기능을 강화하여 근육과 뼈를 튼튼하게 하
　　　는데 오가피가 효과적이다.

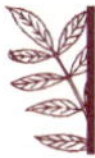 유자(柚子)

이명 : 곡각, 금구, 금등, 황등

채취 : 유자나무 과실을 가을에 익은 것 따서 썰어서 건조 후 사용한다.

미각 : 서늘하고 신맛이 나며 유독성이 없다.

효능 : 소영, 진토, 행기, 해독

증상 : 구토, 소화불량, 악심, 영유, 주독

용법 : 달이거나 생즙 복용 1일 12~24g 정도

처방 : 금구즙, 금등주, 황등탕

월하향(月下香)

이명 : 달맞이꽃, 뿌리전초

채취 : 봄에서 여름 사이 채취해 햇볕에 건조

미각 : 따뜻하고 매운맛이 난다.

효능 : 소염, 해열

증상 : 감기, 기관지염, 피부염, 인후염

용법 : 달여서 1일 12~18g 정도 복용. 외부용 달인 물로 환부를 닦아낸다.

처방 : 월하향탕

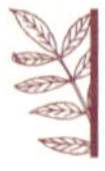 ## 장춘하(長春花)

이명 : 미인초, 사시초, 일일초

채취 : 초가을에 매일전초를 채취하여 햇볕에 건조

미각 : 따뜻하고 단맛이 나며 맵고 유독성이다.

효능 : 소종, 이뇨, 진통

증상 : 기관지염, 복통, 암종, 위장염, 위통, 편도선염

용법 : 달이거나 가루를 술 담가 1일 15~30g 정도 복용. 외부용 생것을 짓찧어 환부에 붙인다.

처방 : 사시화탕

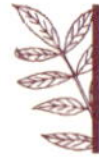 ## 초룡꽃(桔梗花)

이명 : 길경화, 초룡단

채취 : 꽃잎을 가을에 따서 그늘에 건조

미각 : 따뜻하고 쓴맛이 나며 유독성이 없다.

효능 : 거풍, 소종, 이수, 지양

증상 : 고혈압, 두풍, 부종, 불면, 습진, 질타손상

용법 : 달이거나 술 담가 1일 12~24g 정도 복용. 외부용 달인 물로 환부를 닦아낸다.

처방 : 초룡산, 초룡담주

 ## 포도근(葡萄根)

이명 : 포도모, 포도침

채취 : 가을에 따서 그늘에 건조

미각 : 차고 단맛이 나며 약간 쓰다.

효능 : 강장, 대사촉진, 보혈, 소종, 이뇨, 자양

증상 : 기관지염, 뇌빈혈, 만성간염, 만성위염, 신경통, 이질, 절박유산, 젖부족증, 폐암, 황달

용법 : 달이거나 술 담가 1일 70~90g 정도 복용.

처방 : 포도산, 포도주(과일 섭취법- 포도 참조)

하수오(何首烏)

이름 : 마간석, 수오, 지정, 진지백

채취 : 괴근을 3~4년생 이상 된 것을 늦가을과 이른 봄

미각 : 따뜻하고 단맛이 나며 쓰다.

효능 : 강장, 강정, 거풍, 보간, 소종, 양혈

증상 : 근골허약, 동맥경화, 만성간염, 모발조백, 백혈병, 신경쇠약, 신체허약, 양기부족, 장염

용법 : 탕제 또는 환정, 술 담가 1일 12~24g 정도 복용.

처방 : 하오산, 하수오환, 하인탕

참고 : 박주가리과에 백하오수(누런밤색)와 억귀과에 적하수오(붉은밤색)가 있고 백하수오는 기(氣)를 보하고 적하수오는 혈(血)을 보한다. 오가피는 O형 양성체형에 맞고 하수는 O형 음성 체형에 명약이다.

주의 : 파, 마늘, 생선과 같이 먹을 수 없으며 감기 바이러스에 감염됐을 때는 사용할 수 없다.

3
CHAPTER

혈액형에 따른 처방전

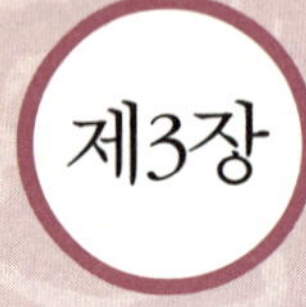

제3장

혈액형에 따른 처방전

1. A형에 맞는 중요 처방(15종)

감초사심탕, 계지작약탕, 계지대황탕, 곽향정기신탕, 당귀사역탕,
승기탕, 도핵인승기탕, 마황부자세신기탕, 사역탕, 십전대보탕,
생강사심탕, 이중탕, 인진호탕, 저당탕, 반하후박탕

 ## 감초사심탕(甘草瀉心湯)

증상 : 복중뢰명(腹中雷鳴), 심하비경(心下痞硬), 심번(心煩), 하리(下
痢), 위장병, 구내염, 신경쇠약 등

처방전비교(傷寒論)

- 민약탕 : 감초, 대조, 반하각 3g, 건강, 인삼 2ㅇg, 대추 1g
- 고려탕 : 반하 4~5g, 자감초 3.0~4.5g, 황금, 건강, 인삼 각 2.5~3g,
  황련 1g
- 한방탕 : 자감초 7.5g, 황금, 건강각 5g, 인삼, 반하각 3.5g,
  황련 1.5g, 대추 3

참고 : 감초를 구운 것을 자감초라 하고 생강을 말린 것을 건강이라 하며 청

수는 500~300cc 약량에 따라 조절하고 1일 2첩에 재탕하여 3회 복용을 원칙으로 한다.

 계지작약탕(桂枝芍藥湯)

증상 : 한습비(寒濕痺), 풍습외사(風濕外邪), 비신구허(脾腎俱虛), 발열, 발환두통, 감기, 몸살, 신경통, 류머티즘 등

처방전비교(傷寒論)
- **민약탕** : 계지 4g, 감초 2g, 대조, 작약, 생강 각 3g
- **고려탕** : 계지 5g, 감초 3g, 대조, 작약, 생강 각 4g
- **한방탕** : 계지 6g, 당귀, 백작약각 7.5g, 감초, 세진, 통초 3.7g

참고 : A형 중성과 음성에 맞는 처방으로 효과가 크다.

 계지대황탕(桂枝大黃湯)

증상 : 감기, 변비, 복만복통, 배앓이, 만성위장염, 심장병 등

처방전비교(傷寒論)
- **민약탕** : 계지 4g, 작약 6g, 감초 3g, 대조 4g, 생강 3g, 감초 2g, 대황 1g, 대추 3개
- **고려탕** : 계지, 작약, 생강각 10g, 대조 6g, 감초 3g, 대황 2g
- **한방탕** : 계지, 작약각 11g, 대조 6g, 생강, 감초, 대황 각 3g, 대추 3개

참고 : A형 양성과 중성에 맞는 처방으로 효과가 좋다.

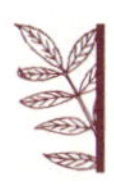 ## 곽향정기산탕(藿香正氣散湯)

증상 : 심복냉통(心腹冷痛), 반위(反胃), 구오(嘔惡), 기사(氣瀉), 허종(虛腫), 광란, 급성위장염, 십이지장궤양, 만성결장염, 임신오조증, 식중독 등

처방전비교(和劑局方)

- **민약탕** : 백출, 복령, 반하 3g, 후박, 진피 2g, 질경 1.5g, 시소엽, 생강, 곽향, 대복피, 대복, 대조, 감초 1g
- **고려탕** : 곽향 4.5g, 소엽 3.75g, 백출, 진피 2g, 후박, 진피, 감초, 질경 1.5g
- **한방탕** : 곽향 5g, 소엽 3g, 백출, 진피, 후박, 대복피, 감초, 질경, 백복령, 백지 2g, 생강 3쪽, 대추 3개

참고 : 여름철에 발병되기 쉬운 세균감염으로 주로 쓰이나 A형 양성에서 음성으로 발진한 냉병(冷病) 맞는 처방도 된다.

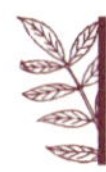 ## 당귀사역탕(當歸四逆湯)

증상 : 장통, 복명, 두통, 대하, 오한증, 심원성쇼크, 심근경색

처방전비교(傷寒論, 조제지침서)

- **민약탕** : 당귀, 건강 3g, 세신, 대조, 백작약 3g, 계자, 감초 2g
- **고려탕** : 당귀, 건강 4g, 백부자, 백작약, 계지, 감초 3g
- **한방탕** : 자감초 22.5g, 마른건강 19.5, 당귀 6.5g, 백부자 4g

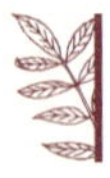

승기탕(承氣湯)

증상 : 복만, 비만, 변비(배가 급성맹장염이 온 것 같은 증세)

처방전비교(金匱 要略)

- **민약탕 :** 대황, 지실 3g, 후박 2.5g
- **고려탕 :** 대황, 지실 4g, 후박 3g
- **한방탕 :** 대황 15g, 지실, 후박각 5g

참고 : A형 비만에 맞는 처방으로 효과가 크다.

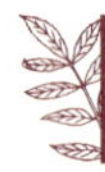

도핵승기탕(桃核承氣湯)

증상 : 냉기역상 허리와 다리냉증동통, 산부인과질환, 고혈압, 방광염, 신경성질환, 안저출혈, 자궁출혈, 피부병

처방전비교(傷寒論, 조제지침서)

- **민약탕 :** 도인 5g, 계지 4g, 대황 3g, 망초 2g, 감초 1.5g
- **고려탕 :** 도인, 계지 6g, 대황 3g, 망초 2g, 감초 1.5g
- **한방탕 :** 대황 15g, 도인 10g, 계지 7.5g, 망초 7.5g, 감초 3.5g

마황부자세신기탕(麻黃附子細辛基湯)

증상 : 감기기침, 기관지염, 급성열병, 비염, 오한, 멀건가래, 피로감, 천식충농증

처방전비교(傷寒論)

- **민약탕** : 백부자 3g, 마황, 세신각 2g
- **고려탕** : 마황 4g, 세신 3g, 백부자 1g
- **한방탕** : 마황, 세신각 8g, 백부자 3.7g

참고 : A형 처방으로 양성이나 음성 모두에게 효능이 크다.

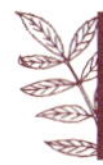

사역탕(四逆湯)

증상 : 사지궐랭(四肢厥冷), 위염, 위통, 복통, 비뇨장애

처방전비교(傷寒論)

- **민약탕** : 시호 2~4g, 백작약 2~3g, 지실, 감초 1.5g
- **고려탕** : 시호 5g, 백작약 4g, 지실, 감초 2g
- **한방탕** : 감초 22g, 포건강 19g, 부자 4g, 지실 3g

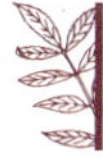

십전대보탕(十全大補湯)

증상 : 체력저하(体力低下), 식욕부진(食慾不振), 침한수족냉(侵汗手足冷), 만성장염, 신경쇠약, 빈혈, 면역력증가 등

처방전비교(和劑局方)

- **민약탕** : 인삼, 황기, 복령, 당귀, 백작약, 지황, 청궁, 계지 3g, 감초 1.5g
- **고려탕** : 인삼, 당귀, 복령, 육계, 천궁, 백작약, 백출, 황기, 감초각 5g, 생강 3조각, 대추당 2알, 청소에 달여 수시 복용
- **한방탕** : 인삼, 백작약, 백출, 육계, 자감초, 황기, 복령, 당귀, 천궁,

숙지황각 3.75g, 생강 3쪽, 대추 2개

참고 : A형 처방으로 음성 이외 모두에게 효과가 좋다.

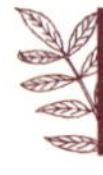

생강사심탕(生薑瀉心湯)

증상 : 복만복통(服滿腹痛), 위염, 소화성궤양, 설사

처방전비교(傷寒論)

- **민약탕** : 반하 4~6g, 생강 3~4g, 인삼, 황금, 감초, 대조 2~3g, 황련, 건강 1~2g, 대추 1g
- **고려탕** : 반하 4~5g, 황금 2.5~3g, 인삼 2.5~3g, 감초, 생강, 대조 2~3g, 황련, 건강 1~2g
- **한방탕** : 생강, 반하각 7.5g, 인삼, 건강각 5g, 황련, 감초각 3.75g, 황금 2g, 대추 3개

참고 : A형 처방으로 양성 이외 모두에게 효능이 좋다.

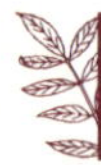

이중탕(理中湯)

증상 : 급성출혈, 빈혈, 냉증으로 구토, 설사, 복통 등

처방전비교(조제지침서)

- **민약탕** : 인삼, 건강, 감초, 백출각 3g
- **고려탕** : 인삼, 건강각 5g, 감초, 백출각 3g
- **한방탕** : 인삼, 건강, 백출각 7.5g, 자감초 3.7g

참고 : 상한론에 인삼탕, 치중탕, 인삼이 중탕이라 고도하고 감초를 생것을 쓰
지 않고 구운 자감초를 쓰는 것은 혈액형에 상관없이 쓴다.

 ## 인진호탕(茵蔯蒿湯)

증상 : 구갈(口渴), 두한(頭汗), 황달(黃疸), 식욕부진, 오심

처방전비교(金匱 要略)

- **민약탕 :** 인진호 4g, 산치자 2g, 대황 1g
- **고려탕 :** 인진호 6g, 산치자 3g, 대황 2g
- **한방탕 :** 인진 37.5g, 대황 18g, 치자 7.5g

참고 : 인진쑥을 청수 1000cc로 달여 500cc로 졸인 후 약을 넣고 달여
300cc로 졸여 1일 100cc씩 3회 복용하되 대황은 약성이 강하므로 한
의사에 지시에 따른다,

 ## 저당탕(抵當湯)

증상 : 하복부팽만(下腹部膨滿), 혈도증(血道症), 야뇨증(夜尿症), 어
혈(瘀血)이 쌓여 발광하거나 깜박 잊어먹는 증세, 大, 小便이
흙색을 띠며 맥이 가라앉아 있는 증세

처방전비교(傷寒論, 金匱 要略)

- **민약탕 :** 백작약 3.5g, 감초 3g
- **고려탕 :** 백작약 6g, 감초 5.5
- **한방탕 :** 맹충, 수질, 도인각 10개, 대황 11g, 작약, 감초 5.5g

참고 : 공통약재인 수질은 거머리를 볶은 것이고 맹충은 등예라는 곤충 암컷
인데 발과 날개를 제거 후 볶은 것을 사용한다.

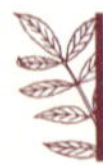 ## 반하후박탕(半夏厚朴湯)

증상 : 개복수술후, 발한후, 하리후, 허증의복창만, 신경불안증, 천식
성발작

처방전비교(金匱 要略)

- **민약탕** : 반하 4g, 후박 3g, 생강 3g, 인삼, 소엽각 2g
- **고려탕** : 반하 5~6g, 복령 5g, 후박 3g, 생강 3~4g, 소엽 2g
- **한방탕** : 후박 11.25g, 반하, 인삼각 4.7푼, 감초 3g, 생강 7쪽

2. B형에 맞는 중요 처방(10종)

독활지황탕, 대청룡탕, 백호탕, 백호지황탕, 소함흉탕,
오림탕, 저령탕, 황련저두탕, 황련청강탕, 형방패독산탕

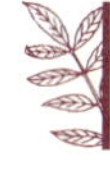 ## 독활지황탕(獨活地黃湯)

증상 : 냉병으로 수족굴신통, 좌골신경통, 중풍, 고혈압, 당뇨병, 폐결
핵, 야뇨증, 구안와사, 학질, 유정몽정, 조루증, 신경질환 등

처방전비료(醫學政傳)

- **민약탕 :** 황백, 방기 5g, 독활 4g, 강활, 연교, 방풍, 당귀, 도인, 계지,
대황, 택사 2g, 감초 1.5g
- **고려탕 :** 황백 6g, 독활, 방기 5g, 강활, 연교 3g, 방풍, 당귀, 도인, 계
지, 대황, 택사, 감초 2g
- **한방탕 :** 숙지황 15g, 산수유 7.5g, 복령, 택사각 5.5g, 목단피, 방풍,
독활각 3.75g

참고 : 본 처방은 독활탕에 방기, 계지, 연교, 방풍, 당귀, 도인, 대황, 빼고 숙

지황, 산수유, 목단피, 복령을 넣고 B형 음성으로 한(寒)에 맞게 처방전
하니 일방적으로 넣고, 빼는 것은 금물이다.

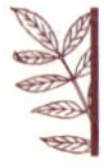

대청룡탕(大靑龍湯)

증상 : 실증오한(實?惡寒), 발열(發熱), 한신동통(寒身凍痛), 급성신장
염, 복수, 급성폐렴, 급성기관지염, 급성류머티스관절염, 열성
병, 천식, 관절염, 유행성감기 등

처방전비교(傷寒論, 金匱 要略)

- **민약탕** : 석고 10g, 마황 6g, 계지, 감초대조각, 행인각 2g, 건강 1g
- **고려탕** : 석고 12g, 마황 8g, 행인 5g, 계지, 감초 2g, 생강 7쪽, 대추 3알
- **한방탕** : 석고 15g, 마황 11g, 계지 7.5g, 행인 5.5g, 감초 3.75g, 생강
  3쪽, 대추 2알

참고 : 복용시 약간의 땀이 나는데 일단 땀이 나면 복용을 중지할 것

주의 : 마황은 극약성의 약재로 복용에 신중을 기해야 한다.

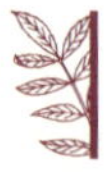

백호탕(白虎湯)

증상 : 폐렴, 일사병, 당뇨병, 소양성성피부염

처방전비교(傷寒論, 金匱 要略)

- **민약탕** : 석고 10g, 경미 8g, 지모 5g, 감초 1.5g
- **고려탕** : 석고 15g, 경미 10g, 지모 6g, 감초 2g
- **한방탕** : 석고 19g, 경미반홉, 지모 7.5g, 감초 2.5g

주의 : B형에 맞는 중요 처방도 번열과 갈증이 없을 때, 땀이 없을 때는 쓸 수 없는 처방임. 땀이 흐른다고 하더라도 얼굴이 창백하거나 맥이 넓고 크게 뛰더라도 맥이 꽉 눌러보아 힘이 없이 무력할 때는 즉 쇠진한 상태에서 수용기(receptor) 동맥혈압이 대동맥궁과 경동맥동에 이상으로 약성을 수용할 수 없을 때는 쓸 수 없는 처방입니다.

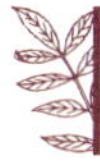 ## 백호지황탕(백호地黃湯)

증상 : 백호탕중으로서 내외의 열이 심하고 체액의 감소가 심하며 구갈이 있는 것, 외감성 열성질환, 고열, 번갈, 뇌중상

처방전비교(傷寒論, 金匱 要略)

- **민약탕** : 석고 15g, 생숙지, 지모 6g, 방풍, 독활 2g
- **고려탕** : 석고 15g, 숙지황, 지모 6g, 방풍, 독활 3g
- **한방탕** : 석고 37.5g, 숙지황 15g, 지모 7.5g, 방풍, 독활 3.75g

참고 : 백호가인삼탕을 경미, 감초, 인삼을 빼고 숙지황, 방풍, 독활을 넣고 B형 양성에 맞게 처방전 하니 일방적으로 넣고, 빼는 것은 금물이다.

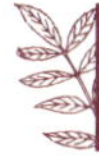 ## 소함흉탕(小陷胸湯)

증상 : 심하부동통(心下部疼痛), 폐렴, 기관지염, 흉막염, 위염, 간신경통, 결핵성복막염 등

처방전비교(傷寒論)

- **민약탕** : 반하 8g, 괄루실 4g, 황련 1g
- **고려탕** : 반하 10g, 과루실 6g, 황련 2g

- **한방탕** : 반하 19g, 과루인 10~12g, 황련 8~9g

참고 : 반하는 엄격한 수치법에 따라 생강으로 독성을 약화시킨 것을 써야 하고 과루를 구하기 어려우면 과루인 20~30g 대신 사용해도 된다.

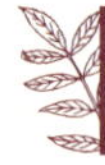 ## 오림탕(五淋湯)

증상 : 배뇨통(排尿痛), 혈뇨, 방광염, 만성요도염, 신장염, 방광, 요관 결석

처방전비교(和劑局方)
- **민약탕** : 복령 5g, 당귀, 황금, 감초, 택사, 목통, 활석, 차전자, 지황각 3g, 백작약, 산치자각 2g
- **고려탕** : 복령, 당귀, 감초, 황금각 6g, 택사, 목통활석, 차전자, 작약, 치자각, 지황 3g
- **한방탕** : 택사 11g, 감초, 황백, 목통, 활석, 적복령, 저령, 백출 5.5g, 차전자, 지황 3.75g, 육계 2g

참고 : 탕제는 청수 500cc를 붓고 300cc정도 줄이여 복용하고 환정은 약재로 빻아 1회 6g씩 끓인 물로 복용한다.

 ## 저령탕(豬苓湯)

증상 : 尿量이 減少되고 心煩不眠의 것, 이수, 정열, 양음, 소변불리, 아랫배통증 등

처방전비교(傷寒論)

- **민약탕** : 저령, 복령, 활석, 택사, 연교각 2.5g
- **고려탕** : 저령, 복령, 활석, 택사, 아교각 3g
- **한방탕** : 저령, 복령, 활석, 택사, 아교각 5g

참고 : 연고로 하되 아교를 제외한 네 가지 약재를 청수를 500cc로 2시간 정
도로 달여 찌꺼기를 짜낸 후 아교를 넣고 1일 2첩을 3회 복용하면 좋
습니다.

 ## 황련저두탕

증상 : 객혈, 토혈, 비혈, 위염, 담석증, 급성충수염, 괴산성, 복통, 식욕
부진, 구취, 복통, 급성충수염초기, 산후복통 등

처방전비교(外臺秘要, 세의득효방)

- **민약탕** : 황금 3g, 황백 2~3g, 황련, 산치자 1.5g~2g, 黃連解毒
- **고려탕** : 황금 3g, 감초, 황백황련 2~3g, 인삼, 반하 1.5~2g, 황련탕
  (黃連湯)
- **한방탕** : 황련 200g, 소맥각 3g, 친화분, 백복신각 160g, 맥문동, 대조 80g

참고 : 심염환자 27명을 황련탕으로 40일 동안 복용시켜 85.7% 효과를 보았다.

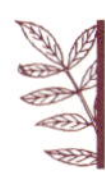 ## 황련청강탕(黃連淸醬湯)

증상 : 대열번조, 구갈, 심번, 불면증, 동계, 현훈증, 두통

- **민약탕** : 황백 2~3g, 황련 1.5~2g, 황금 3g, 산치자 2~3g, 解毒
- **고려탕** : 황련, 황금, 황백, 치자각 3g (黃連解毒湯)
- **한방탕** : 생지황 15g, 복령, 복통, 택사각 7.5g, 강활, 방풍, 저령, 차전
   자, 천황련각 3.75g

  참고 : 이제마 선생께서는 처방에서 목통을 빼고 형개 3.75g을 가하면 임질에
   도 쓸 수 있다고 기록을 남기셨다.

형방패독산탕(荊防敗毒散湯)

증상 : 급성화농성피부질환초기, 오환, 발열, 무한, 심환, 두통, 수족절
   임, 기침, 가래, 배식 등

처방전비교(조제지침서, 萬病回春)

- **민약탕** : 형개, 방풍, 유활, 독활, 시호, 박하엽, 연교, 질경, 지각, 천
   궁, 천호, 금은화 1.5~2g, 감초 건강 1g
- **고려탕** : 형개, 방풍, 강활, 독활, 시호, 적복령, 질경, 지각, 천궁각
   3g, 감초, 건강 1.5g(섭생중묘방)
- **한방탕** : 형개, 방풍, 강활, 독활, 시호, 적복령, 생지황, 지골피, 차전
   자각 3.75g, (증치준승방)

  참고 : 형개, 방풍, 생강은 세포 활성화시키고 독활은 풍사를 헤치고 습을 소멸
   시키려고 박하, 시호는 세포에 열을 소멸케 하고 형개, 방풍은 어혈을
   풀고 천궁은 혈을 잘 돌게 하니 풍을 없애고 강활, 독활은 습을 헤치고
   통증을 멈추게 하고 전호, 길경, 감초는 폐기를 잘 통하게 하여 가래를
   삭힌다. 고로 B형에 오기(五氣)의 균형을 잡아주는 귀중한 처방이다.

3. AB형에 맞는 중요 처방(8종)

갈근탕, 계마각반탕, 대시호탕, 마황탕,
석창포원지산탕, 우황청심환, 정천마황탕, 조위승기탕

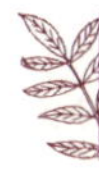 ## 갈근탕(葛根湯) 한방탕(갈근해기탕葛根解肌湯)

증상 : 입이 마르고 쓰며 갈증이 심하고 악취가 나며 얇은 누런 태가
혀에 끼며 식욕이 없고 소변은 붉고 만성비염, 복막염, 중이염,
견갑부통증, 치통

처방전비교(傷寒論)

- **민약탕 :** 갈근 6g, 마황, 대조각 4g, 계지, 작약각 3g, 감초 2g, 건생강
  1g, (A형에 천궁, 신이 2~3g 추가하면 만성비염치료제)
- **고려탕 :** 갈근, 마황, 대조, 각 6g, 계지, 작약, 신의각 3g, 생강, 감초 2g
- **한방탕 :** 갈근, 승마, 황금, 길경, 백지, 시호, 백작약, 강활, 석고각
  3.75g, 감초 2g

참고 : 이제마 선생은 태음인 즉 AB형에게 쓰려면 시호, 작약, 강활, 석고, 감

초를 빼야 한다고 하고 명의 공신 고금의감에 나오는 처방은 건갈해기
탕이라 한다.

 ## 계마각반탕(桂麻各半湯)

증상 : 표중이 있고 發汗이 어렵고 천해(喘咳)가 있으며 피부가 가려
운 증상, 두드러기, 피부염, 방열, 오한 등

처방전비교(傷寒論)
- **민약탕** : 계지 3~3.5g, 작약, 생강, 감초, 마황, 대조, 행인 2g
- **고려탕** : 마황, 계지 5g, 작약, 생강, 감초, 대조, 행인 3g(마황탕과 계
  지탕에 1/3을 합친 것)
- **한방탕** : 마황, 계지, 백작약, 행인 3.5g, 감초 2.5g, 생강 3쪽, 대추 2개

참고 : 마황은 마디를 제거하고 계지는 껍질을 벗기며 행인은 뜨거운 물에 담
가 껍질을 제거 후 씨의 끝부분을 떼버리고 감초는 무쇠솥에 볶아서 사
용한다.

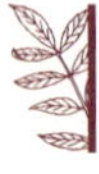 ## 대시호탕(大柴胡湯)

증상 : 명치끝이막힘감, 변비, 피로감, 신경불안증상, 고혈압, 뇌졸중,
반신불수, 동맥경화, 비만증, 당뇨병, 심장판막증, 심근경색, 심
부전, 폐결핵, 급성간염, 열성황달, 담석증, 담낭염, 급성췌장
염, 만성위염 등

처방전비교(傷寒論)
- **민약탕** : 시호, 반하, 황금 3g, 작약, 대조, 지질 2g, 생강, 대황 1g

- **고려탕** : 시호, 작약, 황금 5g, 대황, 반하, 대조, 지질 3g, 생강 2g
- **한방탕** : 시호 16g, 황금, 작약각 9.6g, 대황 7.5g, 지실 5.5g, 반하, 생강각 3g

참고 : 증상에 따라 약간의 처방량이 다를 수 있으니 전문 한의사의 지시를 따르고 지실은 무쇠솥에 볶아서 사용하고 대황은 약성이 강하므로 사용에 신중할 것

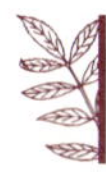 ## 마황탕(麻黃湯)

증상 : 오한이 많은 급성열병으로 두통, 관절통, 근육통, 유행성감기, 열성질병초기증, 기관지염, 폐렴, 기관지천식, 어린이야뇨증, 비색, 비염, 난산, 신경통, 류머티즘관절염 등

처방전비교(傷寒論, 金匱 要略)
- **민약탕** : 마황, 감초, 포부자각 2~3g
- **고려탕** : 마황, 감초각 5g, 행인, 계지각 3g
- **한방탕** : 마황 11g, 게지 7.5g, 감초 2.2g, 행인 10개, 생강 3쪽, 대추 2개

참고 : 마황을 끓여 거품을 제거한 후 나머지 약재를 넣고 다시 끓여서 삼베로 짜서 1일 3회 복용하고 몸이 따뜻하고 개운하며 약간 땀이 나는데 1일 복용만으로 병이 낫는 것으로 다시 복용할 필요가 없다.

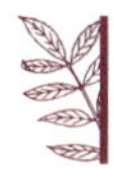 ## 석창포원지산탕(石菖胞原枝傘湯)

증상 : 철각, 시각이 밝고 총명하고 졸중풍 등

처방전비교(비급천금요방)

- **민약탕 :** 석창포, 원지각 2.5g
- **고려탕 :** 석창포, 원지각 3g
- **한방탕 :** 석창포, 원지각 3.75g

참고 : 곡주를 따끈하게 데워 같이 복용한다.

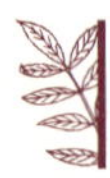

우황청심환(牛黃淸心丸)

증상 : 갑자기 풍을 맞아 정신을 못차리고 口眼와사, 언어장애, 수족불
안정 등

처방전비교(고금의감록)

- **민약탕 :** 산약, 감초, 포황, 인감, 신국 6g, 서각, 대두황건, 육계아교
5g, 백작약, 맥문동, 황금당귀, 방풍, 주사, 백출 4g, 시호, 길경, 행
인, 백복령, 천궁 3g, 우황, 영양각, 사향, 용뇌, 석웅황, 백렴, 건강,
대조, 금박 2g
- **고려탕 :** 산약, 감초, 포황, 인삼, 신국 7.5, 서각, 대두황건, 육계, 아
교 6.5g, 백작약, 맥문동, 황금, 당귀, 방풍, 주사, 백출 5g, 시호, 길
경, 행인, 백복령, 천궁 3.5g, 우황, 영양각, 사향, 용뇌, 석웅황, 백
렴, 건강, 대조, 금박 2.5g
- **한방탕 :** 산약 27g, 감초 19g, 포황, 인삼, 신곡각 9g, 맥문동, 황금, 당
귀, 서각 7.5g, 대두황건, 육계, 아교각 6.5g, 백작약, 방풍, 주사, 백출
각 5.6g, 시호, 길경, 행인, 백복령, 천궁각 3.5g, 우황, 영양각, 사향,
용뇌각 3.75g, 웅황 3g, 백렴, 건강각 2.5g, 대추 20개, 금박 140박

참고 : 이제마 선생께서는 백출, 인삼, 감초, 신곡, 육계, 아교, 백작약, 당귀,
천궁, 건강, 대추, 꿀, 시호, 백복령, 우황, 주사는 빼야 한다고 했고 명
나라 공신인 고금의감(古今醫鑑)에 나온 처방이고 포황, 신곡은 함께 무
쇠솥에 볶아서 쓰고 황두대권, 아교도 볶아서 사용하고 주사는 물과 함
께 멧돌에 갈아 굵은 입자는 가라앉고 고운 입자만 다른 그릇에 따라
침전시킨 후 건조하여 사용하며 대추는 씨를 빼내어 쪄서 갈아 고약처
럼 꿀로 만든 다음 건조시켜 가루로 만든 다음 환정을 만들되 무게를
3.75g으로 금박 40박으로 알약의 겉옷을 입혀 알약 10개를 만든다. 고
로 AB형에 상시 없어서 안 될 귀중한 약이다.

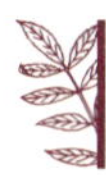

정천마황탕(正天麻黃湯)

증상 : 코가 막힌 급성열병, 숨이 막히고 목구멍에서 가래가 끓는 소리
가 나며 발작 심한, 발열에 수반되는 제관절통, 요통, 근육통,
야뇨증, 류머티즘관절통 등

처방전비교(萬病回春)

- **민약편** : 마황, 백선피, 황금 3g, 행인, 포부자 2g
- **고려탕** : 마황, 백선피, 황금 5g, 행인, 포부자 3g
- **한방탕** : 마황 12g, 행인 5.5g, 황금, 나복자, 상백피, 길경, 맥문동, 관
동화각 3.75g, 백과 21개

참고 : 마황의 에페드린 성분이 혈압을 상승시킬 수 있고 따라서 고혈압환자
는 심장이 심박출량에(골격근에 20%, 내장기관 40%, 뇌에 14%, 관상
순환 6%, 피부 20% 배당량) 이상 뇌혈압 상승 요인이 발생하므로 복
용에 신중을 기하고 전문 한의사의 지시에 따라 복용한다.

 # 조위승기탕(調胃承氣湯)

증상 : 위장기능을 활성화하고 변비를 막는 것, 입안과 혀가 헐 때, 복부팽만, 급성열성질병, 식중독, 치근통

처방전비교(傷寒論)

- **민약탕** : 대황 2~2.5g, 망초, 감초각 1g
- **고려탕** : 대황 3g, 망초 7.5g, 감초각 3.75g
- **한방탕** : 대황 15g, 망초 7.5g, 감초각 3.75g

참고 : 대황과 망초는 극렬한 약재로 감초로 약력을 완화시키고 해독을 보호하려고 할 것이니 탕제할 때는 신중을 기하고 전문 한의사의 지시에 따를 것을 권고합니다.

4. O형에 맞는 중요 처방(3종)

미후등식장탕, 오가피장척탕, 송절주

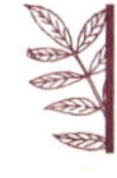 **미후등식장탕**

증상 : 열격과 반위에 쓰이는 처방이며 O형에 이중(裏證)을 치료함

처방전비교(傷寒論)

- **민약탕 :** 각마후도 7g, 포도근 5g, 노근, 앵도육, 오가피, 송화각 3g, 서두강 2g
- **고려탕 :** 마후도 10g, 포도근 8g, 노근, 앵도육, 오가피, 송화각 5g, 서두강 3g
- **한방탕 :** 마후도 15g, 포도근 7.5g, 노근, 앵도육, 오가피, 송화각 3.75g, 서두강 반수저

참고 : 마후도가 없으며 다래의 덩굴로 대용하고 서두강 은방아 공이에 묻어 있는 단겨를 말하고 열증에 먹는다.

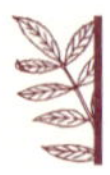
오가피장척탕

증상 : 열증에 먹은 것 해역증에 쓰이는 처방이며 표증을 치료함

처방전비교(陽寒論)

- **민약탕** : 오가피, 모과, 청송절, 포도근, 앵도육 2.5g
- **고려탕** : 오가피, 모과, 청송절, 포도근, 앵도육, 교맥 각 3g
- **한방탕** : 오가피 15g, 모과, 청송절각 7.5g, 포도근, 노회, 앵도육 각 3.75g, 교맥미 1/2량

참고 : 약재를 500cc로 끓여 1/2로 줄여 1일 2첩 분량을 복용한다.

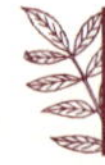
송절주(松節酒)

증상 : 간염에 음기병(陰氣病)에 처방임

처방전비교(韓郭易論)

- **민약탕** : 송절, 오가피, 하수오 각 1/3g
- **고려탕** : 송절, 오가피, 하수오 각 1/2g
- **한방탕** : 송절, 오가피, 하수오 각 10g

참고 : 40~50도 술로 송절주를 담구어 만든다.

4
CHAPTER

공통 한방과 민 약재

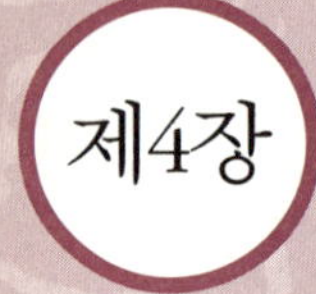

제4장

공통 한방과 민 약재

1. 간장과 담낭 약(26종)

간장과 담낭을 화(火)하게 하는 약
간장과 담낭을 평(平)하게 하는 약
간장과 담낭을 한(寒)하게 하는 약
간장과 담낭을 냉(冷)하게 하는 약

간장과 담낭을 화(火)하게 하는 약
남오미자(南五味子)

이름 : 오미자열매

채취 : 가을 성숙 시 채취해 햇볕에 건조

미각 : 따뜻하고 신맛이 난다.

효능 : 강장, 자양, 진해

증상 : 신체허약, 자한, 해수

용법 : 달이거나 가루로 1일 6~15g 정도 복용

처방 : 오미자를 대용으로 사용하나 호염이 낮다.

간장과 담낭을 화(火)하게 하는 약
두견화(杜鵑花)

이름 : 만산홍, 연산홍
채취 : 진달래꽃을 봄에 따서 그늘에 건조(술은 생것)
미각 : 따뜻하고 신맛이 나며 달다.
효능 : 조경, 진해, 활혈
증상 : 고혈압, 동통, 봉루, 월경불순, 치출혈, 코피, 토혈, 폐경, 해소
용법 : 달이거나 가루 술 담가 1일 15~30g 정도 복용
처방 : 만산탕, 영산주

간장과 담낭을 화(火)하게 하는 약
목천료자(木天蓼子)

이름 : 갈조, 등천료, 천료, 천료목
채취 : 개다래나무 과실을 가을에 따서 햇볕에 건조
미각 : 따뜻하고 신맛이 나며 달고 맵다.
효능 : 거풍, 통기
주치 : 산기통, 안면신경마비, 요통, 중풍
용법 : 탕제나 환, 가루로 술 담가 1일 8~15g 정도 복용
처방 : 갈산탕, 천료주, 등천환

간장과 담낭을 화(火)하게 하는 약
산사(山楂)

이름 : 산로, 서사, 양구, 적과자, 적조자, 후리, 환자

채취 : 애강나무 열매를 가을에 따서 햇볕에 건조

미각 : 따뜻하고 신맛이 난다.

효능 : 건위, 산어혈, 지사, 진통

증상 : 산후오로 불화 및 하복통, 선기, 소화불량, 요통, 육적, 장염

용법 : 탕제나 환정 · 가루 1일 6~15g 정도 복용

처방 : 대화중음, 보화환, 비아환, 소적정원산, 이비탕, 원비탕, 정전가
미이진탕

참고 : 공통약재는 토종으로 해발 700m 산촌에 자생한 약용 말함.(음식 처방
과일 처방 산사 참조)

간장과 담낭을 화(火)하게 하는 약
석류피(石榴皮)

이름 : 금앵, 산류피, 산석류피, 석류곡, 안석류

채취 : 가을에 석류열매 껍질을 햇볕에 건조

미각 : 따뜻하고 신맛이 나며 떫다.

효능 : 구충, 수렴, 지사, 지혈

증상 : 구사리, 대하, 변혈, 봉루, 충적복통, 탈황, 회충구제

용법 : 달이거나 환정 1일 5~10g 정도 복용

처방 : 석류피산, 신수산, 석류피탕, 황련탕

일모과(日木瓜)

이름 : 모과, 모과실, 화모과

채취 : 가을에 성숙시 썰어서 햇볕에 건조

미각 : 따뜻하고 신맛이 난다.

효능 : 거풍, 건위, 평간

증상 : 각기, 근육통, 복통, 설사, 수종, 위염, 하지근무력

용법 : 탕제나 환정 가루 술 담가 1일 6~12g 정도 복용하면 된다.

처방 : 모과산, 모과주, 모과탕, 모과환

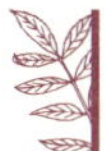

간장과 담낭을 평(平)하게 하는 약
강판귀(扛板歸)

이름 : 노호자, 뇌공등, 어아초, 용선초, 자리두, 호설초

채취 : 며느리 배꼽 전초를 가을에 햇볕에 건조

미각 : 편안하고 신맛이 나며 쓰다.

효능 : 소종, 이수, 해독, 활혈

증상 : 간염, 개선, 백일해, 소변불리, 수종, 습진, 유선염, 암파선염, 편
도선염, 황달

용법 : 달이거나 생즙을 내어 1일 10~20g 정도 복용. 외부용 달인 물로
환부를 닦아낸다.

처방 : 노호산, 용선탕

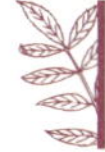

간장과 담낭을 평(平)하게 하는 약
금앵자(金櫻子)

이름 : 극리자, 금냉자, 당구, 당과, 야석류, 황다병

채취 : 금앵자 열매를 늦가을에 햇볕에 말린 후 털을 제거 사용한다.

미각 : 편안하고 신맛이 나며 떫다.

효능 : 강장, 고정, 수렴, 지사, 축뇨

증상 : 대하, 도한, 만성불리, 소변불리, 유노, 유정, 자한

용법 : 탕제나 환정 가루 1일 6~12g 정도 복용

처방 : 금앵자전, 금앵자환, 금쇄사선탕, 청심음

간장과 담낭을 평(平)하게 하는 약
비채(費菜)

이름 : 백심초, 마삼초, 양심초
채취 : 기린 초를 초여름 개화기에 채취 건조(생것사용)
미각 : 편안하고 신맛이 난다.
효능 : 이수, 지혈, 진정, 활혈
증상 : 변혈, 봉루, 심계향진, 어혈, 토혈
용법 : 달이거나 즙을내어 1일 6~12g 정도 복용. 외부용은 짓찧어 환부에 붙인다.
처방 : 백심탕

간장과 담낭을 평(平)하게 하는 약
자료(刺蔘)

이름 : 낭균, 사불교
채취 : 며느리 미씻개 전초를 여름에 햇볕에 건조
미각 : 편안하고 신맛이 난다.
효능 : 소종, 해독, 행혈
증상 : 사상, 습진, 어혈동통, 질타손상, 치질, 타독
용법 : 달이거나 가루 1일 20~30g 정도 복용. 외부용 달인 물로 환부를
　　　　닦거나 생즙 내어 붙임
처방 : 사불교탕

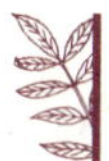

간장과 담낭을 평(平)하게 하는 약
중수산채(重穗酸探)

이름 : 낭미파화, 낭미진주채, 산유자, 홍사모
채취 : 까치수염전초를 여름 개화기 때 그늘에 건조
미각 : 편안하고 신맛이 나며 쓰다.
효능 : 구어혈, 소종, 해열
증상 : 감위발열, 기관지염, 유선염, 임파선염, 인후염, 월경통
용법 : 달이거나 즙을 내 1일 12~20g 정도 복용. 외부용은 짓찧어 환부에 붙인다.
처방 : 산유자탕

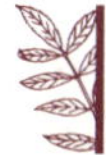

간장과 담낭을 평(平)하게 하는 약
표자(薦子)

이름 : 연구자, 현구자
채취 : 수리딸기 열매를 끓인 물에 2분간 담근 후에 건조 후 사용한다.
미각 : 편하고 신맛이 난다.
효능 : 강장, 거담, 지갈, 해독
증상 : 당뇨병, 신허구갈, 양위, 유정, 해수
용법 : 달이거나 그대로 복용 1일 12~20g 정도 사용
처방 : 현구자탕

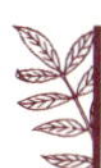

간장과 담낭을 평(平)하게 하는 약
오배자(五倍子)

이름 : 문합, 백충창, 오횡자, 천문합

채취 : 초가을 오배자 진딧물이 주머니에서 밖으로 나오기 전에 채취해 끓는 물에 3~5분 담가 자충이 죽은 후 건조 사용한다.

미각 : 편하고 신맛이 난다.

효능 : 수렴, 지혈, 항균, 해독

증상 : 구강염, 뇨혈, 도한, 변혈, 설사, 십이지장궤양, 하리

용법 : 달이거나 환정·가루 1일 3~9g 정도 복용. 외부용 달인 물로 환부를 닦아낸다.

처방 : 독진고, 신효구풍산, 오배자산, 오배자탕, 옥쇄단

간장과 담낭을 평(平)하게 하는 약
한매근(寒梅根)

이름 : 겨울딸기 뿌리

채취 : 봄에 채취해 햇볕에 건조 후 잘게 썰어 사용

미각 : 편하고 신맛이 난다.

효능 : 수렴, 진통, 해독, 활혈

증상 : 간염, 구토, 대하, 위산과다, 월경불순, 치질, 황달

용법 : 달여서 1일 10~20g 정도 복용

처방 : 한매근탕

간장과 담낭을 한(寒)하게 하는 약
녹반(綠礬)

이름 : 조반, 조책반, 청반, 청명반

취득 : 광물성 염료 불순물 제거 후 갈아서 따뜻하게 하여 사용한다.

미각 : 시원하고 신맛이 나며 떫다.

효능 : 보혈, 살균, 수렴, 지혈

증상 : 개선, 구강염, 빈혈, 습진, 황달, 혈허위황증

용법 : 환정이나 가루 내어 복용 1일 3~6g 정도 가루 내어 환부에 붙인다.

처방 : 녹반환, 녹백산, 녹의산, 퇴황환

간장과 담낭을 한(寒)하게 하는 약
염부자(鹽麩字)

이름 : 반노염, 염구자, 염매자

채취 : 붉나무열매는 가을이 되어 성숙시 따서 햇볕 건조

미각 : 서늘하고 신맛이 난다.

효능 : 거담, 생진, 소종, 윤폐

증상 : 도한, 두부백선, 완선, 인후염, 자한, 종기, 황달, 해수

용법 : 달이거나 가루로 1일 12~20g 정도 복용. 외부용 달인 물로 환부를 바르고 가루 내어 붙인다.

처방 : 염부자탕

영실(營實)

이름 : 석산호, 야장미자, 장미자

채취 : 찔레꽃의 열매를 가을에 채취해 그늘에 건조

미각 : 서늘하고 신맛이 나며 달다.

효능 : 사하, 이뇨, 해독, 활혈

증상 : 각기, 변비, 신장염, 생리통, 소변불리, 수종, 월경불순

용법 : 달이거나 환정, 가루 술에 담가 1일 6~12g 정도 복용. 외부용 달인 물로 환부를 닦고 짓찧어 붙인다.

처방 : 석산호탕

와송(瓦松)

이름 : 석탑화, 암송, 옥송, 탑송, 향천초

채취 : 바위솔 전초를 여름과 가을에 따서 햇볕에 건조 사용한다.

미각 : 시원하고 신맛이 나며 쓰다.

효능 : 소종, 치장, 해열

증상 : 습진, 코피, 화상

용법 : 달이거나 환정 생즙 1일 15~30g 정도 복용. 외부용 숯을 만들어 가루 내어 환부에 붙인다.

처방 : 향천초탕

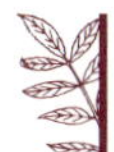 간장과 담낭을 한(寒)하게 하는 약
적작약(赤芍藥)

이름 : 목작약, 홍작약, 적작

채취 : 참작약 뿌리를 가을에 캐내 털과 껍질을 제거 건조 사용한다.

미각 : 서늘하고 신맛이 나며 쓰다.

효능 : 냉혈, 소종, 원화, 진통, 행어

증상 : 어체경폐, 위통, 월경불순, 월경통, 코피

용법 : 달이거나 가루로 술 담가 복용 1일 6~18g 정도 가루 내어 환부
에 붙인다.

처방 : 당귀활혈탕, 여신산, 오림산, 자호사물탕, 적작약산, 증미도적산

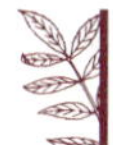 간장과 담낭을 한(寒)하게 하는 약
황속채(黃粟菜)

이름 : 좁쌀풀 줄기 뿌리전초

채취 : 개화기 여름에 채취 햇볕에 건조 및 생즙 사용

미각 : 서늘하고 신맛이 나며 약간 맵다.

효능 : 거풍, 진해, 해열

증상 : 두통, 불면증, 고혈압

용법 : 달이거나 생즙 내어 1일 10~20g 정도 복용

처방 : 황속채탕

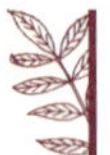

간장과 담낭을 냉(冷)하게 하는 약
마리근(馬利筋)

이름 : 금봉화, 첨미봉, 첨미풍

채취 : 금봉화 전초를 여름과 가을 사이 채취 햇볕에 건조 사용한다.

미각 : 차고 신맛이 난다.

효능 : 사하, 소염, 소종, 활혈

증상 : 기관지염, 대장염, 대하, 붕루, 암종, 월경불순, 인후염, 편도선염, 폐렴, 피부염

용법 : 달이거나 생즙을 복용 1일 12~18g 정도 짓찧어 환부에 붙인다.

처방 : 금봉화탕

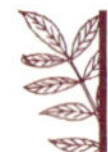

간장과 담낭을 냉(冷)하게 하는 약
산모근(酸模根)

이름 : 당약, 산강, 산대황, 산모, 산양제, 산탕채, 우이대황

채취 : 수영뿌리를 가을에 채취해 햇볕에 건조

미각 : 차고 신맛이 난다.

효능 : 소종, 양혈, 이뇨, 지갈, 해열

증상 : 개선, 방광결석, 변혈, 소갈, 소변불리, 창종

용법 : 달이거나 즙내어 복용 1일 12~20g 정도 짓찧어 환부에 붙인다.

처방 : 당약탕

간장과 담낭을 냉(冷)하게 하는 약
석담(石膽)

이름 : 기석, 군석, 담반, 화석, 흑석

취득 : 황산 염류 인공 제조한 황산동 불순물 제거 후 사용한다.

미각 : 차고 신맛이 나며 맵고 유독성이 있다.

효능 : 살균제, 방부제, 최토제

증상 : 구강염, 안질, 인후염, 종독, 치창

용법 : 환 또는 가루 1일 0.2g~0.6g 정도 복용. 외부용 가루로 환부에
뿌리거나 물에 녹여 눈을 닦아낸다.

처방 : 담반산, 석담산, 이성산

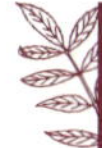

간장과 담낭을 냉(冷)하게 하는 약
자미화(紫微花)

이름 : 만단홍, 백일홍, 오리향, 홍미화

채취 : 배롱나무 꽃을 활짝 개화시 채취해서 햇볕에 건조 사용한다.

미각 : 차고 약간 신맛이 난다.

효능 : 소종, 지혈, 활혈

증상 : 설사, 월경과다, 외상출혈, 장염, 적백대하

용법 : 달이거나 술을 담가 1일 6~12g 정도 복용. 외부용 달인 물로 환
부를 닦아내고 짓찧어 환부에 바른다.

처방 : 홍미주, 오리향탕

자작장초(紫醋醬草)

이름 : 동작초, 자화작장초, 홍화작장초

채취 : 자주팽이 밥의 전초를 초여름에 채취 해 햇볕에 건조 후 사용한다.

미각 : 차고 신맛이 난다.

효능 : 산어혈, 소종, 해독, 해열

증상 : 변비, 이질, 인후종통, 타박성동통어혈, 폐열

용법 : 달이거나 즙 내어 복용 1일 15~30g 정도 짓찧어 환부에 붙인다.

처방 : 홍화작장초탕

작장초(醋醬草)

이름 : 산기, 산지초, 산초, 삼각산, 삼엽산, 작아산

채취 : 괭이밥의 전초를 여름에 채취 해 햇볕에 건조

미각 : 차고 신맛이 난다.

효능 : 소종, 양혈, 이수, 해열

증상 : 간염, 발열번갈, 대하, 유선염, 이질, 인후종통, 치통, 토혈, 황달

용법 : 달이거나 즙 내어 1일 8~16g 정도 복용. 외부용 달인 물로 환부
를 닦아낸다.

처방 : 산장주, 작아산탕

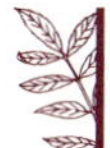

간장과 담낭을 냉(冷)하게 하는 약
칠리향(七里香)

이름 : 돈나무피, 칠리향엽, 해동, 해동피

채취 : 섬엄나무 가지 잎은 봄 껍질은 겨울에 벗겨 건조 후 사용한다.

미각 : 차고 신맛이 난다.

효능 : 소종, 혈압강하, 활혈

증상 : 고혈압, 골절통, 동맥경화, 습진, 종독

용법 : 달여서 1일 8~18g 정도 복용. 외부용 달인 물로 환부를 닦아낸다.

처방 : 칠리향엽탕

2. 심장과 소장 약(20종)

심장과 소장을 화(火)하게 하는 약

심장과 소장을 평(平)하게 하는 약

심장과 소장을 한(寒)하게 하는 약

심장과 소장을 냉(冷)하게 하는 약

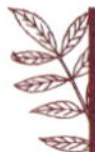 ## 심장과 소장을 화(火)하게 하는 약
구절초(九節草)

이름 : 등구절초, 바위구절초, 산구절초

채취 : 개화직전에 채취 햇볕에 건조

미각 : 따뜻하고 쓴맛이 난다.

효능 : 소화, 온종, 조경

증상 : 냉증, 불임증, 소화불량, 위냉증, 월경불순

용법 : 달이거나 1일 30~60g 정도 복용

처방 : 구절초탕

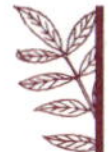

심장과 소장을 화(火)하게 하는 약
골쇄보(骨碎補)

이름 : 모강, 석모강, 호손강, 후강

채취 : 넉 줄 고사리 근경을 겨울철에 채취 해 쪄서 건조한 불에 태워
털을 제거 후 물에 담가 연해지면 썰어서 사용한다.

미각 : 따뜻하고 쓴맛이 난다.

효능 : 강장, 소염, 자양, 진통

증상 : 근골동통, 신허요통, 어혈동통, 이명, 치통

용법 : 달이거나 가루를 술 담가 1일 12~24g 정도 복용

처방 : 골쇄보산, 골쇄보환, 인삼자금단탕, 화형정통환

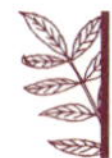

심장과 소장을 화(火)하게 하는 약
목별자(木鼈子)

이름 : 누람자, 지동자, 토목별

채취 : 늦가을에 목별의 성숙한 씨를 까서 햇볕에 건조 사용한다.

미각 : 따뜻하고 쓴맛이 나며 약간 달고 유독성이 있다.

효능 : 소종, 산결, 진통, 해독

증상 : 옹종, 임파선종, 외치핵, 풍습비통

용법 : 환정이나 가루를 1일 0.5~1.5g 정도 복용. 외부용 삶은 물로 환
부를 닦고 고약제나 가루를 개어 붙인다.

처방 : 목별고, 목별자고, 목별자환, 오용고

심장과 소장을 화(火)하게 하는 약
영지(靈芝)

이름 : 삼수, 지, 영지초

채취 : 가을철에 근록종의 사실 체를 썰어서 건조사용

미각 : 뜨겁고 쓴맛이 난다.

효능 : 강장, 구어혈, 소종, 진정, 진해

증상 : 고혈압, 동맥경화, 불면증, 신경쇠약, 신체허약, 암종

용법 : 달이거나 가루로 1일 2~4g 정도 복용. 외부용 달인 물로 환부를 닦아낸다.

처방 : 영지초산, 칠파자호탕

참고 : 자연산 중에 해발 700m 이상 산속에서 자생한 것은 공통약재로 쓰이나 저지대에서 자생하거나 재배용은 B형에게만 처방할 것

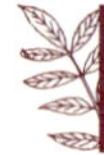

심장과 소장을 화(火)하게 하는 약
청피(靑皮)

이름 : 청감피, 청귤피

채취 : 유과 성숙 전에 따서 4등분해서 속을 제거, 건조 후 술·곡주에 담가 연하면 잘게 썰어서 건조 후 사용

미각 : 따뜻하고 쓴맛이 나며 맵다.

효능 : 거담, 건위, 산결, 청간, 통기

증상 : 간염, 결핵, 산통, 소화불량, 유선염, 유방결핵, 황달

용법 : 달이거나 가루·술 담가 1일 5~12g 정도 복용

처방 : 대이향산, 십장군환, 삼출탕, 이기거충산, 인출탕, 청귤피주, 청
피환

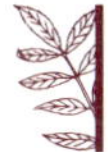
심장과 소장을 화(火)하게 하는 약
한인진(韓茵陳=더위지기)

이름 : 가인진, 백고, 석인진, 저고
채취 : 흰산쑥, 털산쑥전초를 늦봄에 채취 건조
미각 : 따뜻하고 쓴맛이 난다.
효능 : 이뇨, 이담, 청간, 청열
증상 : 각종 간질환, 담랑염, 소변불리, 소화불량, 황달
용법 : 달이거나 썰어서 1일 30~60g 정도 복용
처방 : 가인진탕

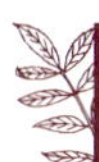
심장과 소장을 평(平)하게 하는 약
비파엽(枇杷葉)

이름 : 노귤, 파엽
채취 : 비파나무 잎을 따서 햇볕에 건조 후 털을 제거해 (음, 산을 제조
시 꿀에 재어서) 사용
미각 : 편안하고 쓴맛이 난다.
효능 : 거담, 건위, 이수, 진해, 청폐
증상 : 기관지염, 구역, 딸꾹질, 부종, 폐열, 해수
용법 : 달이거나 가루 · 술 담가 1일 12~24g 정도 복용 외부용 달인 물

로 환부를 닦아낸다.

처방 : 비파엽탕, 피엽탕, 비파엽음, 비파엽산

참고 : 토종 百花꿀을 사용하면 효과는 배가됨

심장과 소장을 평(平)하게 하는 약
비해(革薢)

이름 : 금강, 백비해, 백지, 산전해, 적절, 죽목
채취 : 도꼬로마 뿌리줄기를 늦가을에 캐내어 건조해 털고 실뿌리 제
거 후 썰어서 햇볕에 건조
미각 : 편안하고 쓴맛이 난다.
효능 : 거풍, 소염, 이뇨
증상 : 류머티즘, 소변불리, 암종, 야맹증, 요슬동통, 풍습비통
용법 : 달이거나 가루 1일 12~16g 정도 복용
처방 : 갈기환, 비해음, 우술환, 입안환, 백금강탕

심장과 소장을 평(平)하게 하는 약
시체(柿蒂)

이름 : 시대, 시전, 시정
채취 : 감꼭지를 늦가을에 따서 그늘에 건조
미각 : 편안하고 쓴맛이 나며 떫다.
효능 : 감기, 지구역

증상 : 구역, 해역불지
용법 : 달이거나 가루 복용 1일 9~16g 정도
처방 : 사대산, 사대탕

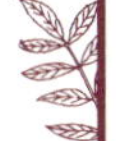 심장과 소장을 평(平)하게 하는 약
야모과(野木果)

이름 : 나등, 수중
채취 : 멀꿀의 줄기를 가을에 겉껍질을 제거 후 햇볕에 건조하여 사용한다.
미각 : 약간 쓴맛이 나며 떫떫하다.
효능 : 강심, 이뇨, 진통
증상 : 두통, 복통, 소변불리, 신경통, 심장병, 심장염
용법 : 달이거나 가루로 1일 15~30g 정도 복용
처방 : 야목가탕

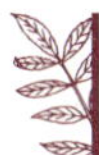 심장과 소장을 평(平)하게 하는 약
우술(牛膝)

이름 : 계교골, 고장근, 백배, 우경, 우석, 접골초
채취 : 쇠무릎지기 뿌리를 늦가을에 줄기 잎이 마를 때 캐내 잔뿌리 제
거 후 햇볕에 건조 후 잘게 썰어 술에 담가 볶아서 사용한다.
미각 : 편안하고 쓴맛이 나며 시다.
효능 : 구어혈, 소종, 이뇨, 진통
증상 : 경폐, 골슬통, 사지구련, 산후어혈복통, 소변불리, 요통, 요혈,

임빌, 태반불하

용법 : 탕제 · 환정 · 고 · 가루나 술 담가 1일 6~18g 정도 복용한다.

처방 : 만병환, 빈소산, 우술산, 우술탕, 윤혈음

🌿 심장과 소장을 평(平)하게 하는 약
편축(萹蓄)

이름 : 노변초, 도생초, 분절초, 칠성초, 편만, 편죽, 편죽료

채취 : 마디풀전초를 여름 개화기에 채취 햇볕에 건조

미각 : 편안하고 쓴맛이 난다.

효능 : 살균, 이뇨

증상 : 대하, 소변불리, 습진, 임질, 황달, 회충구제

용법 : 달이거나 즙내어 1일 12~18g 정도 복용. 외부용 즙내어 환부에
　　　　붙인다.

처방 : 청상탕, 팔정산

🌿 심장과 소장을 한(寒)하게 하는 약
괴화(槐花)

이름 : 괴미, 괴예, 괴화미

채취 : 회화 나무 꽃 8월결 따서 햇볕에 건조 (초개화시 딴 것은 괴화,
　　　　미개화시 딴 것은 괴미라 함)

미각 : 서늘하고 쓴맛이 난다.

효능 : 이뇨, 지혈

증상 : 대하, 봉루, 빈혈, 안질, 인파선염, 창독, 치혈

용법 : 탕제나 환정 가루로 1일 10~20g 정도 복용
처방 : 괴화산, 괴황탄, 지황환, 진괴탕

심장과 소장을 한(寒)하게 하는 약
소승마(小升麻)

이름 : 낙신부, 마미삼, 산화칠, 출활
채취 : 노루오즘 풀 가을에 채취해 햇볕에 건조
미각 : 서늘하고 쓴맛이 나며 맵다.
효능 : 거풍, 진해, 해열
증상 : 감모발열, 두통, 전신통, 해수
용법 : 달이거나 가루 술 담가 1일 12~24g 정도 복용
처방 : 산호칠탕

심장과 소장을 한(寒)하게 하는 약
야저담(野豬膽)

이름 : 멧돼지담
포획 : 멧돼지 도살 후 담을 꺼내 햇볕 건조 또는 생것을 사용할 수 있다.
미각 : 서늘하고 쓴맛이 난다.
효능 : 건위, 소종, 통변, 해독, 해열
증상 : 간염, 경풍, 담도질환, 대변불통, 소아감적, 소화불량
용법 : 환정, 가루 내어 생 담즙 1일 2~4g 정도 복용
처방 : 야저담환

귀전우(鬼箭羽)

이름 : 귀전, 사면봉, 신전, 위모, 예양
채취 : 화살나무의 가지와 잎을 잘게 썰어 건조사용
미각 : 차고 쓴맛이 난다.
효능 : 구어형, 통경
증상 : 동맥경화, 산후어혈복통, 월경불순, 폐경, 혈전
용법 : 탕제나 환정, 가루 내어 1일 6~12g 정도 복용
처방 : 예양탕(愛陽蕩)

산장(酸漿)

이름 : 고침, 등총초, 초장, 포자초, 한 장, 홍낭자
채취 : 꾀리 전초를 여름과 가을철 채취 햇볕에 건조
미각 : 차고 쓴맛이 난다.
효능 : 이뇨, 소종, 해열
증상 : 간염, 감기, 수종, 인후염, 종독, 치질, 편도선염, 황달
용법 : 달이거나 즙 내어 1일 10~20g 정도 복용. 생즙 내어 환부를 닦아낸다.
처방 : 홍낭자탕

용담(龍膽)

이름 : 고담, 능유, 단초, 용담초, 지담초, 초용담

채취 : 과남풀 뿌리를 가을에 채취 햇볕에 건조

미각 : 차고 쓴맛이 난다.

효능 : 건위, 사간, 소염, 이담, 해열

증상 : 간경열, 경간, 뇌염, 담낭염, 두통, 목적, 소화불량, 요도염, 음낭
　　　종통, 황달

용법 : 달이거나 가루 복용 1일 3~9g 정도

처방 : 사청환, 용담사간탕, 용담초탕, 용담탕

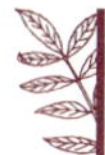

심장과 소장을 냉(冷)하게 하는 약
화피(樺皮)

이름 : 벗나무, 산벚나무, 왕벚나무

채취 : 봄에서 가을 사이 속피 채취 햇볕에 건조

미각 : 차고 쓴맛이 난다.

효능 : 완화, 진해, 해독

증상 : 담마진, 피부염, 해수

용법 : 달여서 1일 12~24g 정도 복용. 외부용 달인 물로 환부로 닦아낸다.

처방 : 화피탕

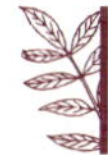

심장과 소장을 냉(冷)하게 하는 약
희첨(豨薟 =기위톱렴)

이름 : 구고, 화첨, 호첨, 희선

채취 : 털진득찰 전초를 8월 개화시 채취 그늘에 건조 후 썰어서 술에
담갔다가 볶아서 사용

미각 : 차고 쓴맛이 난다.

효능 : 강혈압, 거풍습, 소종, 진통

증상 : 고혈압, 관절염, 사지마목, 요슬냉통, 풍습동통, 황달

용법 : 달이거나 환정 · 가루 1일 12~24g 정도 복용

처방 : 희첨산, 희첨환

3. 비장과 위장 약(28종)

비장과 위장을 화(火)하게 하는 약
비장과 위장을 평(平)하게 하는 약
비장과 위장을 냉(冷)하게 하는 약

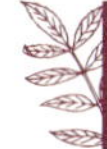
비장과 위장을 화(火)하게 하는 약
두충엽(杜冲葉)

이름 : 두충나무 입

채취 : 5월 따서 햇볕에 건조 후 소금물에 담가 볶아 사용한다.

미각 : 따뜻하고 단맛이 난다.

효능 : 이뇨, 지혈

증상 : 각기, 고혈압, 치출혈

용법 : 달이거나 가루 1일 12~24g 정도 복용

처방 : 두충엽차

비장과 위장을 화(火)하게 하는 약
복사(蝮蛇)

이름 : 반비, 반비사, 벽비, 토금, 토공사
포획 : 살모사를 봄과 가을에 잡아 내장을 제거 후 건조
미각 : 따뜻하고 단맛이 나고 유독성이다.
효능 : 강장, 거풍, 소종, 홍분
증상 : 결핵성인파선염, 과로, 마풍, 신체허약, 치질, 피부염
용법 : 환, 태워서 가루나 술 담가 1일 6~12g 정도 복용
처방 : 복사주, 천남성환

비장과 위장을 화(火)하게 하는 약
백하수오(白荷首烏)

이름 : 백수오, 산백
채취 : 큰 초롱에 괴근을 가을과 봄에 캐서 햇볕 건조
미각 : 따뜻하고 단맛이 나며 쓰다.
효능 : 강장, 보혈, 소종, 익정, 자양
증상 : 괴야구불수구, 모발조백, 병후허약, 비질병, 빈혈, 양기부족, 요
　　　　슬산통
용법 : 달이거나 환정 · 가루로 1일 6~15g 정도 복용
처방 : 원바탕, 산맥주

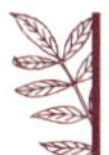

비장과 위장을 화(火)하게 하는 약
석영(石英)

이름 : 백선영

취득 : 석영광석의 산화규소 화합물질 분쇄하고 구워 사용한다.

미각 : 따뜻하고 단맛이 나며 유독성이 있다.

효능 : 간기, 이뇨, 지갈, 진정

증상 : 경계, 당뇨병, 심번, 심신불안, 자궁허냉, 폐허해천

용법 : 달이거나 환·가루로 1일 10~15g 정도 복용

처방 : 백석영환, 백성영탕, 자석영산

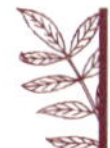

비장과 위장을 화(火)하게 하는 약
아총근(鴉葱根)

이름 : 모초칠, 선모삼, 수방풍

채취 : 쇠채뿌리를 가을에 채취 깨끗이 씻어 햇볕에 건조 사용한다.

미각 : 따뜻하고 단맛이 난다.

효능 : 거풍, 수렴, 해열, 활혈

증상 : 감기, 관절통, 발열두통, 천식, 풍습비통, 풍습신경통

용법 : 달이거나 가루를 술 담가 1일 12~24g 정도 복용

처방 : 선모삼주

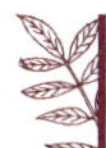

비장과 위장을 화(火)하게 하는 약
육종용(肉蓯蓉)

이름 : 금순, 벽수용, 별당, 종용, 지정

취득 : 종용의 육질 경을 잘게 썰어 햇볕에 건조

미각 : 따뜻하고 단맛이 나며 신이 있다.

효능 : 강장, 소염, 윤조, 자양, 활장

증상 : 불임중, 신방관염, 요슬냉증, 유정, 장위, 혈고변비

용법 : 달이거나 환정 1일 6~18g 정도 복용

처방 : 고정환, 노용대보탕, 육종용환, 익지탕, 천지환

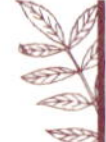

비장과 위장을 화(火)하게 하는 약
잠사(蠶沙)

이름 : 마명간, 만잠, 원잠뇨, 원잠사, 잠뇨

취득 : 누에의 똥을 두, 세잠 잔 누에똥을 햇볕 건조

미각 : 따뜻하고 단맛이 나며 맵다.

효능 : 거풍습, 진경, 진통, 활혈

증상 : 결막염, 관절통, 마목불인, 신경통, 요각냉통, 풍습비통

용법 : 탕제나 환정, 가루로 1일 10~20g 정도 복용. 외부용 달인 물로
　　　　환부를 닦아내고 가루 개어 붙임

처방 : 송선비탕, 잠사주, 잠사탕

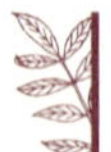

비장과 위장을 화(火)하게 하는 약
적하수오(赤何首烏)

이름 : 마간석, 수오, 지정, 진지백, 하수오

채취 : 하수오괴근 3~4년생 늦가을에 꺼내 햇볕 건조 후 썰어서 술에
　　　　담가 사용한다.

미각 : 따뜻하고 단맛이 나며 쓰고 떫으며 깔깔하다.

효능 : 강장, 강정, 거풍, 보간, 소종, 양혈

증상 : 근골허약, 동맥경화, 만성간염, 모발조백, 백혈병, 신체허약, 요
　　　　통, 장염

용법 : 달이거나 가루를 술 담가 1일 12~24g 정도 복용

처방 : 하수오산, 하수오환, 하인음

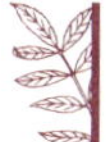

비장과 위장을 화(火)하게 하는 약
종유석(鐘乳石)

이름 : 공유, 노석, 석종유, 종유, 하석, 황석사

취득 : 광물질로 탄산염류인 분쇄 또는 구워서 사용

미각 : 따뜻하고 단맛이 난다.

효능 : 온비위, 온폐, 익기, 통유

증상 : 설사, 요술냉통, 유즙불통, 위산과다, 천식, 폐허해수

용법 : 달이거나 가루를 1일 1~24g 정도 복용

처방 : 보폐산, 종유주, 종유환, 종유탕, 초종유환

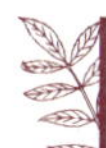

비장과 위장을 화(火)하게 하는 약
해마(海馬)

이름 : 마두어, 수마, 수안, 용락자, 해저

포획 : 해마속 내장을 제거하고 술에 타서 사용

미각 : 따뜻하고 단맛이 난다.

효능 : 강장, 보신, 자양, 진통, 활혈

증상 : 기혈통, 난산, 유뇨, 유정, 양위

용법 : 탕제, 환정, 가루로 1일 5~12g 정도 복용

처방 : 목향탕, 해마발독산, 해마탕

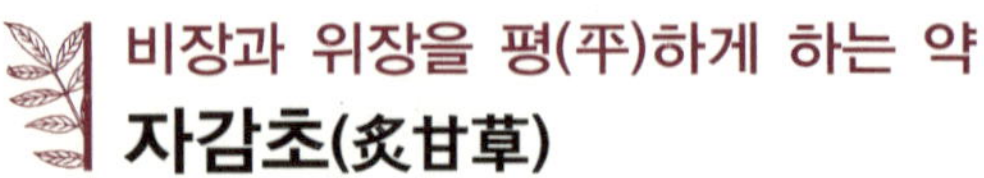

비장과 위장을 평(平)하게 하는 약
감부리(甘富利)

이름 : 컴프리 영어명(comfrey)연한잎

채취 : 봄과 가을 사이 수시로 따서 햇볕에 건조사용 생즙으로도 사용

미각 : 편안하고 단맛이 난다.

효능 : 강장, 건비위, 보혈, 지천, 지혈, 청간

증상 : 간염, 빈혈, 소화불량, 신체허약, 위염, 장염, 천식

용법 : 달이거나 즙을 내어 1일 12~24g 정도 복용

처방 : 컴프리탕

참고 : 원산지 지중해연안에 17종이 자생하고 알로에와 비슷하고 5~7월에 백
색 또는 담홍색 꽃이 핀다.

비장과 위장을 평(平)하게 하는 약
자감초(炙甘草)

이름 : 국노, 노초, 미초, 밀초, 영초

채취 : 뿌리를 가을과 봄에 캐내 햇빛에 건조 후 구워 사용

미각 : 편안하고 단맛이 난다.

효능 : 보비, 소종, 익기, 중화, 진통, 진해, 해독, 조화제약

증상 : 생용, 간염, 경간, 구내염, 식중독, 신경불안, 위궤양, 피부염, 제
약독자용, 복통, 비위허약, 심계, 위통, 폐위해소

용법 : 탕제, 환정 가루 내어 1일 6~12g 정도 복용. 외부용 달인 물로
환부를 닦아낸다.

처방 : 감초산, 감각산, 길경탕, 사군자탕, 이감탕, 작약감초탕, 전씨이
공산, 청심탕

참고 : 중국 중원에서 생산된 것 좋은 약재임 한국 서울대 농대에서 시범 재배
성공하여 토질이 맞는 농가에 보급하고 있으나 소량으로 자급자족이
안 되며 자감초로 사용할 경우에는 혈액형에 관계없음

비장과 위장을 평(平)하게 하는 약
계내금(鷄內金)

이름 : 계순피, 계중금, 계순내황피, 계황피, 화석담

포획 : 닭 위 내막을 떼어서 깨끗이 씻어 햇볕에 건조

미각 : 편안하고 단맛이 난다.

효능 : 건비위, 소적, 소화

증상 : 감적, 구내염, 반위, 소화불량, 식적창만

용법 : 달이거나 환정, 가루 내어 1일 5~12g 정도 복용. 외부용 태워서
가루 내어 환부에 개어 붙인다.

비장과 위장을 평(平)하게 하는 약
노봉방(露蜂房)

이름 : 금방, 밀방, 봉가, 봉장, 우봉가, 자금사

채집 : 말 벌집을 늦가을에 채취 잘게 썰어 볶아서 건조하여 사용한다.

미각 : 편안하고 단맛이 난다

효능 : 거풍, 구충, 소담, 소종, 진경, 해독

증상 : 소아경간, 온진, 유방염, 임파선염, 풍비, 풍치통, 회충

용법 : 탕제, 환정, 태워서 가루로 1일 3~6g 정도 복용. 외부용 달인 물로 환부를 닦아내고 가루를 개어 붙임

처방 : 봉강환, 봉방고, 봉산산, 우봉자탕

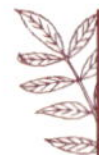

비장과 위장을 평(平)하게 하는 약
무궁화(無窮花)

이명 : 근화, 리매화, 백반화, 백옥화, 조개모락화

채취 : 꽃이 반개된 것 여름과 가을에 맑은 날 따서 햇볕에 건조 후 꽃잎만 선별 사용.

미각 : 편안하고 단맛이 나며 쓰다.

효능 : 수렴, 양혈, 창종, 청열

증상 : 급만성대장염, 대하증, 이질, 피부병

용법 : 달이거나 가루로 1일 15~24g 정도 복용. 외부용 달인 물로 환부

를 닦아내고 짓찧어 붙임

처방 : 근화산, 백옥화탕

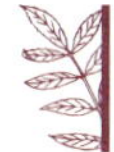

비장과 위장을 평(平)하게 하는 약
무화과(無花果)

이름 : 무화과열매

채취 : 열매를 9~10월에 따서 햇볕에 건조

미각 : 편안하고 단맛이 난다.

효능 : 건위장, 소종, 해독

증상 : 개선, 변비, 식욕부진, 소화불량, 이질, 인후통, 장염, 치질

용법 : 달이거나 생즙 1일 30~60g 정도(생것 3~5) 복용. 외부용 달인
물로 환부를 닦아내고 가루로 개어 붙임

처방 : 무화과즙

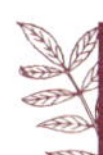

비장과 위장을 평(平)하게 하는 약
백합(百合)

이름 : 귀산, 백백합, 산뇌제, 야백합, 중점

채취 : 참나리, 중나리, 땅나리의 인경을 가을철에 채취해 줄기와 뿌리
를 제거한 후 시루에 쪄서 햇볕에 건조.

미각 : 편안하고 단맛이 나며 약간 쓰다.

효능 : 강장, 안신, 윤폐, 진해, 청심

증상 : 경계, 신체허약, 정신불안, 폐결핵, 해수

용법 : 달이거나 죽을 1일 15~30g 정도 복용

처방 : 백합고, 백합고금탕, 백합전, 백합탕, 백합지황탕, 백합활석산

비장과 위장을 평(平)하게 하는 약
봉밀(蜂蜜)

이름 : 백밀, 백사밀, 봉당, 사밀, 석밀

채집 : 토종꿀벌의 밀당 불에 녹여 사용

미각 : 편안하고 단맛이 난다.

효능 : 보중익기, 윤조, 진통, 해독

증상 : 건해, 구내염, 기해, 신체허약, 심통, 장조변비, 화상

용법 : 환정, 가루 물에 타서 복용 1일 15~30g 정도 환부에 적당히 바름

처방 : 감초분밀탕, 밀제해독산, 백화고

비장과 위장을 평(平)하게 하는 약
산약(山藥)

이름 : 산여, 산우, 산저, 서여, 서약, 옥연

채취 : 참마 개근을 가을철에 채취해 竹칼로 외피를 벗겨 잘게 썰어 햇
볕에 건조 후 볶아서 사용

미각 : 편안하고 단맛이 난다.

효능 : 보비, 보폐, 익정, 자양, 지사

증상 : 당뇨병, 비허설사, 신체허약, 야뇨증, 정수고갈, 결핵

용법 : 탕제, 환정 가루 1일 10~20g 정도 복용

처방 : 고암심신탕, 고진음자환, 비원전, 수비전, 위관전

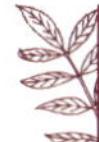 ### 비장과 위장을 평(平)하게 하는 약
오골계(烏骨鷄)

이름 : 송모계, 약계, 양모계, 융모계, 흑각계

포획 : 순종 계를 털과 내장을 제거한 전채

미각 : 편안하고 단맛이 난다.

효능 : 익신, 자음, 지갈, 평간, 퇴열

증상 : 근골위약, 부인기혈허손, 비허설사, 사지권태, 신체허약, 유정, 폐결핵

용법 : 탕제, 환정 가루를 1일 1/4~1/2마리 정도 복용

처방 : 흑계약탕, 황제십전대보탕(한방음식요법 처방전 있음)

비장과 위장을 평(平)하게 하는 약
은행엽(銀杏葉)

이름 : 백과엽, 영안엽

채취 : 은행잎 10월에 황색일 때 따서 햇볕에 건조하여 사용한다.

미각 : 편안하고 단맛이 나며 쓰고 떫으며 유독성이다.

효능 : 거담, 수렴, 익심, 진경

증상 : 고혈압, 관상동맥경화, 설사, 심계, 장염, 정충, 천식, 협심증, 해수, 흉통

용법 : 탕제, 가루 내어 1일 6~12g 정도 복용

비장과 위장을 푸하게 하는 약
자운영(紫雲英)

이름 : 교요, 미산초, 미포대, 쇄미제, 연화초, 홍화채
채취 : 전초를 3~4월에 채취해 햇볕에 건조
미각 : 편안하고 단맛이 나며 약간 맵다.
효능 : 소종, 이수, 해독, 해열
증상 : 안질, 인후염, 창종, 해수
용법 : 탕제, 생즙 복용 1일 15~30g 정도 외부용 환부에 짓찧어 붙임
처방 : 연화즙, 홍화채탕

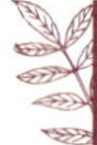

비장과 위장을 푸하게 하는 약
적소두(赤小豆)

이름 : 적두, 주적두, 홍두, 홍소두
채취 : 덩굴 팥을 가을에 익은 것 따서 햇볕에 건조
미각 : 편안하고 단맛이 나며 약간 신맛이다.
효능 : 소종, 이뇨, 제습, 해독
증상 : 각기, 급성간염, 소변불리, 수종, 신염, 황달
용법 : 탕제, 가루로 복용 1일 30~60g 정도 가루로 환부에 붙임
처방 : 마황련탕, 적소두산, 적소두탕, 적두의사탕

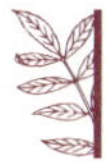

비장과 위장을 냉(冷)하게 하는 약
연근(蓮根)

이름 : 광방, 우
채취 : 가을과 봄에 사이 뿌리수염 제거 후 햇볕에 건조
미각 : 차고 단맛이 난다.
효능 : 생용, 구어혈, 양혈, 숙용, 건비, 보혈, 지사
증상 : 열병번갈, 요혈, 토혈, 코피
용법 : 달이거나 생즙 1일 30~60g 정도 복용
처방 : 강음, 소계음자, 오신탕, 우즙고

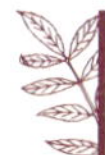

비장과 위장을 냉(冷)하게 하는 약
자초(紫草)

이름 : 자단, 자요, 자초근, 자단
채취 : 지치의 뿌리를 가을과 봄 사이 캐서 햇볕에 건조 사용
미각 : 차고 단맛이 나며 짜다.
효능 : 강심, 소종, 해독, 해열, 활혈
증상 : 간염, 마진, 수두, 습열황달, 습진, 변비, 요혈, 토혈, 코피
요업 : 달이거나 가루로 1일 7~15g 정도 복용. 외부용 연고를 환부에 붙인다.
처방 : 구기신공산, 자운고, 자용고, 자초고, 자초산, 자초동계탕, 자초
여성탕

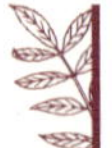

비장과 위장을 냉(冷)하게 하는 약
제니(薺苨)

이름 : 감길결, 공사삼, 매삼, 행삼
채취 : 모싯대 뿌리를 가을과 봄 사이 채취 해 햇볕에 건조 사용한다.
미각 : 차고 단맛이 난다.
효능 : 거담소종, 해독, 해열
증상 : 기관지염, 약물중독, 폐결핵, 해수
용법 : 달이거나 환정 1일 6~12g 정도 복용. 외부용 생즙을 환부에 붙인다.
처방 : 저신제니탕, 공사삼즙

비장과 위장을 냉(冷)하게 하는 약
죽여(竹茹)

이름 : 담죽여, 마파, 죽피, 청죽피
채취 : 솜대, 청대나무를 외피를 제거 후 그늘에 건조
미각 : 서늘하고 단맛이 난다.
효능 : 거담, 지갈, 진토, 해열
증상 : 담도염, 담습해수, 빈열구토, 신열, 정신불안, 황달
용법 : 탕제, 환정, 1일 6~12g 정도 과 내어 사용
처방 : 담죽여탕, 온담탕, 죽여고, 죽피대환

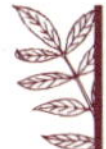

비장과 위장을 냉(冷)하게 하는 약
죽엽(竹葉)

이름 : 대나무잎

채취 : 신선한 속잎을 따서 그늘에 건조

미각 : 차고 단맛이 난다.

효능 : 이뇨, 생진, 지갈, 청열

증상 : 구건, 고열번갈, 소변불리, 소아경풍, 정신불안

용법 : 달이거나 가루 1일 7~16g 정도 복용

처방 : 도적산, 담죽엽탕, 응신산, 죽엽탕, 죽엽석고탕

4. 폐장과 대장 약(18종)

폐장과 대장을 화(火)하게 하는 약
폐장과 대장을 평(平)하게 하는 약
폐장과 대장을 냉(冷)하게 하는 약

 ## 폐장과 대장을 화(火)하게 하는 약
강황(薑黃)

이름 : 보정향, 황강

채취 : 울금 근경을 늦가을 캐어 쪄서 햇볕에 건조

미각 : 따뜻하고 매운맛이 나며 쓰다.

효능 : 건위, 소종, 이담, 통경, 행기혈

증상 : 간염, 경폐, 담도염, 산후어혈복통, 소화불량, 위염, 질타손상,
　　　　황달

용법 : 달이거나 환정, 가루로 1일 6~12g 정도 복용

처방 : 강황산, 강령사물탕, 서경탕

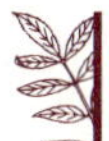

폐장과 대장을 화(火)하게 하는 약
대산(大蒜)

이름 : 독산, 천사호, 호산

채취 : 마늘인경을 늦봄, 초여름 사이 캐서 그늘에 건조

미각 : 따뜻하고 매운맛이 난다.

효능 : 살충, 소종, 비위, 행기(타박상부운부위)

증상 : 백독선창, 소화불량, 수종창만, 완복냉통, 종독

용법 : 달이거나 생식, 술 담가 1일 5~12g 정도 복용. 외부용 짓찧어 환
부에 붙인다.

처방 : 산환, 산련환

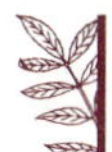

폐장과 대장을 화(火)하게 하는 약
신석(信石)

이름 : 당신석, 비상, 비석, 비황, 백비석, 신비, 인언

취득 : 비소가 함유된 광물질의 가공품을 불에 구워 가루로 사용

미각 : 뜨겁고 매운맛이 나며 시다.

효능 : 변질제, 보혈제, 살균제

증상 : 기관지염, 만성피부염, 매독, 빈혈, 암종, 임파선염, 치질

용법 : 달이거나 가루로 1일 0.3~0.6g 정도 복용. 외부용 가루로 환부
에 개여 붙인다.

처방 : 비황산, 자금딘, 청금산

폐장과 대장을 화(火)하게 하는 약
생강(生薑)

이름 : 백청강근

채취 : 가을에 캐서 뿌리 수염 제거 후 그늘에 건조

미각 : 따뜻하고 매운맛이 난다.

효능 : 건위, 산한, 신지대사향진, 진구

증상 : 감기한풍, 구토, 궐냉, 설사, 소화불량, 위환, 창만

용법 : 달이거나 즙내어 1일 6~12g 정도 복용. 외부용 달인 물로 환부
를 닦아낸다.

처방 : 삼소음, 생강반하탕, 인삼궁귀탕, 진무탕

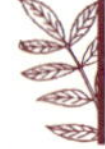

폐장과 대장을 화(火)하게 하는 약
양강(良薑)

이름 : 고량강, 만강, 소량강

채취 : 고량강 근경을 4~5년생을 캐내 햇볕에 건조

미각 : 따뜻하고 매운맛이 난다.

효능 : 거풍, 건위, 진토, 진통, 행기

증상 : 구토, 반위, 비위한냉, 소화불량, 완복냉통, 하리

용법 : 탕제, 환정, 가루로 1일 3~6g 정도 복용

처방 : 고량강탕, 양부환, 이강환

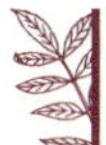

폐장과 대장을 화(火)하게 하는 약
음양과(淫羊과)

이름 : 삼지구엽초, 선령비, 선령피, 천계근, 폐경초
채취 : 여름과 가을에 전초를 채취하여 그늘에 건조
미각 : 따뜻하고 매운맛 나며 달다.
효능 : 강장, 강정, 거풍
증상 : 반신불수, 소아마비, 양위, 요슬무력
용법 : 달이거나 술 담가 1일 12~24g 정도 복용
처방 : 선령비산, 장양단, 찬육탕

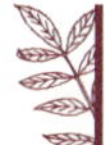

폐장과 대장을 화(火)하게 하는 약
위령선(威靈仙)

이름 : 으아리, 참으아리, 외대으아리
채취 : 뿌리를 가을과 봄 사이 채취해 햇볕에 건조
미각 : 따뜻하고 매운맛이 난다.
효능 : 거풍습, 진통, 통경락
증상 : 각기, 간염, 관절염, 근육통, 수족마비, 언어장애, 통풍, 편도선
염, 황달
용법 : 탕제, 환정, 가루로 1일 10~20g 정도 복용
처방 : 방장환, 영선산, 영선제통음, 위령선환, 화철산탕

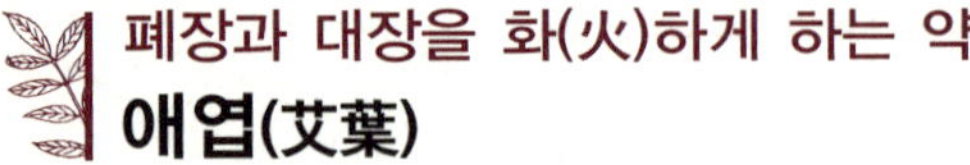

폐장과 대장을 화(火)하게 하는 약
애엽(艾葉)

이름 : 가애, 애교, 애봉, 의초, 자초, 향애, 황초

채취 : 황해 쑥 잎을 봄과 여름 사이 꽃대 전에 그늘에 건조 후 사용한다.

미각 : 따뜻하고 쓴맛 나며 맵다.

효능 : 안태, 온경, 이담, 이기혈, 지혈, 축한습

증상 : 간염, 대하, 변혈, 식욕부진, 심복냉통, 습진, 월경불순태동불안, 토혈, 코피

용법 : 달이거나 생즙을 1일 7~15g 정도 복용. 외부용 달인 물로 환부를 닦고 짓찧어 붙인다.

처방 : 교애궁귀탕, 교애사물탕, 사생환, 애강탕, 애엽탕, 향애즙, 향애환

폐장과 대장을 화(火)하게 하는 약
총백(松葉)

이름 : 녹대, 총경백, 총백두

채취 : 파 인경을 채취하여 외막, 수근 잎을 제거 생용

미각 : 따뜻하고 매운맛이 난다.

효능 : 발한, 소종, 토양, 해독

증상 : 두통, 상한발열, 소화불량, 심복통, 옹종, 한열황래

용법 : 달이거나 생즙 내어 1일 10~20g 정도 복용. 외부용 달인 물로 환부를 닦고 생즙 붙인다.

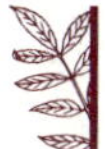

폐장과 대장을 화(火)하게 하는 약
호초(胡椒)

이름 : 부초, 목초, 옥초

채취 : 후추나무 열매를 미성숙시 끓는 물에 담가 흑갈색으로 변할 때
건져 건조(성숙된 삭과는 흑호초)

미각 : 뜨겁고 매운맛이 나며 유독성이 없다.

효능 : 건위, 구풍, 발환, 온중

증상 : 고토, 반위, 소화불량, 위허약, 하리

용법 : 달이거나 가루, 환정 1일 2~4g 정도 복용

처방 : 신보원, 이요산, 입효제중단, 호초리중환

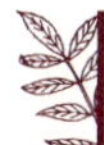

폐장과 대장을 평(平)하게 하는 약
자석(磁石)

이름 : 원무석, 자군, 지남석처석, 철석, 현석, 흠침석

취득 : 광물질인 산화철로 광석의 자철 분쇄 구워서 사용

미각 : 편안하고 매운맛 나며 달다.

효능 : 강기, 익기, 진경, 진정

증상 : 경간, 두훈, 빈혈, 신허, 심계, 이롱, 이명, 정충, 허천

용법 : 달이거나 환정, 가루로 1일 5~10g 정도 복용

처방 : 명자주환, 자석주, 자석환, 자주환, 자석양신환, 자주탕

폐장과 대장을 평(平)하게 하는 약
욱리인(郁李仁)

이름 : 당체인, 산매자, 옥자, 은상좌, 작매인, 체인

채취 : 앵두를 6~7월에 따서 육과 곡을 벗겨 햇볕에 건조 후 사용한다.

미각 : 편안하고 매운 맛이 나며 약간 쓰다.

효능 : 윤장, 이뇨, 완하, 하기

증상 : 각기, 변비, 복수, 사지부종, 소변불리

용법 : 달이거나 환정, 가루 1일 6~12g 정도 복용

처방 : 부천산, 오인탕, 욱리인산, 욱리인전, 욱리인탕

폐장과 대장을 평(平)하게 하는 약
피마자

이름 : 비마자, 엽마인, 아주까리

채취 : 아주까리열매를 가을에 따서 햇볕에 건조

미각 : 편안하고 매운맛이 나며 달고 유독성이다.

효능 : 발독, 사하, 소종

증상 : 개선, 변비, 수종창만, 옹종, 임파선종

용법 : 환정, 볶아서 가루로 1일 30~60g 정도 복용. 외부용으로 말린
것 30g과 생것은 60g 정도 짓찧어 환부에 붙인다.

처방 : 삼인고, 피마고, 피마환

폐장과 대장을 냉(冷)하게 하는 약
산곽향(山藿香)

이름 : 야박하, 야석잠, 인사초, 혈견수

채취 : 덩굴 곽향 전초를 개화시 따서 햇볕에 건조

미각 : 서늘하고 매운맛이 난다.

효능 : 구어혈, 소종, 양혈, 해열

증상 : 감기관절통, 옹종, 장출혈, 질타손상, 치질

용법 : 달이거나 즙내서 1일 15~30g 정도 복용. 외부용 달인 물로 김을 쐬고 환부를 닦는다.

처방 : 인사초탕

폐장과 대장을 냉(冷)하게 하는 약
섬여(蟾蜍)

이름 : 고롱, 개합마석방, 하마

포획 : 두꺼비를 여름과 가을에 잡아 내장을 제거 햇볕에 건조(머리와 발을 제거하고 구워서 사용도 함)

미각 : 서늘하고 매운맛이 나며 유독성이다.

효능 : 소종, 진통, 파결, 해독

증상 : 결핵성임파선염, 골수염, 수종, 약창, 옹저

용법 : 달이거나 환정, 가루로 1일 1~24g 정도 복용. 외부용 태워서 고약으로 환부에 붙인다.

처방 : 섬사산, 섬여산, 섬여고섬연환, 섬회산, 오감보동탕

신이(辛夷)

이름 : 모신이, 목필, 방목, 신인, 신치, 후도, 후목, 보춘화

채취 : 목련을 이른 봄에 미개화시 따서 그늘에 건조

미각 : 서늘하고 매운맛이 난다.

효능 : 소염, 진통, 통규

증상 : 두통, 비염, 축농증, 치통

용법 : 탕제, 환정, 가루로 1일 6~12g 정도복용. 외부용 가루로 코안에 뿌린다.

처방 : 신이산, 신의환, 신이고, 창이산, 신이청폐음, 신이창탕

전호(前胡)

이름 : 만호, 사향채, 야소채

채취 : 바다나물 뿌리를 봄과 가을에 캐어 햇볕에 건조 사용한다.

미각 : 차고 매운맛이 나며 쓰다.

효능 : 거담, 잔해, 하기, 해열

증상 : 감기, 구역, 발열, 천식, 흉협창만, 해수

용법 : 탕제, 환정, 가루로 1일 6~12g 정도 복용

처방 : 전호반하탕, 전호탕, 전호서각탕, 전호지각탕

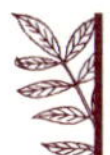 폐장과 대장을 냉(冷)하게 하는 약
정력자(葶藶 子)

이름 : 대실, 정력

채취 : 다닥냉이 성숙된 과를 여름에 따서 햇볕에 건조 사용한다.

미각 : 차고 매운맛이 나며 쓰다.

효능 : 거담, 이뇨, 완하, 평원, 하기

증상 : 만성기관지염, 신체허약, 허리복통, 해수, 흉만복창

용법 : 탕제를 닦아낸다. 환정, 가루로 1일 6~12g 복용

처방 : 초역황환, 정력산, 정력대환, 대조사폐탕, 함고환

5. 신장과 방광약(28종)

신장과 방광을 화(火)하게 하는 약
신장과 방광을 평(平)하게 하는 약
신장과 방광을 냉(冷)하게 하는 약

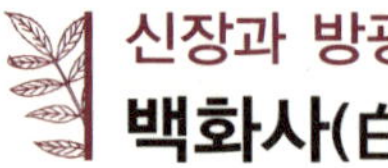

신장과 방광을 화(火)하게 하는 약
백화사(白花蛇)

이름 : 낭사, 비사, 반사, 백보사, 오보사, 은화사, 점사

포획 : 백사를 잡아 내장을 제거하여 건조 후 술에 담가 연하면 썰어서
사용

미각 : 따뜻하고 짠맛이 나며 유독성이다.

효능 : 거풍습, 소종, 진경

증상 : 결핵성임파선염, 관절동통, 매독, 소아경풍, 악창, 파상풍, 풍습
비통

용법 : 달탕제, 환정, 가루를 술에 타서 1일 3~6g 정도 복용

처방 : 백화사고, 백화사산, 속전백화사환, 정명산탕

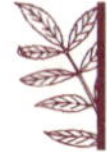

신장과 방광을 화(火)하게 하는 약
양기석(陽起石)

이름 : 백석, 석생, 오정식

취득 : 광물질인 규산염류 분쇄 후 술에 타서 사용

미각 : 따뜻하고 짠맛이 난다.

효능 : 강정, 흥분

증상 : 봉루, 성기능감퇴, 요슬냉통, 유정, 월경불순, 음위, 자궁허냉, 조루증

용법 : 환정이나 가루로 1일 3~6g 정도 복용

처방 : 내복록용환, 석결명환, 양기석환

신장과 방광을 화(火)하게 하는 약
오적골(烏賊骨)

이름 : 백룡, 오적갑, 오측골, 해표초, 흑해골

포획 : 뼈오징어 봄철에 포획하여 내 뼈를 햇볕에 건조

미각 : 따뜻하고 짠맛이 난다.

효능 : 수렴, 제산, 지혈제

증상 : 대하, 변혈, 십이지장궤양, 외상출혈, 위산과다, 장양

용법 : 탕제, 환정, 가루로 1일 6~12g 정도 복용. 외부용 가루로 환부에 개어 붙인다.

처방 : 백분산, 속골환, 신성병, 오패산, 용골환, 용골탕

온내제

이름 : 골납, 온눌제, 해구, 해구신

포핵 : 물개수컷을 봄철 포획하여 성기를 그늘에 건조

미각 : 뜨겁고 짠맛이 난다.

효능 : 난신, 강장, 강정

증상 : 두훈, 신체하손, 양위, 요술위약, 정냉통

용법 : 환정, 가루로 술에 타서 1일 3~6g 정도 복용

처방 : 보천육린산, 온눌제산, 온눌제환, 온눌보천환

잠아(蠶蛾)

이름 : 만잠아, 원잠아

채집 : 누에나방전충을 여름에 숫나방을 교미 전에 잡아 죽인 후 날개
와 다리를 제거하고 햇볕에 건조

미각 : 따뜻하고 짠맛이 난다.

효능 : 강장, 강정, 보간

증상 : 궤양불수, 소변백탁, 양위, 유정

용법 : 환정, 가루로 1일 6~12g 정도 복용. 외부용 가루로 환부에 붙인다.

처방 : 잠아산, 천아산

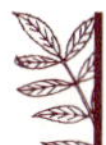

신장과 방광을 화(火)하게 하는 약
홍합(紅蛤)

이름 : 각채, 담채, 주채, 해합
채집 : 홍합류 폐육을 건조 또는 날것으로도 사용
미각 : 따뜻하고 짠맛이 난다.
효능 : 도한, 빈혈, 신체허약, 신허요통, 음위, 현훈
증상 : 도한, 빈혈, 신체허약, 신혀요통, 음위, 현훈
용법 : 달이거나 환정, 가루로 복용 1일 30~50g 정도
처방 : 해합탕

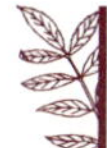

신장과 방광을 평(平)하게 하는 약
귀판(龜板)

이름 : 귀각, 귀갑, 귀복갑, 귀옥, 귀하갑, 패귀갑, 패장
포획 : 남생이를 가을철에 잡아 복갑을 꺼내어 건조
미각 : 편안하고 짠맛이 난다.
효능 : 강장, 건골, 보신, 자양, 지형
증상 : 구해, 도한, 신경쇠약, 신체허약, 양기부족, 요통, 유정천식, 토혈, 폐결핵
용법 : 달이거나 가루, 환정 1일 15~30g 정도 복용
처방 : 귀용이선고, 귀갑우슬탕, 대보환, 보신환, 삼일신기환

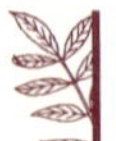

신장과 방광을 평(平)하게 하는 약
모려(牡려)

이름 : 모합, 여방, 여합, 해려자각

채집 : 굴 패각 육을 제거하여 건조 후 분쇄 사용

미각 : 편안하고 짠맛이 나며 떫다.

효능 : 수렴, 지한, 진정, 진토, 화담

증상 : 갑상선질환, 경간, 대하, 도한, 봉루, 신경불안, 위산과다, 위, 십
이지장궤양, 유정, 임파선염, 해수

용법 : 달이거나 환정, 가루로 1일 12~30g 정도 복용

처방 : 계감용모탕, 계피가용골모려탕, 괄첩모려산, 모려산, 모려택사
탕, 모려탕, 시호가용골모탕, 일갑전

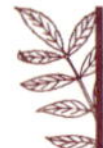

신장과 방광을 평(平)하게 하는 약
사태(蛇蛻)

이름 : 궁피 사각, 사부, 사피, 요자의, 용피, 용자피

채집 : 뱀허물을 봄철에 채집하여 감초 물에 세척 건조

미각 : 편안하고 짠맛이 나며 유독성이다.

효능 : 거풍, 살균, 소종

증상 : 증상 개선, 구내염, 임파선염

용법 : 달이거나 환정, 가루로 1일 6~12g 정도 복용

처방 : 사태고, 사태산, 용자피탕

신장과 방광을 평(平)하게 하는 약
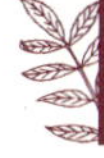
석결명(石決明)

이름 : 구공라, 복어갑, 석궐명, 주자방, 진주모, 천리광

채집 : 전복폐각을 여름과 가을에 육을 제거 햇볕에 건조

미각 : 편안하고 짠맛이 난다.

효능 : 명목, 제산, 제열, 지혈, 평간

증상 : 결막염, 결핵성소모열, 녹색생명, 두통, 백내장, 십이지장궤양, 현훈

용법 : 달이거나 환정, 가루로 1일 10~20g 정도 복용. 외부용 가루를 물에 타서 환부를 붙인다.

처방 : 석결명산, 천리광탕, 환청환

신장과 방광을 평(平)하게 하는 약
수질(水蛭)

이름 : 마질, 지장, 질유, 홍질

채집 : 거머리전충 여름과 가을 사이 잡아 석회에 건조

미각 : 편안하고 짠맛이 나며 달다.

효능 : 구어혈, 통경, 파혈

증상 : 목적종통, 소복축혈, 적취, 징하, 타박성질환, 폐경

용법 : 환정, 가루로 복용 1일 2~4g 정도 외부용 가루로 환부에 붙인다.

처방 : 도인환, 저당탕, 저당환, 지황통경환

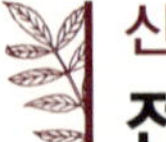

신장과 방광을 평(平)하게 하는 약
전갈(全蝎)

이름 : 갈미, 두백, 복배충, 전충, 주부충, 치미충

포획 : 전갈전충 염분 제거 후 햇볕에 건조

미각 : 편안하고 짠맛이 나며 맵고 유독성이다.

효능 : 거풍, 산결, 진경, 통락, 해독

증상 : 결핵성임파선염, 경풍, 반신불수, 습진, 전간, 전신마비, 중풍, 파상풍, 편두통

용법 : 달이거나 환정, 가루로 1일 3~5g 정도 복용. 외부용 가루로 환부에 개어 붙인다.

처방 : 견정산, 사향산, 선풍산, 전갈산, 전갈관음산

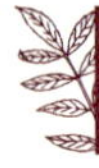

신장과 방광을 평(平)하게 하는 약
편복(蝙蝠)

이름 : 복익, 복인, 비서, 선서, 천서

포획 : 박쥐 포획 내장을 제거 햇볕에 건조 후 발가락과 털을 제거하여 술에 담가 꺼내 태워서 사용

미각 : 편안하고 짠맛이 난다.

효능 : 소종, 진경, 진해

증상 : 구해, 결핵성임파선염, 소아경풍, 외상

용법 : 환정, 가루로 1일 5~15g 정도 복용. 외부용 가루를 만들어 환부에 붙인다.

처방 : 반괴단, 편복산, 편복소혈산

신장과 방광을 평(平)하게 하는 약
혈갈(血竭)

이름 : 기린혈, 해갈, 혈결

채집 : 기린갈나무 과실을 따서 수지를 얻거나 나무에 상처 내 흘러내
린 것을 응고 후 모아서 건조사용

미각 : 편안하고 약간 짠맛이 나며 달다.

효능 : 구어혈, 생기, 지혈, 진통

증상 : 심복통, 약창구궤양, 어혈동통, 외상출혈, 임파선염

용법 : 환정, 가루로 1일 0.6~1.6 정도 복용. 외부용 가루로 환부에 뿌
리거나 고약으로 붙인다.

처방 : 기린갈산, 기린갈탕, 자금환, 혈갈산, 혈갈파관환

신장과 방광을 평(平)하게 하는 약
흑소두(黑小豆)

이름 : 소오두, 흑두

채취 : 검정콩을 가을에 따서 햇볕에 건조 후 초에 담가낸 후 건조사용

미각 : 편안하고 매운맛이 난다.

효능 : 강장, 거풍, 이수, 해독

증상 : 부종, 산후허약, 수종창만, 신체허약, 약물중독, 황달

용법 : 달이거나 환정, 가루로 1일 30~60g 정도 복용. 외부용 달인 물
로 환부를 닦고 가루를 개어 붙임

처방 : 구활환, 흑두산

참고 : 장기복용으로 산성 체질을 알칼리성 체질로 변화시킬 수 있음 적용실
험 12명 중 11명 성공 입증. 간장이나 신장에도 좋은 것은 안토시안과
에사풀로본오 성분이 다량 함유되어 있기 때문이다.

신장과 방광을 냉(冷)하게 하는 약
곤포(昆布)

이름 : 윤포, 해곤포
채취 : 다시마 전초를 여름과 가을에 채취 햇볕에 건조
미각 : 차고 짠맛이 나고 유독성이 없다.
효능 : 별질제, 소영류, 행수
증상 : 갑상선질환, 고환종통, 고혈압, 수종, 영류, 임파선염
용법 : 달이거나 환정, 가루로 1일 12~24g 정도 복용
처방 : 송갈산, 송엽주

신장과 방광을 냉(冷)하게 하는 약
누고(螻蛄)

이름 : 두구, 지구, 찬구, 토구, 해고
포획 : 땅강아지전충을 여름과 가을에 포획해 햇볕에 건조 후 날개와
다리를 제거하고 사용
미각 : 차고 짠맛이 난다.
효능 : 소종, 이수, 해독
증상 : 방관결석, 소변불리, 수종, 약창, 임파선염

용법 : 달이거나 환정, 가루 1일 3~6g 정도 복용

처방 : 분수산, 감초산환

신장과 방광을 냉(冷)하게 하는 약
부석(浮石)

이름 : 부수석, 수포석, 수화, 해부석, 해석

취득 : 화산에 의한 다공질의 석괴 석불에 태워 사용

미각 : 차고 짠맛이 나고 과하면 유해하다.

효능 : 거담, 연견, 이뇨, 청폐

증상 : 기관지염, 담다불리, 목예산통, 임질, 임파선종, 창종

용법 : 달이거나 가루 환정 1일 10~240g 정도 복용. 외부용 가루로 환
　　　　부에 뿌린다.

처방 : 몰약산, 신효산, 해금산탕, 해부석활석산

신장과 방광을 냉(冷)하게 하는 약
붕사(硼砂)

이름 : 대붕사, 분사, 월석, 천붕사

취득 : 과물을 정제해서 얻은 결정체를 고운 분말로 사용

미각 : 차고 짠맛이 나고 달며 과하면 유해하다.

효능 : 거풍, 소종, 살균, 진정

증상 : 경간, 개선, 구내염, 옹종, 인후염, 임파선염, 정종, 치질

용법 : 달이거나 가루 1일 1.5~3g 정도 복용. 외부용 달인 물로 환부를

닦고 가루를 뿌린다.

처방 : 사탈고, 사탈산

망초(芒硝)

이름 : 감소, 박소, 분소, 소석박, 영소, 초석

취득 : 천연산의 광물질의 정제 결정품을 분말로 사용

미각 : 차고 짠맛이 나고 과하면 유해하다.

효능 : 사하, 사열, 소종, 통경

증상 : 단독, 목적종통, 복창만, 여성변비, 옹종

용법 : 탕제, 환정, 가루 1일 6~12g 정도 복용. 외부용 달인 물로 환부
　　　를 닦아낸다.

처방 : 도핵승기탕, 대황목단피탕, 대승기탕, 대함흉탕, 조위승기탕,
　　　육일순기탕

석룡자(石龍子)

이름 : 석척, 수궁, 저파사

포획 : 도마뱀을 봄과 여름에 잡아 햇볕에 건조

미각 : 차고 짠맛이 나며 유독성이다.

효능 : 소종, 이수, 파결

증상 : 방관결석, 신염, 소변불리, 습진, 약창, 임파선염

용법 : 가루나 환제 1일 2~4g 정도 복용. 외부용 고약재로 환부에 붙인다.
처방 : 저피산

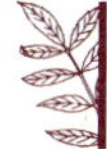

신장과 방광을 냉(冷)하게 하는 약
선퇴(蟬退)

이름 : 고선, 선각, 선의, 선탈, 선탈각
취득 : 참매미껍질 여름과 가을 사이 수집 햇볕에 건조
미각 : 서늘하고 짠맛이 나며 달고 유독성이 없다.
효능 : 소종, 진경, 해독, 해열
주치 : 감기발열, 분부소양증, 소아경간, 수마진, 안질, 인후염, 창종,
파상풍, 해수실음
용법 : 달이거나 환정, 가루로 1일 3~9g 정도 복용. 외부용 달인 물로
환부를 닦아낸다.
처방 : 선각산, 선국산, 선탈산, 선화산, 오퇴산, 추풍산

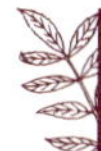

신장과 방광을 냉(冷)하게 하는 약
언서(鼴鼠)

이름 : 은서, 전서
포획 : 두더지를 봄과 가을에 포획 내장 제거 후 건조
미각 : 차고 짠맛이 나고 달며 유독성이 없다.
효능 : 구충, 소종, 이기, 자양, 해독
용법 : 찜 또는 태운 가루 1일 1~3g 정도 복용. 태운 가루로 환부에 개

어 붙인다.

처방 : 은서산

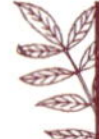 신장과 방광을 냉(冷)하게 하는 약
영양각(羚羊角)

이름 : 구미양각, 완양각

포획 : 영양 뿔을 잘라 속 뿔을 얇게 편 각하여 가루 내 사용

미각 : 차고 짠맛이 나고 유독성이 없다.

효능 : 진정, 평간, 해독, 해열

증상 : 경풍, 견간, 고혈압, 뇌막염, 뇌익혈, 발열두통, 야제중열병신혼,

용법 : 달이거나 환정, 가루로 1일 2~4g 정도 복용

처방 : 영양각산, 영양각환, 영양각탕, 영양구등탕, 우황청심원

신장과 방광을 냉(冷)하게 하는 약
외우(蝸牛)

이름 : 과우, 복누, 산와, 소우라, 토우와

포획 : 여름 달팽이전충을 끓는 물에 데쳐 죽인 후 햇볕에 건조

미각 : 차고 짠맛이 나고 유독성이 없다.

효능 : 소종, 해독, 해열

증상 : 오공교상, 인후염, 임파선염, 창종, 치질, 탈황, 풍열경간

용법 : 달이거나 가루로 1일 30~60g 정도 복용. 가루로 환부에 붙인다.

처방 : 와우고, 와우산

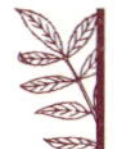

신장과 방광을 냉(冷)하게 하는 약
진주(珍珠)

이름 : 남해주, 명월, 방주, 신태, 주자

채집 : 진주에 형성된 병적 결정체 과립진주를 약 천에 짜서 2시간 쪄서 사용(채집은 11~12월이 최적기임)

미각 : 차고 짠맛이 난다.

효능 : 강장, 수렴, 진경, 진정, 해독, 해열

증상 : 경통, 구내염, 번열소갈, 불면증, 유정, 인후염

용법 : 환이나 가루로 1일 12~24g 정도 복용. 가루 물로 환부에 개어 붙인다.

처방 : 유석고, 진보산, 진주산, 진주환

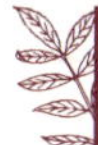

신장과 방광을 냉(冷)하게 하는 약
추석(秋石)

이름 : 추석단, 요로백

취득 : 오줌에 식염이나 석고를 첨가하여 얻은 가공품

미각 : 차고 짠맛이 나고 유독성이 없다

효능 : 강화, 수렴, 자음

증상 : 반위, 요술산통, 유정, 인후염, 전신피로, 해수

용법 : 환이거나 가루를 1일 62~12g 정도

처방 : 추석교감단, 추석단, 추석환, 추석사정환

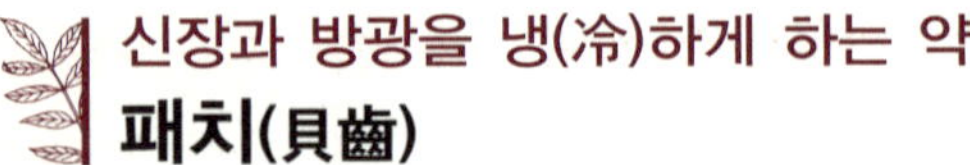

신장과 방광을 냉(泠)하게 하는 약
패치(貝齒)

이름 : 백구치, 자구치, 패수, 해파

취득 : 패치류를 5~6월 취해 육을 깨끗이 제거 후 건조

미각 : 서늘하고 짠맛이 난다

효능 : 명목, 소염, 이뇨, 진경, 해열

증상 : 백내장, 비연, 상환발열, 소변불리, 소아경간, 안충혈

용법 : 달이거나 환정, 가루로 1일 6~15g 정도 외부용 가루를 환부에 뿌린다.

처방 : 구치산, 백구치환

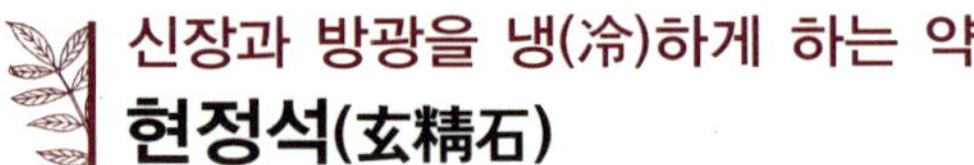

신장과 방광을 냉(泠)하게 하는 약
현정석(玄精石)

이름 : 음정석, 태음현정, 태음현정석, 음정석, 현영석

취득 : 오랜 세월 지하에 결정 된 소편장의 석고광석

미각 : 차고 짠맛이 나고 유독성이 없다.

효능 : 강화, 수렴, 자음

증상 : 구내염, 두통, 사열, 설염, 양성음허, 인후염

용법 : 달이거나 환정, 가루로 1일 10~20g 정도 복용. 외부용 가루로 환부에 개어 붙인다.

처방 : 우황산, 정양환, 현정석산, 현정환

6. 심포와 삼초약(13종)

심포와 삼초를 화(火)하게 하는 약
심포와 삼초를 평(平)하게 하는 약
심포와 삼초를 냉(冷)하게 하는 약

심포와 삼초를 화(火)하게 하는 약
토속단(土續斷)

이름 : 산소자, 조소, 한속단

채취 : 산 속단 뿌리를 가을에 캐서 햇볕에 건조

미각 : 따뜻하고 떫은맛이 난다.

효능 : 소종, 해열

증상 : 외상출혈, 자궁질환, 창종

용법 : 탕제, 환정, 가루로 1일 6~18g 정도 복용. 외부용 가루로 환부에
개어 붙인다.

처방 : 토속단환, 한속단탕

황매목(黃梅木)

이름 : 산호초, 삼쇄풍

채취 : 생강 나뭇가지를 잘게 썰어 햇볕에 건조

미각 : 따뜻하고 떫은 맛이 난다.

효능 : 신경통, 어혈동통, 질타손상, 한열

용법 : 1일 15~30g 정도 달여 복용. 외부용 달인 물로 환부를 닦아낸다.

처방 : 산호초탕

구미초(狗尾草)

이름 : 강아지풀

채취 : 여름에 채취하여 햇볕에 건조

미각 : 편안하고 떫은 맛이 나며 유독성이 없다.

효능 : 거습, 소종

증상 : 수종, 안적, 옹종

용법 : 1일 10~20g 정도 달여서 복용. 외부용 달인 물로 환부에 닦고 짓찧어 붙인다.

처방 : 구미조탕

복신(茯神)

이름 : 복령균핵, 백색균괴
채취 : 소나무 뿌리에 달린 복령과 같은 종균을 캐서 사용
미각 : 편안하고 떫은 맛이 난다.
효능 : 강심, 이수, 진정
증상 : 건망증, 경간, 불면증, 소변불리, 위내정수
용법 : 1일 12~20g 정도 달여서 복용
처방 : 고암심신환, 귀비탕, 복신탕, 복신환, 황련청심음

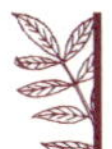

심포와 삼초를 평(平)하게 하는 약
석권백(石卷柏)

이름 : 금불환, 금편백, 지측백, 천년백
채취 : 바위손 전초를 가을에 채취 햇볕에 건조
미각 : 편안하고 떫은 맛이 나며 유독성이 없다.
효능 : 거담, 소종, 이수, 양혈, 지혈, 평천
증상 : 간염, 대하, 변혈, 봉루, 수종, 신장염, 토혈, 횡달, 해수
용법 : 1일 10~20g 정도 달여서 복용. 외부용 짓찧어 환부에 붙인다.
처방 : 천년백탕

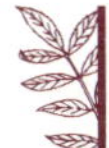

심포와 삼초를 평(平)하게 하는 약
선인구(仙人球)

이름 : 선인권, 자구
채취 : 주먹선인장 줄기 채취해서 햇볕에 건조

미각 : 편안하고 떫은맛이 나며 유독성이 없다.

효능 : 소종, 청폐

증상 : 옹종, 폐열, 해수, 화상

용법 : 달이거나 복용 1일 10~16g (생것을 60~90) 정도 사용하고 외부
  용 생것 짓찧어 환부에 붙인다.

처방 : 자구탕

심포와 삼초를 평(平)하게 하는 약
승두목(僧頭木)

이름 : 수구류, 수석류, 수양매, 수화계

채취 : 중대가리나무 베여 잘게 썰어서 햇볕에 건조

미각 : 편안하고 떫은맛이 나며 유독성이 없다.

효능 : 살균, 진통, 해열

주치 : 습진, 이질, 외상출혈장염, 치통

용법 : 1일 20~40g 정도 달여 복용. 외부용 짓찧어서 환부에 붙인다.

처방 : 수양매탕

심포와 삼초를 평(平)하게 하는 약
옥초서예(玉蜀黍蘂)

이름 : 옥미, 옥맥수

채취 : 옥수수 수염 가을에 채취하여 햇볕에 건조

미각 : 편안하고 떫은맛이 난다.

효능 : 보비, 이뇨, 이담, 평간

증상 : 각기, 간염, 고혈압, 담랑염, 당뇨병, 복수, 소변불리, 신장염, 황달

용법 : 달이거나 볶아서 가루로 1일 30~70g 정도복용.

처방 : 옥미산

심포와 삼초를 평(平)하게 하는 약
우와(雨蛙)

이름 : 금합마, 하마

포획 : 청개구리 전체를 잡아서 불이나 햇볕에 건조

미각 : 편안하고 떫은맛이 난다.

효능 : 소종, 지혈, 진통

증상 : 골절, 외상출혈, 타박성질환

용법 : 볶아서 가루로 1일 3~6g 정도 복용

처방 : 금하마산

심포와 삼초를 평(平)하게 하는 약
일년봉(一年逢)

이름 : 아근소, 여원, 지백채, 천장초

채취 : 개망초 천초를 개화 전에 채취 햇볕에 건조

미각 : 편안하고 떫은맛이 난다.

효능 : 건위, 소염, 해독, 해열

증상 : 간염, 간위, 위염, 임파선염, 장염, 치질, 학질

용법 : 달이거나 생즙을 1일 15~30g 정도 복용

심포와 삼초를 냉(冷)하게 하는 약
담죽엽(淡竹葉)

이름 : 산동, 임하죽, 지죽, 토맥동

채취 : 조릿대 풀 전초를 5~6월 개화시 채취 햇볕에 건조

미각 : 차고 떫은맛이 나며 유독성이 없다.

효능 : 청심화, 해열

증상 : 구갈, 구강염, 소변불리

용법 : 달이거나 1일 10~20g 정도 복용

처방 : 담죽엽탕, 도적산

심포와 삼초를 냉(冷)하게 하는 약
토하고초(土夏枯草)

이름 : 백예초, 백유초

채취 : 제비풀 전초를 여름 개화기에 채취 햇볕에 건조

미각 : 차고 떫은맛이 난다.

효능 : 보신, 소종, 해독, 해열

증상 : 감모발열, 기관지염, 신허요통, 인후염, 임파선종, 편도선염, 폐
농양, 폐렴

용법 : 달이거나 가루를 술 담가 1일 10~20g 정도 복용

처방 : 송갈산, 송엽주

심포와 삼초를 냉(冷)하게 하는 약
합맹(合萌)

이름 : 수용각, 수조각, 야조각, 합명초, 해유

채취 : 자귀풀 전초를 가을에 채취 햇볕에 건조

미각 : 차고 떫은맛이 나며 유독성이 없다.

효능 : 소종, 이뇨, 해독, 해열

증상 : 간염, 감모발열, 소변불리, 습진, 의염, 임질, 황달

용법 : 달이거나 생즙 내어 1일 1~24g 정도 복용. 외부용 달인 물로 환

　　　부를 닦아낸다.

처방 : 수용각탕

5

CHAPTER

상용 방제명(16종144첩)

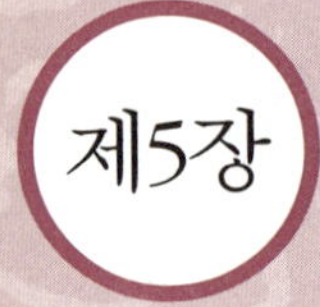

상용 방제 명(16종144첩)

거한지제(祛寒之濟), 거풍지제(祛風之劑 3첩), 공리지제(攻裏之劑),
발표지제(醱表之劑 14첩), 보양지제(補養之劑 18첩),
사화지제(瀉火之劑 17첩), 소도지제(消導之劑 6첩),
윤조지제(潤燥之劑 7첩), 이기지제(理氣之劑 9첩),
이습지제(利濕之劑 11첩), 이혈지제(理血之劑 9첩),
제담지제(除痰之劑 10첩), 중화해독제(中和解毒劑 5첩),
청서지제(淸暑之劑), 표리지제(表裏之劑 7첩),
화해지제(和解之劑 10첩)

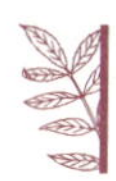 거한지제(祛寒之濟)

계지인삼탕(桂枝人蔘湯), 당귀건중탕(當歸建中湯), 당귀사역탕(當歸四逆湯), 당귀·사역가오수유생강탕(當歸社逆加吳茱萸生姜湯), 사역산(四逆散), 소건중탕(小建中湯), 오수유탕(吳茱萸湯), 온리(溫裏), 진무탕(眞武湯), 황기건중탕(黃耆建中湯), 회양(回陽)

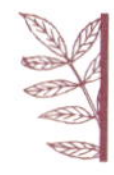 거풍지제(祛風之劑 3첩)

독할탕(毒活湯), 위풍탕(胃風湯), 천궁다조산(川芎茶調散)

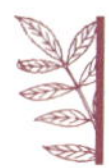 공리지제(攻裏之劑)

도핵승기탕(桃核承氣湯), 마자인환(麻子仁丸), 사하소승기탕(瀉下小承氣湯), 조위승기탕(調胃承氣湯)

 발표지제(蹳 表之劑 14첩)

갈근탕(葛根湯), 계지탕(桂枝湯), 계지가작약탕(桂枝加芍藥湯), 독활갈근탕(獨活葛根湯), 마행감석탕(麻杏甘石湯), 마황탕(麻黃湯), 마황부자세신탕(麻黃附子細辛湯), 마행의감탕(麻杏意甘湯), 삼소음(參蘇飮), 소청룡탕(小靑龍湯), 승마갈근탕

(升摩葛根湯), 천궁다조산(川芎茶調散), 향소산(香蘇散), 형방
패독산(刑防敗毒散)

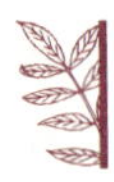 보양지제(補養之劑 18첩)

가미귀비탕(加味歸脾湯), 감맥대조탕(甘麥大棗湯), 계비탕(啓
脾湯), 귀비탕(歸脾湯), 보중익기탕(補中益氣湯), 사군자탕(四
君子湯), 사물탕(四物湯), 산조인탕(酸棗仁湯), 삼령백출산
(參苓白朮散), 십전대보탕(十全大補湯), 육미지황환(六味地黃
丸), 인삼양영탕(人蔘養榮湯), 위풍탕(胃風湯), 자감초탕(炙甘
草湯), 전씨백출산(錢氏白朮散), 청서익기탕(淸暑益氣湯), 팔
미지황환(八味地黃丸), 향사육군자탕(香砂六君子湯)

 사화지제(瀉火之劑 17첩)

반하사심탕(半夏瀉心湯), 백호탕(白虎湯), 삼황사심탕(三黃瀉
心湯), 세간명목탕(洗肝明目湯), 시호청간탕(柴胡淸肝湯), 양
격산(凉膈散), 억간산가반하진피(抑肝散加半夏陳皮), 용단사
간탕(龍膽瀉肝湯), 정부탕(淨附湯), 자음강화탕(滋陰降火湯),
죽엽석고탕(竹葉石膏湯), 청심련자음(淸心蓮子飮), 치자고탕
(梔子鼓湯), 청상방풍탕(淸上防風湯), 청열보기탕(淸熱補氣
湯), 황련해독탕(黃連解毒湯), 형개련교탕(荊芥蓮翹湯)

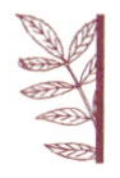

소도지제(消導之劑 6첩)

곽향정기산(藿香正氣散), 분소탕(分消湯), 불환금정기산(不換金正氣散), 인삼양위탕(人蔘養胃湯), 평위산(平胃散), 향사양위탕(香砂養胃湯), 평위산(平胃散), 향사양위탕(香砂養胃湯)

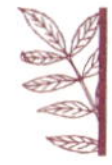

윤조지제(潤燥之劑 7첩)

당귀음자(當歸飮子), 맥문동탕(麥門冬湯), 소풍산(消風散), 윤장탕(潤腸湯), 자감초탕(炙甘草湯), 청열보혈탕(淸熱補血湯), 행소산(杏蘇散)

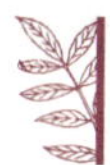

이기지제(理氣之劑 9첩)

가복령탕(加茯苓湯), 계명산(啓明散), 반하후박탕(半夏厚朴湯), 보중익기탕(補中益氣湯), 소자강기탕(蘇子降氣湯), 조등산(釣藤散), 안중산(安中散), 연년반하탕(延年半夏湯)

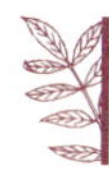

이습지제(利濕之劑 11첩)

맥문동탕(麥門冬湯), 방기황기탕(防己黃耆湯), 복령음(茯苓飮), 소반하가복령탕(小半夏加茯苓湯), 영계출감탕(苓桂朮甘湯), 오령산(五苓散), 오림산(五淋散), 인진오령산(茵蔯五苓散),

인진호탕(茵蔯蒿湯), 저령탕(豬苓湯), 평위산(平胃散)

 이혈지제(理血之劑 9첩)

가복령(加茯苓), 계명산(啓明散), 반하후박탕(半夏厚朴湯), 보중익기탕(補中益氣湯), 소자강기탕(蘇子降氣湯), 안중산(安中散), 연년반하탕(延年半夏湯), 정향시체탕(丁香柿蒂湯), 조등산(釣藤散)

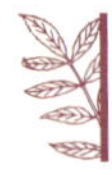 제담지제(除痰之劑 10첩)

과려지실탕(瓜呂枳實湯), 반하백출천마탕(半夏白朮天麻湯), 영계출감탕(苓桂朮甘湯), 영감강미신(苓甘姜味辛), 이격탕(利膈湯), 이진탕(二陳湯), 지축이진탕(枳縮二陳湯), 청습화담탕(淸濕化痰湯), 청폐탕(淸肺湯), 하인탕(夏仁湯)

 중화해독제(中和解毒劑 5첩)

내탁산(內托散), 을자탕(乙字湯), 의이인탕(薏苡仁湯율무), 탁리소독음(托裏消毒飮), 팔미대하방(八味帶下方)

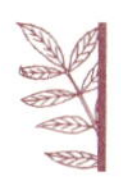 청서지제(淸暑之劑)

곽향정기산(藿香正氣散), 백호가인삼탕(白虎加人參湯), 오령산(五?散), 청서익기탕(淸暑益氣湯)

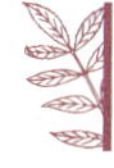 표리지제(表裏之劑 7첩)

갈근황련탕(葛根黃連湯), 대자호탕(大紫胡湯), 방풍통성산(防風通聖散), 삼소음(參蘇飮), 오적산(五積散), 청상방풍탕(淸上防風湯), 향소산(香蘇散)

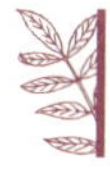 화해지제(和解之劑 10첩)

가미소요산(加味逍遙散), 가미온담탕(加味溫胆湯), 곽향정기산(藿香正氣散), 반하사심탕(半夏瀉心湯), 사역산(四逆散), 소요산(逍遙散), 소시호탕(小柴胡湯), 죽여온담탕(竹茹溫胆湯), 황령아교탕(黃連阿膠湯), 황련탕(黃連湯)

참고 : 상용 방제 처방은 中醫 方劑學 음양출판사 편집부역 1991년 참조

참고 : 모든 옹저와 창종을 다스리는 운모고(雲母膏)의 처방전 (40종 약재), 운모(雲母)=150g, 염초(焰硝)=150g, 감초(甘草)=150g, 괴지(槐枝)=75g, 유지(柳枝)=75g, 진피(陳皮)=75g, 상백피(桑白皮)=75g, 측백엽(側柏葉)=75g, 수은(水銀)=75g, 천초=18.75g, 백지(白芷)=18.75g, 몰약(沒藥)=18.75g, 적작약(赤芍藥)=18.75g, 관계(官桂)=18.75g, 당귀(當

歸)=18.75g, 염화(鹽花)=18.75g, 황기(黃?)=18.75g, 혈갑(血蝎)=18.75g, 창포(菖蒲)=18.75g, 백급=18.75g, 천궁(川芎)=18.75g, 목양(木香)=18.75g, 백렴=18.75g, 방풍(防風)=18.75g, 후박(厚朴)=18.75g, 사향(麝香)=18.75g, 길경(桔梗)=18.75g, 시호(柴胡)=18.75g, 송지(松脂)=18.75g, 인삼(人蔘)=18.75g, 황금(黃芩)=18.75g, 창출(蒼朮)=18.75g, 초용담(草龍膽)=18.75g, 합환피(合歡皮)=18.75g, 유향(乳香)=18.75g, 부자(附子)=18.75g, 백복령=18.75g, 양강(良薑)=18.75g, 황단(黃丹)=525g, 청유(淸油)=1500g, 이상 약재가 들어 운모 고를 만들어 혈액형에 관계 없이 누구나 모든 창종을 다스리는 약재가 됩니다. 이제는 이렇게 많은 약재가 필요 없이 병을 다스리는 독자에게 맞는 혈액형에 따라 5종을 처방하나 손발이 열이 많으면 양성, 차면 음성으로 대별하여 3~5종 약재로 처방하여 복용하면 됩니다.

6
CHAPTER

민약편

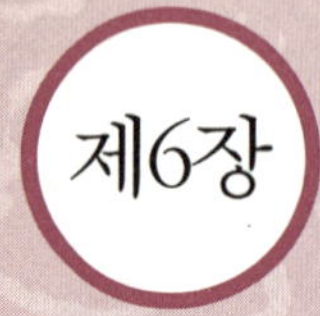

민약편

산약초 112종 활용(민약에서 처방)

산약초 112종 활용(민약에서 처방)

산야초 식물이 질병에 효능을 있으나 아직 현대의학의 수준으로 규명되는 것은 극히 일부이고, 효능 자체가 있는지 없는지 불확실하다는 이유만으로 외면하고 일부 효능이 있는 것은 과장하여 건강식품을 만병약으로 포장하여 노인들을 괴롭히고 있다.

모든 식물마다 고유의 약초가 두 가지 이상의 약재가 혼합되면 전혀 다른 제삼의 성분으로 다른 효과가 나타나 불신을 초래하기도 한다. 이런 산약초의 다양한 효능에 대해 독자들은 이해하기 바란다.

길가의 잡초에도 약의 성질이 숨어 있어 각 성분은 모두 질병을 퇴치하는 약성의 힘이 바로 인체를 다스리고 주위에 풀 한 포기에도 각종 성분이 동물이나 인간들을 건강하게 만들어주는가 하면 독성으로 죽기도 한다.

산야초 112종을 선별하여 산 약초라 하고 그 활용법을 제시하고자 한다.

브라질의 카스트로 박사가 조사한 식이요법 연구 논문에서 아프리카 오지에 사는 종족은 1년에 470종의 자연식품을 다양하게 먹고 있는데 이들 중 성인병과 그 외의 희귀병을 찾아볼 수 없다. 한편 서구문

명생활을 하는 서구인들은 1년에 67종의 식품 만을 먹고 있는 까닭에 심장병·당뇨병·각종 암과 성인병이 빈발하고 어린이나 유아들의 선천성 희귀병이 늘어나고 있다는 사실이 역학 조사결과 밝혀졌으니 우리의 산야에 널려있는 약초들을 귀중한 식품으로 식생하길 바란다.

고랭지(해발 700~800m)에서 자생한 산야초 식물은 특정 체형에 유해 인자를 함유하고 있지 않을뿐더러 유독성은 극히 제한적이며 인체의 생리적 자정(自淨), 자생(自生) 능력을 자극하여 오장육부의 기능을 강화하는 작용을 하므로, 굳이 혈액형에 따라 분류할 필요없이 고유성분과 증상에 따라 사용하고, 한방과 민방의 처방은 대체로 호환성이 있어 비교 처방은 생략한다.

 ## 감국

(Chrysanthemum indicium L.)

약명 : 고의(苦薏). 이명 감국화, 강성화라 했으며 한반도 북부와 만주 산야에 흔히 볼 수 있는 본초

효능 : 부인 유종(乳腫)과 음종(陰腫), 풍열두통(風熱頭痛)

성분 : 스타카드린, 콜린, 아테닌 크리산테민, 프로비타민 A, B1 등이 있다.

처방 : 민약에서 꽃을 햇볕에 말린 것을 다려서 감기와 두통증 또는 어지럼증을 다스리고 생잎은 즙을 내 바르면 정종통(疔腫痛) 화농균의 침입으로 피하 결재 조직에 생기는 부스럼과 가려움증에 유효하다.

• 두통이나 복통에 꽃을 1일 5g 달여 마시면 효과가 있다.

• 부인유종과 음종에 감국 전체를 술에 타서 마시고 찌꺼기를 환부

에 붙이고 부인음종에는 감국을 삶아 탕의 김을 쏘이고 그 탕물로 반신욕을 하면 효과가 좋다.

- 풍열, 두통에 감국, 천궁 각각 3.5g 가루로 만들어 1일 1g씩 차 대신 복용하면 효과가 있다.
- 혈관순환장애, 소화불량, 만성위염 등에 국화주로 감국 30g, 천궁, 생지황부리 각각 20g과 찹쌀 2되, 누룩 1되로 술을 빚어 식전 1잔씩 5일~7일 동안 나뉘어 먹는다.

겨우살이
(Viscum album)

약명 : 상기상. 이명 더부살이, 기생초 등

효능 : 간심제, 면역성강화, 모세관벽강화, 항암, 혈압강화

성분 : AB형에 명약이고 성분은 콜린(Cholline), 아세틸콜린(Acetylcholline), 페놀산(Phenolicacids), 비스코독신(Viscotosxin), 알카로이드(alkaliod), 플라보노이드(platinoid) 등이 함유되어 있다.

처방 : 간심제, 진정, 소염, 항암, 면역성강화, 혈압강화, 이뇨, 혈관확장, 모세관벽강화, 심장박동을 느리게 하는 작용을 한다.

- 고혈압, 동맥경화, 난소암, 폐암, 방사선 치료로, 발효시켜 만든 항암제 이스카도르(Iscador)를 1928년 개발해 사용하고 있다.
- 고혈압, 동맥경화에 어린 가지를 잘게 썰어 1일 10~20g 청수 1l 를 1/2로 달여 3회 복용하면 소화불량에 도움이 된다.
- 난소암, 폐암에 마른 잎을 분쇄하여 1일량 6순가락을 2컵 정도의

301

청수에 8시간 정도 재워 1일 3회를 꾸준히 복용하면 효과가 있다.
- 방사선 치료로 인하여 파괴된 세포 활성 등에, 1월에 채취한 잎을 그늘에 건조 후 차로 만들어 1일 3~5회 마시고, 1:1 비율로 25~30% 술에 담가서 30일이 지난 후에 1일 2~3ml 지속적으로 마시면 세포 활성화에 효험이 있다.

주의 : 다량섭취는 비스코독신(Viscotoxin)으로 심장활동 장애를 일으키고 열매는 독성이 강하므로 복용을 금한다.

고삼
(Sopbora flauescens AIT.)

약명 : 고삼. 이명 산괴자, 산괴수, 지괴수, 야괴수, 지괴근, 야괴근, 산두근, 산괴자, 백경, 괴마근자, 지삼, 고식, 야괴, 기괴, 수괴, 호마, 잠경능랑, 고골쓴너삼, 넓은잎삼, 도둑놈 의지팽이, 뱀의정자나무, 가마뜨베넝굴 등으로 불려지고 나무같이 자란 풀이다.

효능 : 신장병, 심장병, 피부농양

적용 : 강장, 건위, 회충구제, 해열제, 진통제, 이뇨, 피부병, 뇌창, 설사, 해열

처방 : 약용으로 뿌리 및 꽃과 잎이 쓰며 전체에 향이 있고 한방과 민약에서 건위, 진통, 구충, 살충, 학질, 농약흡입 등에 약재로 활용하고 있다. 뿌리를 달인 즙은 창독, 안질, 강장제 등에 쓰인다.

- 설사, 해열, 농약 흡입 세척용으로 널리 쓰인다. 굵은 것은 쪼개어 표피를 벗겨서 건조시켜 0.5~1cm로 갈라서 쓰고 꽃필 때 풀 전체

를 채취해 말려서 사용한다.

- 신장병, 심장병, 자궁내막염, 대하증, 산후졸도, 탈모지, 피부병, 나병 등에 근경을 5.15g을 청수 0.5 *l* 로 달여 0.3 *l* 졸인 즙을 1일 3회 복용하면 효과가 있다고 전해져 왔다.
- 한방에서는 약성이 쓴맛으로 대개 외과 약으로 건위, 소화, 징가(徵假), 적취(積聚) 특히 자궁암, 위암에 특효약으로 사용하고 심북결기(心腹結氣), 정장작용에 사용한다.

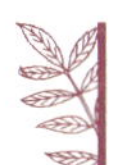 **구절초**

(Chrysanthemum zawadskii var. tenuisectum)

약명 : 선모초(仙母草). 이명은 고봉, 고고, 창다구이, 들국화, 산바위, 구절초 등으로 불리운다.
효능 : 강장, 부인병, 식욕촉진
적용 : 보익, 신경통, 정혈
처방 : 민약과 한방에서 처방을 함

- 꽃을 약간 말려서 술을 담그며 국화주는 강장, 식욕, 촉진제가 된다. 1일 사용량 12~20g 사용
- 마른 꽃과 꿀을 적당히 배합하여 30도나 45도 술에 담가 약 1개월 경과 후에 복용하면 효과가 있다.
- 소종(消腫)으로는 짓찧어 환처에 붙인다.

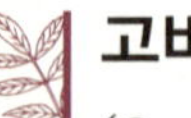

고비
(Osmunda japonica THUMB.)

약명 : 구척(狗脊). 이명은 고비나물, 미채, 미등

효능 : 각기, 임질(淋疾), 부종(浮腫)

적용 : 수종(水腫), 요통(腰痛)

처방 : 식용·약용으로 새로 나온 새싹을 봄에 채취하여 삶아서 고비
나물로 먹고, 우리내는 미채(薇菜)라 하여 민약에서 풀 전체를
임질, 각기, 수종 등에 쓰고 목과 등이 뻐근하고 허리와 무릎이
저리고 아프며 다리에 힘이 없을 때 뿌리를 녹차량 만큼 다려
서 마시면 효과가 있다.

- 수종과 충을 없애며 잎을 달여 복용하면 임질, 각기병에 효과가 있
다. 허리와 무릎 관절이 아플 때 잎을 달인 즙으로 찜질하면 효과가
있고 소장을 청결하게 하며 이뇨(利尿), 부종(浮腫) 등에 쓰인다.
- 상처가 있는 곳에 붙이면 지혈제로, 잎 양면의 섬유는 채취하여 출
혈에 쓰면 좋고 고비는 속을 편하게 하는 대신 많은 양은 양기(陽
氣)가 쇠약해진다. 本草備要에 기록

고사리
(Pteridium aquilinum var. Latiusculum)

약명 : 궐채(蕨菜). 이명은 권두채(卷頭菜), 길산채(吉祥菜), 여의채(如
意菜), 궐인채(蕨人菜), 궐아채(蕨牙菜), 궐분(蕨粉), 궐태(蕨
䈽), 궐(蕨), 고사리나물, 고사리밥, 층층고사리 등

효능 : 강장, 이뇨, 자양, 탈황

적용 : 강장제, 서열(暑熱)

처방 : 식용, 약용으로 민약으로 풀 전체를 약용으로 사용한다.

- 서열, 이뇨, 통변, 부종, 통경 등에 약으로 쓰이고, 성분 중 석회질 함량이 다른 식물에 비하여 많아 치아가 튼튼해진다고 한다.
- 가을에 잎이 단풍들 무렵 고사리 뿌리를 채취하여 깨끗한 물로 씻어서 가루를 만들어 복용하면 자양강장제로 효과가 뛰어나며 해열에도 효과가 크게 작용한다.

고수

(Coriandrum sativum L.)

약명 : 호유실(胡荽實). 이명은 향채자(香菜子), 원유자(芫荽子), 호유유(胡荽油), 고식풀, 고수풀, 빈대풀 등

효능 : 구풍, 독창, 이질, 해독

적용 : 거담, 건위, 발한(發汗)

처방 : 식용 · 약용으로, 한방과 민약으로 뿌리를 진정 · 차풍 · 고혈압 등에 약재로 쓰이고 씨는 건위 · 구풍 · 발한 · 거담 등에 쓰이며 1일 2~6g을 달여 마신다.

- 소아의 독창 · 치질 · 고기중독 · 하혈에 치료가 되고, 풀 전체를 건조시켜 복용하면 소화 작용과 소장의 기(氣)를 통하게 하고 창(瘡)을 다스린다.
- 씨는 대변하혈(大便下血)에 뜨거운 떡 속에 넣어 먹고, 학질에는 풀을 짓찧어 생즙을 내 술 반 잔에 타서 마신다.

고추나물

(Hypericum erectum THUNB.)

약명 : 소련교(小連翹)

효능 : 신경통, 지혈, 타박상

적용 : 지혈, 외상, 구충, 연주창

처방 : 본초강복에 연교는 원래 약명이며 씨는 해독재로 쓰였는데 十
二編에는 창약(瘡藥), 부스럼에 쓰는 약 중에서도 요약이라 했
다. 민약에서 심화(心火), 삼초화(三焦火)를 청화시켜 주며 배
농(排膿), 지통, 생기, 살충, 지혈, 외상, 구충, 연주창, 소종(小
腫), 창양(瘡瘍) 등에 효과가 크다고 한다.

- 한방과 민약에서 排膿(배농) · 지통 · 생기 · 살충 · 소종(小腫) · 창
양(瘡瘍) · 성약(聖藥)이라 하고, 해열 · 소염(消炎)작용과 모세혈
관의 취약성을 증강시켜주고 세균을 포함한 일체의 병인성(病因
性)을 억제하며 임파선 · 연주창 · 나력 등에 특효약으로 동이의서
(東夷醫書)에 기록되어 있다.
- 꽃 필 때 줄기와 잎을 짓찧어 그 즙을 타박상 상처에 바르면 특효가
있고 지혈 · 류머티즘 · 신경통에 효과가 있다.
- 줄기와 잎 마른 것을 한 번에 5g을 달여 마시면 부인산기의 요복
통 · 황달 · 부종 · 두통 등에도 효과가 있고, 달인 즙으로 습포를
하면 류머티즘 · 절창(切瘡) · 타신(打身) · 근골통(筋骨痛) · 종
기 · 인후 · 카타르 등에도 효과 있다.

참고 : 세종대왕 때, 중창병 치료제로 사용하였으나 혈액형을 모르는 것이 필
자로서는 안타까운 일이다.

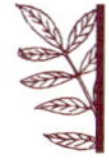 골풀
(Juncus effusus var. decipiens BUCHEN)

약명 : 등심초(燈心草), 등심(燈心) 이명은 린(藺), 수등심(水燈心), 야
석초(野席草), 용수초(龍須草), 벽옥초(碧玉草), 藺草, 翠菅, 수
총(水蔥), 골속, 질골, 골풀속산 등

효능 : 불면증, 심한(心汗)

적용 : 진통, 지혈, 이뇨, 오림, 편두선염

처방 : 관상용 · 약용으로 쓰이고 한방과 민약으로 풀 전체를 금창 ·
진통 · 지혈 · 이뇨 · 오림 · 편두선염 · 외상 등 약재로 쓰인다.

• 잠이 들지 않고 불면증에 등심초 전체를 말린 것 12g과 청수 12 *l*
를 달여 6~8 *l* 를 차 대신하여 수시로 복용하면 효과가 있다.
• 생풀을 사용 용도에 따라 적당량을 짓찧어 지혈과 급창 · 외상에
즙으로 만들어 바른다고 한다.

곰취
(Ligularia fischeri (LEDEB.) TURCZ)

약명 : 없음. 이름은 곰취

효능 : 신경통, 종기

적용 : 진통, 보익, 진정

처방 : 민약에서 종기의 화농을 빨아내는 특효약으로 쓰이고 진통 ·
보익 · 진정 등에 약으로도 쓴다.

- 곰취 잎을 어깨결림에, 잎을 그을려 붙인다.
- 부스럼, 신경통, 생손아리 유종 등 같은 방법으로 쓰면 효과가 있다.

참고 : 곰취나물은 강원 산간 이북 지방에 자생한 것이 유명한 나물로 이름나
있다.

금불초
(Inula britannica var chinensis REGEL.)

약명 : 旋覆花(선복화). 이명은 金錢菊(금전국), 유월국(六月菊), 金佛
草(금불초) 등

효능 : 거담, 건위, 복수

성분 : 이눌린 50%, 스테롤, 정유, 알카로이드, 헬레닌(쓴맛 나는 성
분), 점액질 등이 함유되어 있다.

처방 : 거담, 진해, 이뇨, 방부, 강장, 담 촉진, 항 박테리아, 발한, 소화
촉진, 살균작용 등 기침, 기관지염, 소화기장애, 십이지장, 요
충, 이질, 천식, 호흡기 질환 등에 효과가 있다.

- 거담, 상한, 절상, 설사약으로 꽃을 말려서 달여 마시면 효과가 있
다. 1일 10~20g을 증상에 따라 40g 이하 복용
- 꽃은 痰(담)이 많은 것을 없애고 腹水(복수)를 내리게 하며 위를 열
어주고 嘔逆(구역)을 멎게 하고 소변을 고르게 하고 눈을 밝게 한다.
- 꽃은 血脈(혈맥)을 잘 통하게 하고 痰結(담결) 대장의 水腫(수종)과
頭目颷(두목풍)을 없애고 대장이 냉하고 허한 체질엔 쓰는 것을 삼
간다.

- 만성호흡기 질환과 소화촉진, 간 기능강화에 뿌리 20~40g 청수 20 *l* 로 1 *l* 되게 달여 1일 2회 한 컵씩 3일 복용하고 생즙 40g을 내어 복용하되 토정 꿀 한 숟가락을 타 마셔도 됩니다.

참고 : 유럽에서 동물실험에 혈압을 내리고 진정작용 및 스트레스 등에 효과가 있어 고혈압 · 불면증 환자에게 임상실험에 성공했다는 보도가 있다.

개구리밥

(spirodela polyrhiza(L), SCHLEID)

약명 : 부평초, 수평, 자배 이명은 평초, 자평, 수평, 부평, 자배부평, 다근부평, 개고리밥, 머구리밥 등

효능 : 중풍에 의한 반신불수

적용 : 강장, 발안, 해독제

처방 : 한방과 민약에서 풀 전체를 약으로 사용한다.

- 지사, 교독, 수독, 양모, 이뇨, 임질, 창종, 화상, 강장, 발안, 해독제로 쓰며 최근 관상용으로 쓰인다.
- 발열수종, 암종에 잎 300g을 말려 새끼손가락 끝마디 만한 환(丸)을 만들어 저녁마다 두 알씩 씹어 먹고 땀을 내면 효과가 있다. 1일 6~12g 사용한다.

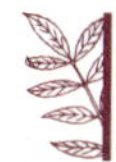

개연꽃

(Nuphar japonicum DC.)

약명 : 천골(川骨) 이명(異名)은 평련초(萍蓮草), 건연(建蓮), 평련(萍蓮), 일본평련초(日本萍蓮草), 개연, 긴잎련꽃 등

효능 : 산전 산후 보양제(補養濟)

적용 : 보혈, 허약체질

처방 : 관상용 · 약용으로 쓰이고 한방과 민약에서 뿌리와 잎을 가을부터 이른 봄에 채취하여 조각으로 건조, 사용한다.

- 보혈, 산후보양제로 1일 6~10g을 청수 0.6 *l* 로 달여 3회 이상 마시면 되고 강장, 지혈, 부인병에 효과가 있다.
- 한방처방에는 팔미(천골, 복령, 계피, 작약, 당귀 20g씩, 천궁, 홍화 12g씩과 정자 8g)를 조합하여 15봉을 만들어 1봉에 청수 0.3 *l* 부어 달인 후 1일 3회 복용하면 보혈 · 허약체질에 효과가 크다.

 ## 까마중

(Solanum nigrum L.)

약명 : 용규(龍葵). 이명은 야해초(野海椒), 용안초(龍眼草), 흑성성(黑星星), 천가(天茄) 강태, 까마종이, 깜뚜라지 등

효능 : 기관지염, 이뇨, 해열제

적용 : 호흡기질환, 눈병

처방 : 식용 · 약용으로 쓰이고 민약으로 풀 전체를 학질, 신경통, 간장, 이뇨, 진통, 종기, 탈항, 대하증, 좌골신경통 등에 명약으로 쓰이고 있다. 1일 사용량 전초 15~30g, 생 것은 30~40g

- 해열, 기관지염, 호흡기질환, 눈병 등에 꽃과 열매가 달려있는 가을

에 전체를 채취하여 말려 1일에 0.5g~1g을 청수 0.5 *l* 부어 달여 복용하면 효과 있다.

주의 : 검게 익은 열매를 10~20개 먹으면 보신이 되고 열매나 풀의 많은 양은 독성이 있으므로 주의해야 한다.

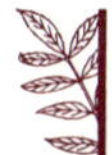

깽깽이풀

(Jeffersonia dubia BENTH.)

약명 : 상황련(常黃連). 이명은 토황련(土黃蓮), 모황련(毛黃蓮), 당황련(唐黃蓮), 천황련(川黃蓮), 조연(朝蓮), 황련(黃蓮), 천련(川蓮), 황련목(黃蓮木), 양호귀초(洋虎耳草), 중국황련(中國黃蓮), 조선황련(朝鮮黃蓮) 등

효능 : 건위, 복통, 설사

적용 : 이뇨, 하리, 당뇨, 임질

처방 : 관상용, 약용으로 쓰이고 한방과 민약에서 뿌리를 이뇨, 하리, 당뇨, 임질, 건위 등의 약재로 없어서 안 될 풀이다.

• 민약에서는 황련 3~6g을 청수 200*ml* 에 부어 100*ml* 정도로 달여서 1일 식후 3회 복용하면 복통과 설사에 효과가 크다.
• 태어날 때 위장이 약한 사람이 평소 복용하면 위장이 건강해지는 효과가 있다고 한다.

참고 : 처녀시절 성교 경험이 있는 여성이 결혼 후 임신초기 상황련 또는 꿀풀과 하고초 20g, 결명자 20g, 청수 1ℓ , 부어 0.5ℓ 되게 달인 후 1일 3

회 14일 장기복용하면 태아의 태독 · 태습에 효과 있다. 복용 후 성교를 삼간다(황실귀족처방).

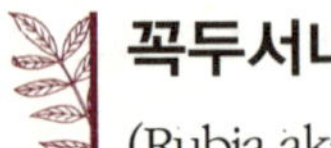 ## 꼭두서니
(Rubia akane NAKAI)

약명 : 천초(茜草). 이명은 대천초(大 茜草), 풍차초(風車草), 토천초(土 茜草), 팔선초(八仙草), 과산룡(過山龍), 낭랑권(娘娘拳), 소활혈(小活血), 입골단(入骨丹), 홍등자(紅藤子), 여인홍(女人紅), 모괴(茅傀), 홍천(紅 茜), 가삼사리, 갈기꼭두서니 등

효능 : 구내염, 월경불순, 이뇨, 통경

적용 : 해열, 강장, 정혈, 풍습

처방 : 식용 · 공업용 · 약용으로 쓰이고 어린잎은 나물로 먹고 뿌리는 옷감 염료로 널리 쓰이며, 약재로는 월경불통에 효과가 있고 한방과 민약에서는 뿌리를 황달 · 지혈 · 토혈 · 뇨혈 · 통경 · 해열 · 강장 · 정혈 · 풍습 등에 약재로 쓰인다.

• 여성(女性)의 경수(經水)가 잘 나오지 않을 때 열매를 달여 먹으면 반드시 효과가 있고 말려서 20~30알을 하루분으로 10~15g 달여 복용하면 월경불순에 탁월한 효과가 있다.

• 뿌리 말린 것 10g에 청수 500cc의 그 반이 될 때까지 달여서 1일 3회 복용하면 효과가 있고, 달인 즙으로 이뇨 · 구내염 · 편도선염 · 잇몸염증 등에 상처 부위에 바르면 효과가 있다. 천년약물대사전에 기록.

꽃무릇
(Lycoris radiata HERB)

약명 : 석산(石蒜). 이명은 산두초(蒜頭草), 우팔화(又八花), 산두초(蒜頭草), 용과화(龍瓜花), 노아산(老鴉蒜), 산오독(蒜烏毒), 사화석산(沙花石山), 삼십육각(三十六桷), 오독(烏毒), 야산, 바퀴잎사상화 등

효능 : 늑막염, 심장염, 복수가 찬 병

적용 : 폐결핵, 백일해, 각혈, 급만성기관지염

처방 : 관상용 · 약용으로, 한방 · 민약에서 인경을 거담 · 창종 · 적리 · 폐결핵 · 백일해 · 각혈해열 · 급만성기관지염 등에 약재로 널리 사용하고 땅속에 비늘줄기를 사용하는데 거담약을 만들고 또는 아베바 · 적리 · 디스토마나 피하주사용 신약으로 만든다.

• 물고인병 · 늑막염 · 신장병 · 각기병 등에 민약에서 효과가 있고 거담약으로 사용하는데 1일 생뿌리 0.3g을 청수 0.18 l 로 달여 복용하고, 늑막염 · 복막염 · 신장병 · 각기병의 물 빼는 데는 피마자씨 17~18알을 잘게 빻아서 여기에 인경 큰 것 한 개(작은 것은 2~3개)를 강판에 갈아서 잘 섞어 창호지에 두껍게 발라 붕대나 가재로 감아두면 약 열 시간이 지나 물기가 소변이나 대변으로 나오는데 이것을 5~6일 계속하면 효과가 있고 10일간 계속해도 차도가 없으면 치료를 중단한다.

• 발뒤꿈치의 중앙에 뜸을 7회씩 매일 뜨고 창호지에 바른 약을 발라 붕대로 감아두면 더욱 효과가 있고 인경을 생채로 잘 으깨어 이것을 창호지 같은 종이에 발라 백선(白癬) 같은 병 또는 기생충이 있는 곳에 바르면 효과가 있다.

 꽈리

(Physalis alkrengi var. francheti (MASTERS)HORT)

약명 : 산장초(酸漿草), 산장근(酸漿根) 이명은 홍낭자(紅娘子), 수분자 (水粉子), 등룡과(燈龍瓜), 산장과(酸漿瓜), 야목과(野木瓜), 폐 금등(掛金燈), 왕모주(王母珠), 등룡초(燈龍草), 야호초(野胡草), 포포초(泡泡草), 홍과랑(紅瓜襄), 홍고랑(紅姑娘), 금등룡(錦燈 龍), 산장(酸漿), 고낭(姑娘), 고아방두글, 꾸아리, 꼬아리 등

효능 : 돼지고기 먹고 체한데, 통풍(痛風)

적용 : 간경화, 통경, 후통, 진통, 거풍, 임파선염

처방 : 한방과 민약에서 널리 쓰이고, 줄기ㆍ잎ㆍ뿌리는 풀 전체를 햇 볕에 건조시켜 다섯 포기를 청수 한 주전자에 채워 달여 차처 럼 마시면 습(濕), 이(利), 열(熱)을 제거하고 폐(肺)를 맑게 하 며 해(咳)를 치료한다. 열매는 난산(難産) 등에 쓰이고 전체에 이뇨작용이 강해 통풍 약으로 예부터 널리 쓰였다.

• 해열, 통경, 이뇨, 후통, 진통, 거풍, 임파선염, 임질, 난산, 임질, 난 산, 자궁염, 수란관염, 난소염, 황달, 늑막염, 간염, 간경화, 해독, 사 독, 기생충 등 풀 전체와 열매를 약재로 다양하게 사용하고 뿌리는 히스틴딘 성분이 다량 보유하여 여성의 임질, 난산, 자궁염, 수란관 염, 난소염과 자궁 긴축(緊縮) 유동을 촉진하고 풀은 고미질(苦味 質)과 열매에 프이자런이 함유되어 있어 황달, 늑막염, 간염, 간경 화 등에 약재로 사용하고 있다.

• 꽈리는 성질이 차고 맛은 시며 열의 번만을 다스리고 통리하고 난

산과 후비를 다스리고 돼지고기 먹고 체한데 뿌리를 달여 먹으면
즉시 통리된다.

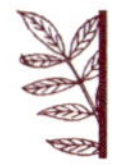

꿀풀
(Prunella vulgaris LINNE var lilacinaNAKAI)

약명 : 하고초(夏姑草). 이명은 양호초(羊胡草), 봉두초(峰頭草), 내동
초(乃東草), 칠색초(鐵色草), 금창소초(金瘡小草), 오공초두(蜈
蚣草頭), 하고두(夏姑頭), 하고구, 꿀방망이, 가지골나물, 두메
꿀풀 등

효능 : 월경불순, 임질

성분 : 루틴, 플라보노이드, 아쿠빈배당제, 지반산, 탄닌, 정유, 비타민
A, B, C, K, 쓴맛 성분 등이 함유되어 있다.

처방 : 한방과 민약에서 풀 전체를 강장 · 고혈압 · 자궁염 · 이뇨 · 해
열 · 안질 · 갑상선종양 · 임질 · 두창 등 약재로 쓰이고 부드러
운 싹은 나물로 먹고 꽃은 이뇨제로 쓰이고 줄기와 잎은 나력
(瘰癧), 子宮病, 혈을 통하게 하고 눈병 등에 효과가 있다.

• 이뇨제 · 임질 · 월경불순 · 방광 · 하탈 · 신장병 · 적리 · 건위 또
는 히스테리 · 폐병 · 늑막염 · 눈병에 많이 쓰였고 하고초 20g, 결
명자 20g, 청수 1 *l* 부어 0.5 *l* 되게 달인 후 1일 3회 마시면 임질과
눈병에 효과 있고 夏姑草를 달여 즙으로 씻으면 눈병에 효과 있다.
• 쓴맛 나는 이 식물은 나력(瘰癧), 영류(癭瘤), 파징가(波澄假), 산
결(散結), 습비(濕痺) 등에 특효이며 자궁병, 월경불순, 눈병, 이뇨
제에 효과 있고 결핵이나 결핵성 질환에 뛰어난 효과가 있다.

- 간염 · 고혈압 · 두통 · 눈병에 꽃과 대를 함께 1일 5~10g을 청수 1
  l 를 부어 1/2 줄여 3회 나눠 복용하면 효과가 있고, 말린 것을 40%
  술 0.5 l 에 16일 담가 마시면 설사치료와 봄철 입맛과 식욕을 요하
  는데 효과있고 잎과 줄기로 차를 만들어 마셔도 된다.

참고 : 여름(夏)나는 병에는 꿀풀을 사용했고 겨울(冬)나는 병에는 꽈리를 널리
　　　사용했다.

주의 : 해발 700m 이하에서 자생한 것은 O, B형 양성인에 신경안정제 효과
　　　좋고 열을 내리는 작용으로 AB, A형 음성인은 사용량이 과다하면 치
　　　명적일 수 있다.

꿩의비름
(Hylotelephium erythrostictum MIQ)

약명 : 경천초(景天草). 이명은 신화초(愼火草), 대엽경천(對葉景天),
　　　　지붕지기, 꿩비름, 섬나물 등

효능 : 부스럼, 땀띠, 종기

적용 : 강장, 단독, 대하증

처방 : 식용, 관상용, 약용으로 쓰이고 한방과 민약에서 풀 전체를 강
　　　　장제로 쓰인다.

- 단독(丹毒), 대하증(帶下症), 선혈 등에 약재로 쓰인다.
- 민약에서 부스럼, 땀띠, 종기 등에 경천초(景天草) 잎을 따서 겉껍
  질을 벗겨 내고 부드럽게 즙액이 잘 나오게 하여 환부에 붙이면 효
  과가 있다.

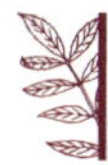

나팔꽃
(Pharbitis nil CHOIS)

약명 : 견우자(牽牛子), 흑축(黑丑), 백축(白丑) 이명은 나팔화(喇叭花), 조안화(朝顔花), 조일화(朝日花), 견우랑(牽牛郞), 견우화자(牽牛花子), 열엽견우(裂葉牽牛), 흑백축(黑白丑), 나발화 등

효능 : 충독

적용 : 야맹중, 사하제

처방 : 부종, 야맹중, 사하제, 수종, 이뇨, 낙태, 복통, 각기, 풍종, 태독 등 한방과 민약에서 씨와 잎을 약재로 사용한다.

- 민약에서 나팔꽃 잎 5~6장을 짓이겨 즙을 짜내어 벌레 물린 데에 바르면 효과가 있고 상처 부위에 꽃잎을 덮고 붕대로 감으면 통증이 제거된다.

냉이
(Capsella bursa-pastoris)

약명 : 제채(薺菜). 이명은 구륜초(九輪草), 양근초(羊筋草), 지인채(地人采), 제제채(薺薺菜), 대제(大薺), 사제(沙薺), 골피(骨皮), 나생이, 나숭게 등

효능 : 간기(肝氣), 목통(目痛), 지혈(止血), 청맹(靑盲)

성분 : 아밀콜린(Amines choline), 시스토스태롤(Sistosterol), 모노아민(Monoamines), 아세틸콜린, 알카로이드, 플라보노이드, 탄닌, 유기산, 사포닌, 겨자유, 수지 등 함유되어 있다.

처방 : 한방과 민약에서 풀 전체와 씨를 폐렴 · 이뇨 · 구충 · 두통 · 부종 · 생리통 · 월경불순 · 외상 · 위장염 · 임질 · 자궁내출혈 · 치통 · 토혈 · 해열 등에 활용하고, 냉이죽을 먹으면 간기 · 통리 · 피를 맑게 하고 눈을 밝게 한다.

- 자궁출혈 · 폐출혈 등 풀 전체를 엑기스로 만들어 강력한 지혈작용으로 널리 사용하고, 민약에서는 뿌리와 잎을 태워서 적리 · 복통을 치료하고, 뿌리 · 풀 · 씨를 달여 마시면 눈병에 효과가 있고, 뿌리를 달인 즙이나 갈아서 즙액으로 눈을 씻으면 유효하다.
- 풀 전체를 1일 20g 정도 청수에 달여 복용하면 폐렴, 위장염, 임질에 효과가 있고 구충, 두통, 빈혈에는 냉이를 짓찧어 즙을 내어 반 공기와 술 한 대포를 섞어 공복에 3일 정도 마시면 효과가 있다. 풀 씨를 볶아서 가루를 만들어 1회에 3.75g 가량 청수에 타서 마시면 큰 효과를 본다.
- 월경과다, 방관염, 설사, 치료와 출산 시를 달여서 탕제처럼 적은 사발로 0.3 *l* 가량 1일 3~5회 마신다. 서양본초 학자들은 자궁출혈 · 코피 · 산후 하혈 · 설사 등에 내복용은 건조품을, 외상용은 생 냉이를 권장하여 쓰고 있다.

주의 : 혈관을 수축시키는 작용으로 고혈압 환자와 자궁수축을 자극하므로 출산 후를 제외하고는 임신 중에 금함.

참고 : 야채섭취법–냉이 참조

노루발풀
(Pyrola japonica KLENZE)

약명 : 녹제초(鹿蹄草). 이명은 녹함초(鹿銜草), 파혈단, 일본녹제초
(日本鹿蹄草), 분홍노루발풀, 노루발 등

효능 : 각기, 능막염, 충독

적용 : 이뇨, 절상

처방 : 이뇨, 각기 절상, 충독 및 방부용으로 민약에서 풀 전체가 쓰이
고 뱀에 물렸을 때, 독충과 자상 등에 잎을 으깨어 짠 즙을 바르
면 출혈과 통증이 없어지고 짠 즙에 소금을 약간 넣어 사용하
기도 한다.

• 마른 잎 6~12g을 청수 0.5 *l* 에 달여 3회 나누어 복용하면 폐병, 늑막
염에 효과가 있고 달인 즙은 각기에도 뛰어난 효과가 있다고 한다.

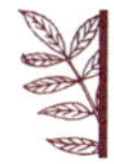

닭장이풀
(Commekina communis L.)

약명 : 복수초(福壽草), 수부초(水浮草), 압척초(鴨跖 草) 이명은 로초
(露草), 풍화초(嵐花草), 압식초(鴨食草), 야척초(野跖 草), 계관
채(鷄冠菜), 삼각채(三角菜), 람화채(嵐花菜), 압자채(鴨子菜),
능각산(菱角傘), 관람청(管藍靑) 죽엽활혈단(竹葉活血丹), 복
채(福菜), 닭개비, 닭의씨끼비, 닭의밑씻개, 달래개비, 닭의꼬
꼬, 닭이장출 등

효능 : 당뇨병

적용 : 귓병, 치병, 종통

처방 : 귓병, 치병, 종통 등을 다스리는 약재로 줄기와 잎이 널리 쓰인다.

• 풀 전체를 꽃이 필 무렵 채집하여 말린 후 잘게 썰어서 한 공기량에 청수 0.6 *l* 를 부어 끓인 후 차 대용으로 장복하면 특히 당뇨병에 효과가 뛰어나다.

참고 : 식용, 공업용, 약용으로 쓰이고 눈경엽(嫩莖葉=새로 나온 순과 어린 줄기와 잎)을 나물로 먹고 꽃잎은 즙을 내어 남색증구(藍色繪具=비단에 남색물 들이는 것)로 근래에도 쓰이고 있다.

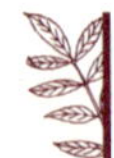 ## 더위지기

(Artemisia iwayomogi KITAMURA)

약명 : 인진호(茵蔯蒿). 이명은 사인진(四茵蒿), 조선인진호(朝鮮茵蔯蒿), 가인진(家茵陳), 석인진(石茵陳), 사절봉(四節蓬), 백호(白蒿), 인진(茵陳), 사철쑥, 인진고, 댕강쑥 더위자기 등

효능 : 황달, 간경변

성분 : 점유로서 베타피넨, 피렌, 스크리틴, 이크아민은 인진(茵蔯)을 주원료로 한 약재이다.

처방 : 태양경(太陽經), 방광(膀胱)에 들어가면 땀을 발(發)하고 배뇨를 하며 위와 비의 습열과 상한, 열광두통(熱狂頭痛), 학질, 황달약 등에 쓴다.

• 해열, 풍습, 이뇨, 황달, 창종 등에 약용으로 쓰이고 한방과 민약에

서 풀 전체를 약재로 다양하게 응용되고 성질은 약간 차며 맛은 쓰
고 맵고 독이 없으며 주성분은 점유로서 베타피넨, 키피렌, 스크리
틴이 함유되어 한방에서는 황달의 명약으로 1일 15~20g을 끓여서
복용하고 이뇨, 발한, 배뇨를 촉진하기 때문에 방광계로 쓰인다.
- 이뇨, 해열제로 사용하고 한방과 민약에서 황달에 하나뿐인 성약으
  로 이용되고 1일 사용량은 같다.

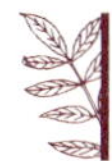

독말풀
(Datura stramonium L.)

약명 : 만타라자(曼陀羅子). 이명은 타라(曼陀羅), 만타라화(曼陀羅
        花), 취심화(醉心花), 구핵도(拘核桃), 大麻子, 취선도(醉仙桃),
        산가자(山茄子), 양총마(洋蔥麻), 라발화(喇叭花), 양금화(洋琴
        花) 등
효능 : 천식, 해수
적용 : 경풍, 간질, 뇌병, 히스테리
처방 : 한방과 민약에서 마취, 천식, 진통, 탈항, 각기, 경풍, 간질, 뇌병,
        히스테리 등 약재로 쓴다.

- 민약에서 풀 전체 및 열매, 잎을 천식발작으로 심한 고통에 씨 큰
  것 4개를 물에 먹으면 곧 멎는다.
- 잎을 말려서 담배를 피우면 간질 발작이 지연된다.

주의 : 많은 양을 복용하면 기억력이 감퇴한다.

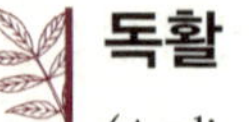

독활
(Aralia cordata THUNBERg)

약명 : 독활(獨活). 이명은 대활(大活), 토당귀(土當歸), 인가목(人伽木), 주마근(走馬根), 주마근통자(走馬根筒子) 등

효능 : 위암, 당뇨병, 신경통, 음낭습낭

적용 : 거담, 강장제

처방 : 한약과 민약에서 뿌리를 해열, 강장, 거담, 위암, 당뇨병 등에 약으로 쓰며 전채에서 향이 나는 식물이다.

- 묵은 뿌리를 캐내어 씻어 윗껍질을 벗겨 물에 담근 다음 햇볕에 말린 다음 5~10g씩 달여 마시면 중풍, 치통, 두통, 신경통, 현기증 등에 효과가 있다.
- 연하게 말린 것을 생으로 먹으면 두통, 감기, 류머티즘에도 효과가 있고 사상의학에서는 약성은 따뜻하고 독이 없으며 맵고 쓰며 간장성진통, 풍습(風濕), 동통(疼痛), 부인요통(夫人腰痛), 음낭습양(陰囊濕痒) 등에 명약으로 활용되고 있으며 1일 사용량 612g 이하를 사용한다.
- 흔히 중풍으로 입을 다물고 있는 환자에게 독활의 말린 뿌리 10g, 계피 4g, 식초 1g, 물과 같은 양으로 0.2 l (약 1합) 달여서 반량쯤 졸여 소주잔 두 잔씩 공복에 먹으면 효과가 있다고 한다.

참고 : 열매나 나무껍질로 빚은 술을 과피주라 하는데 또한 뿌리로 당근(根)주술은 가장은 물론 신경통에도 특효약이라고 동의보감에 기록되어 있는데 O형 음성에게는 특효약이다.

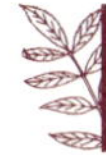

돌나물
(Sedum sarmentosum BUNGE.)

약명 : 야마치현. 이명은 佛甲草(불갑초), 석련화(石蓮花), 수분초(垂 盆草), 石上菜 등

효능 : 간염, 대하증

적용 : 선혈(鮮血), 소종, 해열, 해독

처방 : 민약에서는 잎과 뿌리를 선혈(鮮血), 간염, 대하증 등에 약으로 사용한다. 1일 15~40g 복용

- 간염(肝炎)이나 대하증에 줄기와 잎을 찧어서 즙을 낸 후 적당량을 1일 3회 반 컵씩 계속 복용해야 좋다.
- 돌나물은 어느 다른 풀보다 비타민C가 가장 풍부 한량에 영양소를 지니고 있는 풀이다.

떡쑥
(Gnaphalium affine D. DON)

약명 : 黍菊草(서국초). 이명은 耳草(불이초), 無心草(무심초), 왜떡쑥, 모자초(母子草) 등

효능 : 습진, 지해제

숭분 : 세 스 퀴 터 핀 락 토 (Sesquiterpene lactones), 비 사 볼 렌 (Bisabolene), 아브신틴(Absintinin), 안산 포리아세티린 (Antibiotic Polyacenes), 하 이 드 록 시 쿠 마 린 (Hydoxy coumarines), 퀴시틴이 함유되어 있는 플라보노이드, 탄인, 페

놀산, 이놀린, 튜죤, 튜졸 등이 함유되어 있다.

처방 : 민약에서 풀 전체를 지혈, 건위, 하리, 거담, 소화촉진, 구충, 항생, 담습생성촉진, 신경안정, 월경조절, 항류머티즘, 소염, 방부 등에 쓰이고 있다.

- 습진이나 옴에 고추와 함께 태워 그 재를 참기름에 버무려 바르고 쑥 태운 연기를 쏘이면 효과가 빠르다.
- 한방에서는 진해, 거담제로 달여 마시며 꽃을 말려서 담배의 대용으로 천식을 해소하고 기침과 담을 다스리고 폐속의 한사를 없애준다.
- 소화불량, 식욕부진, 위장염, 황달, 간염 치료에는 말린 잎 7~15g에 청수 0.8 *l* 를 부어 약한 불로 0.4~5 *l* 로 달여 1일 3회 복용하면 효과가 있다.
- 타박상, 벌레 물린 데나 옴에는 쑥 생즙이나 마른 쑥 우려낸 물로 환처를 자주 닦아내면 효과가 있다.
- 생리통, 월경불순, 간기능약화, 소화불량에 술을 빚어 복용할 수도 있다. 다만 1일 한 컵 이상 복용은 금물이다.

참고 : 튜죤, 튜졸 성분이 신경 독을 갖고 있는 것으로 알려져 영국, 미국에서는 술을 제조하는 것이 법으로 금지되어 있다.

 **띠**

(Imperata Cylindricauar koenigii(RETZ.)URAND et SCHINZ.)

약명 : 백모(白茅), 모근(茅根) 이명은 황모초(黃茅草), 백모근(白茅

根), 모초(茅草), 들띠 등

효능 : 월경불순, 천식, 황달, 수종, 폐병, 방관염

성분 : 유기산(레몬산, 초산, 사과산), 당(자당, 포도당, 사과당, 자일로스), 스테로이드, 칼륨, 코익솔, 아룬도인, 시드린 등이 함유되어 있다.

처방 : 한방과 민약에 근경과 화수를 이뇨작용, 신자염, 부종, 고혈압, 보익, 해열, 구토, 주독, 정혈, 소염, 종창, 월경불순, 지혈, 출혈, 피부염, 황달, 수종, 폐병, 방광염 등에 약재로 쓴다.

- 지하경(地下莖)은 10월부터 이듬해 봄에 꽃 이삭이 나오기 전에 잔뿌리를 제거하고 씻은 것을 말린(백모근이라 함) 1일 8~10g과 물 0.36 l 달여 약 0.27 l 가 되도록 해서 수시로 소주컵 한 잔씩 여러 차례 마시면 이뇨작용, 소염작용, 정혈제가 된다.

- 코피를 멈추게 하며 토혈, 각기, 부종, 천식, 월경불순, 당뇨병, 방광염, 황달, 감기, 복통, 백일해 등 효과가 있고 임질에 소두(小豆)를 첨가한다.

- 한방에서 약효는 약성은 맛이 달고 약리 작용은 통관(通關), 육혈(肉血), 어혈(瘀血), 토혈, 객혈 등에 특효약이며 이소변(利小便), 치갈저(治渴疽)에 효과가 있다.

- 급성신염에 모근 생것 40g을 청수에 달여 1일 3회 복용하면 효과가 좋고 어린이에게 백모근 25g을 달여 1일 2~3회 1개월 이상 복용하면 완치된다.

마디풀
(Polygonum aviculare L.)

약명 : 편축(篇蓄). 이명은 도생초(道生草), 저아초(猪牙草), 매듭나물, 돼지풀, 말풀, 백질 등

효능 : 설사병, 소화불량

성분 : 규산(Silicicacid) 40%, 아비큐라린(Avicularin), 플라보노이드, 탄인, 배당체, 사포닌 등이 함유되어 있다.

처방 : 한방에서 강한 수렴작용, 이뇨제, 곽란, 지혈, 황달, 부인음선, 외상, 치질 등에 효과가 있다고 한다.

- 민약에서는 풀 전체를 구충, 치질, 광란, 황달, 외치, 살충, 창종 등에 약재로 사용한다.
- 민간요법으로는 여름에 장 탈로 화장실 출입이 자주 일어나고 점액과 피가 섞여 나온 설사엔 마디풀 한 줌과 물 2홉으로 달여 1홉 정도 되게 하여 복용하면 효과가 있다고 한다.
- 꽃이 필 무렵 채취해 그늘에 말려 10~20g에 청수 1 *l* 부어 달인 물 0.5 *l* 를 1일 3회 복용하면 이질, 설사, 위궤양 등에 효과있고 위장염, 기관지염에는 20~28g에 청수 1 *l* 부어 달인 물 0.5 *l* 를 1일 3회 복용하면 효험이 있다.
- 신장장애, 신장결석, 요석제거에 호두와 민들레를 4:3:3비로 15:10:10g에 청수 한 되 달여서 차처럼 복용하면 효과가 있다.

 ## 마름
(Trapa japonica FLEROV.)

약명 : 능실(菱實). 이명은 능화(菱花), 능초(菱草), 기초, 능각(稜角), 말음풀, 새발마름, 골뱅이 등

효능 : 부인병, 술독, 위암, 자궁암

적용 : 해열, 제암, 간장

처방 : 한방과 민약에서는 해열, 제암, 간장제 등 약재로 쓰며 특히 암에는 열매 5개쯤 달여서 마셔도 효과가 있지만 전문가 처방이 좋은 효과를 기대할 수 있다.

- 핵과 10개, 번행 40g, 율무 30g, 이질풀 40g, 결명자 30g과 물 14 l 를 0.7 l 로 달여 하루에 3회 1회 반 컵씩 공복에 마시면 암에 효과가 있고 위암, 장궁암 등도 유효하다.
- 암에 약으로 등(藤)나무 덩굴의 혹을 쓰이기도 하는데 채취하여 칼로 깎아 말린 다음 큰 잔 한 잔을 처방에 추가하면 더욱 효과가 있다고 전해진다.

참고 : 암에는 마름, 번행, 비파잎, 등나무 덩굴의 '혹' 등 여러 종을 넣는 처방이 있지만 백병이 다 완치된다는 보장이 없다. 증상과 상태, 체질, 환경을 정확히 진단하여 호환성 약재를 가감할 것

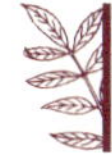 # 마타리

(Patrinia scabiosaefolia FISCH.)

약명 : 패장(敗醬). 이명은 야황화(野黃化), 여랑화(女郞花), 패장초(敗醬草), 토룡초(土龍草), 황화용아(黃化龍牙), 고마자(苦麻子), 고채(苦菜), 녹장, 마초(馬草), 택패(澤敗), 가양취, 미역취, 가얌취 등

효능 : 대하증, 산후혈행(産後血行), 유행성눈병

적용 : 부종, 토혈, 비혈, 지혈제

처방 : 한방과 민약에서 꽃과 뿌리를 안질, 화상, 단독, 청혈, 부종, 종
창, 개선, 소염, 대하증 등에 약재로 쓰인다.

- 유행성눈병에 민약에서 뿌리를 달인 즙으로 눈을 씻어 다스리고
  즙 1일 8~10g 정도 3회 복용하면 옹종, 부종, 토혈, 비혈, 대하증, 산
  후혈행, 복통 등에 특효가 있다.
- 어혈을 풀어주고 산후 모든 병을 다스리고 창, 음, 단독(丹毒), 눈
  병, 난청, 배농파혈(排膿破血)에 작용하고 뿌리 30g을 달여 1일
  8~10g을 3~4회 마시면 산후를 깨끗하게 한다.

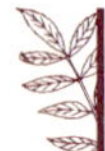 ## 맥문동

(Liriope platyphylla WANG et TANg)

약명 : 맥문동(麥門冬). 이명은 맥동(麥冬), 토맥동(土麥冬), 어자란(魚
子蘭), 맥문동초(麥門冬草), 소엽맥문동(小葉麥門冬), 세엽맥
문동(細葉麥門冬), 긴잎맥문동, 넓은잎맥문동, 작은잎맥문동,
겨우살풀 등

효능 : 강장, 거담제

적용 : 병목, 좌유, 심장병, 강심제

처방 : 한방과 민약에서 진해, 소염, 거담, 이뇨, 해열, 진정, 창종, 강
장, 병목, 좌유, 심장염, 강심제 등에 塊根(괴근)을 사용한다.

- 사포닌 성분이 들어 있어 가래를 없애고 기침을 멈추게 하며 위를
  보하는 강장의 묘약이라, 심장판막증에 괴근(塊根) 6g 물 한 컵(큰

컵)을 반 컵으로 달여 1일 3회 공복에 마시면 효과가 있다. 1일 사
용량 6~15g 복용
- 근(筋)을 빼고 햇볕에 말리면 한방 생약인 맥무동이 된다.

참고 : 혈액형 맞는 한약재편, AB형 약재 14번 참조

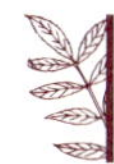 ## 메꽃

(Calystegia japonica (THUNB) CHOIS.)

약명 : 선화(旋花). 이명은 선복(旋覆), 일본천검초(日本天檢草), 일본
타완화(日本打碗花), 큰메꽃(天花), 미초(美草), 고자화(鼓子
花), 선화(旋花), 속근근(續筋根), 갯메꽃 등

효능 : 감기, 당뇨병, 여성불감증, 중풍

적용 : 천식, 이뇨, 정력재, 음양조절

처방 : 민약에서 꽃과 뿌리를 중풍, 천식이뇨, 감기 등 처방된다. 1일
사용량은 6~12g 복용.

- 꽃은 여성불감증, 방광염, 당뇨병, 이뇨제로 풀 전체를 45g 달여 3
일 복용하면 정력 감퇴에도 좋다.
- 뿌리를 30g 정도 달여 복용하면 신장부종에 효험있다.
- 꽃은 寒熱(한열), 邪氣(사기)를 다스리고 얼굴색을 좋게 하며 근골
을 굳게 하고 부스럼을 아물게 한다.
- 꽃은 혈액순환 작용을 하고 폐와 대장경 맥으로 痰結(담결)을 없애
고 대장수종을 다스릴 뿐만 아니라 頭目風(두목풍)을 없애며 뿌리
는 근육이 상한 데에 즙을 내어 바른다.

참고 : 음양조절기능으로 명인집안에서는 딸에게 결혼 1주일 전부터 메꽃차를
　　　먹게 하고 신랑에게는 메꽃주를 첫날밤에 여성이 처음 성교할 때 권장
　　　했다고 구전으로 전하여지고 있다. 오늘날 과학 속에서도 우리 조상들
　　　이 얼마나 지혜롭고 훌륭한 삶을 영위했는지?

 **맨드라미**

(Celosia cristata L.)

약명 : 계관화(鷄冠花). 이명은 백계두화(白鷄頭花), 홍계두화(紅鷄頭
　　　　花), 계관두화(鷄冠頭花), 계관해당(鷄冠海棠), 성지(城地)에서
　　　　계관화(鷄冠花)라 수탉의 벼슬 모양 같은 꽃 黃, 紅, 白色 등이
　　　　여러 품종이 있다.

효능 : 심장병, 자궁염, 치루하혈

적용 : 거담, 구토, 대하증, 설사, 하리

처방 : 한방과 민약에서 꽃과 씨를 지사제, 토혈, 뇨혈, 탈홍, 조경(調
　　　　經), 해해(解亥), 하리, 구토, 거담, 설사, 대하증, 자궁염, 적백
　　　　리(赤白痢), 치루하혈(痔漏下血) 등에 약으로 쓰인다.

• 꽃을 따서 말린 후 10g을 물 0.8~10 *l* 를 달여 0.4 *l* 를 1일 3일 식사
　사이 복용하면 치질의 출혈과 오래된 월경, 적리, 하혈, 백대하, 자
　궁염 등에 효과가 있다. 1일 6~12g 사용.

• 흰 꽃은 신장병, 임질 등에 효과가 있고 풀 전체 말린 것 20g을 달여
　마시면 산기(疝氣) · 심장병 등 효과가 있고 한방에서 피부소양진
　(皮膚搔痒疹), 씨를 지혈 · 해혈 등에 특효약으로 쓴다.

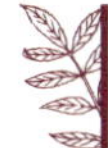

명아주
(Cbenopodium album uar centrorubrum MAKINO.)

약명 : 여채(黎菜). 이명은 학항초(鶴項草), 청려장(靑藜杖), 여고채(黎藁債), 학정초(鶴頂草), 홍심려(紅心黎), 붉은잎명아주, 명아줏대, 농장이, 룽장이 등

효능 : 천식에 특효약

적용 : 개선, 백전풍, 한창, 충독

처방 : 민약에서 잎과 줄기를 寒瘡(한창), 충독, 개선, 백전풍 등에 약으로 쓰고 독충에 물렸을 때 생잎을 짓찧어 즙을 내 바르면 해독된다.

- 충치의 통증에는 마른 잎을 달여 그 즙을 잎에 물고 있으면 통증이 멎는다고 하고 中風(중풍)에는 풀 전체 말려 40g을 달여 20g을 1일 3회 식사 30분 전후에 복용하면 효과가 탁월하다.
- 천식에 풀 전체 말려 60g과 물 2ℓ 를 부어 달여서 1ℓ 정도 되도록 졸여 1일 3회 3일간 나누어 복용한다. 藥草知識(약초지식)

민들레
(Taraxacum Platycarpum H.DAHLST)

약명 : 蒲公英(포공영). 이명은 황화랑(黃花郞), 금잠초(金簪草), 파차정(婆婆丁), 포공초(捕公草), 황화지정(黃花地丁) 등 同屬三鐘(동속삼종) 이상이 여러 나라에서 자생하고 있다.

효능 : 강장, 건위, 소화불량, 자궁암

성분 : 카로틴노이드, 테락사신, 테르펜노이드, 트리터펜스, 콜린탄닌, 스테롤, 정유, 무기질, 탄성고무, 소디움, 포타슘, 철분, 징크, 아스파라긴, 이놀린산, 마그네슘, 프로비타민 A, B, C 등이 함유되어 있는 식물이다.

처방 : 한방에서 결핵, 궤양, 옹종, 자상, 늑막염, 유방염, 대하증, 식중독을 제거하는데 뿌리를 말려 가루 한 수저에 청수 한 컵 붓고 약 15분간 약한 불에 달여 1일 3회 복용하면 특효약으로 쓰인다.

• 피부반점이나 사마귀에는 잎의 흰 유액을 바르면 효과가 있고 瘡(창)에는 민들레 전체를 짓찧어 술을 약간 부어 달여 마시면 효과가 있다. 1일 사용량 6~12g 사용

• 건위 및 강장, 정혈, 해열, 침한(寢汗)소화불량, 간장병, 부종, 위염, 만성간염, 치질, 자궁병 등에 뿌리 8g과 꽃잎 12g을 물 1 l 에 넣고 반으로 달여 식전 1일 3회 한 잔씩 (찻잔) 복용하면 효과가 있다. 국한약물학

참고 : 미국, 이리노이즈 대학의 노먼판스워드 박사는 당뇨병에 필요한 인슐린을 대용할 수 있는 성분을 발견했고, 서선 위드(Susun weed) 박사는 파이토스테롤 즉 스테로이드로 여성의 생리통과 갱년기장애 치료효과를 입증했고, 이태리에서는 5㎖씩 20일간 주사로 투여한 결과 혈중 코레스테롤이 현저히 떨어졌으며 간염, 황달, 담습 부족으로 인한 소화불량과 간경화에 큰 효과를 나타냈다. 이처럼 선조들의 담방약이 전 세계에서 그 효능이 입증되었다. O형인 여성 생리통이 심할 때 전초를 초간장무침, 뿌리를 찬 기름에 볶음, 조림, 전초를 건조시켜 분말로 만들어 한 수저량을 뜨거운 물에 타서 복용한다. 월경불순에는 생솔잎을 30g 청수 3홉 부어 믹서에 즙내어 꿀(A형약) 소량을 섞어서 복용하면 효과가 탁월하다.

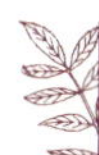

바디나물
(Angelica decursiva(MIQ.)FR. etSAV.)

약명 : 일전호(日前胡). 이명은 사약채(射藥菜), 사향채(射香菜), 독경
근(獨梗芹), 대압파근(大鴨巴芹), 서천만(西天蔓), 압파근(鴨巴
芹), 만호(滿胡), 전호(前胡) 등

효능 : 담열, 진해, 허로부인병, 이뇨작용, 정혈, 진해

성분 : 배당채, 노다케닌(Nodakein), 규산(silicic acid), 아비큐라린
(avicularin), 플라보노이드, 사포닌 등

처방 : 한방과 민약에서는 뿌리, 줄기, 잎, 열매 모두가 감기, 정혈, 진
통, 진정, 진해, 빈혈, 부인병, 두통, 이뇨작용, 逆氣(역기), 간질,
건위, 사기, 익기, 치통, 經痛(경통) 등 약재로 쓰고 진통, 진해,
거담, 하열, 작용하며 감기, 폐열뿐만 아니라 鎭嘔(진구), 건위
모근 약 배합제로 쓰인다.

• 虛勞(허노)를 다스리고 氣(기)를 내리고 痰(담)이 찬 증상과 속이
막힌 것을 다스리며 기침을 멈추게 하고 위를 열어주고 음식을 내
리게 한다. 本草綱目(본초강목)

• 前胡(전호)는 痰熱(담열)과 기침, 구역질, 광란 등 한방에서는 진통,
해열, 진해 등 약재로 사용된다.

바위취
(Saxifraga stolonifera MEERB.)

약명 : 호이초(虎耳草). 이명은 등이초(燈耳草), 석하엽(石荷葉), 동이

초(疼耳草), 범의귀, 왜호이 등

효능 : 어린이 단독(丹毒), 뇌증(腦症)

적용 : 귓병, 종기, 치질, 화상, 해열

처방 : 잎은 어린이경련, 귓병, 종기, 화상 치질, 해열 등에 효과가 있으
며 특히 경련에는 잎 열매를 잘 씻어 소금을 조금 넣고 짓이겨
그 즙을 짜서 먹이면 효과가 뛰어나다.

- 중이염에는 소금을 조금 넣고 짓이겨 그 즙을 한두 방울 귓속에 떨
어뜨리고 탈지면으로 막는 방법을 매일 1회씩만 하면 좋아진다. 또
옴 오른 데도 그 즙을 바르면 효과가 있고 치통도 없어진다. 기침
날 때도 그 즙을 마시면 효과가 뛰어나다.
- 심장, 신장병에는 잎을 그늘에 말린 것을 10장쯤 약 2홉의 물로 달
여 마시면 효과가 있고 감기에는 8장 잎에 설탕과 생강 3뿌리를 넣
고 달여 마시면 효과가 뛰어나다.

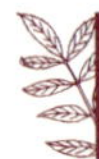

박하

(Mentha arvensis var. piperascens)

약명 : 인단초(仁丹草). 이명은 어향채(魚香草), 야식향(夜息香), 야인
단초(野仁丹草), 구박하(歐薄荷), 토박하(土薄荷) 등

효능 : 건위, 구풍약, 통경약, 혈관순환장애, 위염, 소화장애, 소장결장
염, 기관지염

성분 : 정유가 종유 1.5%, 멘톨 30%, 루티, 탄닌, 토코페롤, 로즈메린산
캄펜, 리모넨 등이 함유돼 있다.

처방 : 잎과 줄기를 곽란, 혈리, 구토, 소화, 타박상, 지사, 건위, 발한,

지혈, 진양, 비염, 진통, 풍열, 결핵, 심이지장, 구충제, 청량제,
위경련, 구풍, 산통, 치통, 편두통, 소독연고제, 방부제, 방향제,
근육이완작용 등에 약재로 사용하고 있다.

- 박하는 독한을 몰아내고 상한(傷寒)의 두통을 다스리고 중풍, 적풍,
두풍을 몰아내고 관정에 통리를 해주고 피로를 풀어준다. 여름과
가을 사이에 잎과 줄기를 말려서 사용한다.
- 자상, 습진 등 상처에 정유를 바르고 혈변, 두통, 입안종통, 치통 등
에 생수 4홉에 민트 10g 넣고 달여 2홉이 되면 복용한다. 1일 사용
량은 6~12g 초과하지 말 것.
- 미국, 대체의학지 킹스아메리칸 약전에는 강력한 살균력과 상처,
습진, 자상, 치통, 화상 치료제로 높이 평가하고 또한 멘톨 줄기를
천식, 건초열, 임산부입덧 흡입약으로 이용한다.

참고 : 영생 이는 풍, 열을 없애고 눈을 밝게 하며 담, 기침, 피부병에 특효약
으로 쓰고 영생 이는 채전(菜田=남새밭)에 심는데 생으로 먹는 것이 좋
고 즙으로 먹고 나물로 먹고 잎 속에는 휘발성의 즙이 들어 있어 체질
이 허약한 사람은 먹지 않는 것이 좋다.

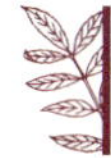

반하

(Pinellia ternata(THUNB)BREIT.)

약명 : 半夏. 이명은 마우자(麻芋子), 무심채(無心菜), 삼엽반하(三葉
半夏), 소천남성(小天南星), 야우두(野芋頭), 열도채(裂刀菜),
전리성(田里星), 지문화고(地文和姑), 천마우(天麻芋), 땅구슬,

꿩밥, 끼무릇 등

효능 : 족 수포, 천식

적용 : 위장염, 창종, 인후염

처방 : 한방과 민약에서 球莖(구경)을 감기, 구토, 진해, 거담, 졸도, 위
장염, 창종, 인후염, 배멀미 등에 약재로 사용한다.

• 민약에서 마른 것을 분말로 만든 다음 밥과 섞어서 고약처럼 곱게
으깬 다음 기름종이나 창호지에 펴서 물집이 생긴 환부에 붙이면
신통하게 낫는다.
• 감기, 천식, 진구토 반하 가루를 3~4g과 생강즙 1.5~2g을 2:1 정도
섞어 먹으면 효과가 있다.

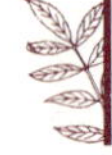 **방아풀**

(Isodon japonicus(BURM.)HARA)

약명 : 回菜花(회채화). 이명은 산소자(山蘇子), 연명초(延命草), 산소
분(山蘇粉), 야소자(野蘇子) 등

효능 : 만성위염

적용 : 건위, 고미, 식욕촉진

처방 : 식용, 관상용, 밀월용, 약용으로 쓰이고 한방과 민약에서는 전
체를 식욕촉진, 고미건위, 구충제로 쓴다.

• 만성위장병에는 전체 말린 것을 20~30g 달인 청수 1.5 l ~20 l 부
어 달여 물을 차대용으로 오랫동안 마시면 효과가 있다.
• 延命草(연명초)라는 어원은 옛날 고승이 쓰러져 신음하고 있는 것

을 이풀로 생명을 구했다 해서 생긴 전설에서 제암(制癌) 작용도
있다는 설이 있다.

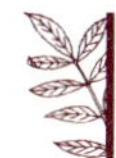 ## 방풍
(Ledebouriella seseloides(HOFFM.)WOLFF)

약명 : 방풍(防風). 이명은 진방풍(眞防風), 산방풍(山防風), 병풍나물

효능 : 두통, 중풍

적용 : 사기(邪氣), 골통(骨痛), 도한(盜汗)

처방 : 한방과 민약에서 2년생의 뿌리를 관절염, 사기, 골통, 도한, 해
열, 진통, 풍질, 백열, 감기, 두통, 발한, 거담 등에 약으로 쓴다.

- 중풍해열, 진통, 풍질, 백열 1일 10~20g 사용하고 옛날부터 중풍을 막
아주는 데서 얻어진 이름으로 중풍의 묘약이다. 藥草知識에 기록.
- 1일 10~15g 뿌리를 청수 0.6 *l* 반량으로 될 때까지 오랫동안 100도
이하로 달여 하루에 세 번 장기간 복용하면 두통에 효과가 있다.

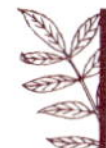 ## 뱀무
(Geum japonicum THUNB)

약명 : 水楊梅(수양매). 이명은 일본 수양매

효능 : 신장병

적용 : 강심, 토혈, 정백리, 고혈압

처방 : 한방과 민약에서는 풀 전체를 위궤양, 해소, 강심, 토혈, 정백리,

고혈압, 지혈 등에 약재로 쓰인다.

- 신장병에는 뱀무를 그늘에 말려 2일량 기준 20~30g 정도를 물 4 l 를 부어 달여 2 l 되도록 한 후 복용하면 효과가 있다. 1일 사용량 은 6~15 l 를 기준으로 한다. 天然藥物大事典.

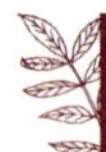

번행초
(Tetragonia tetragonoides O. KINTZE)

약명 : 番杏. 이명은 법국파채(法國菠菜)
효능 : 위암, 위장병
적용 : 종기, 충독
처방 : 민약에서는 풀 전체를 종기, 충독, 위장병 등 약재로 사용한다.

- 위장병에 번행초를 여름에 채취하여 깨끗이 씻어 그늘에 말린 후 이것을 잘게 썰어 40g 정도를 물 1 l 달여 0.5 l 정도 되게 졸인 후 하루 3회 계속 복용하면 병이 치유된다.
- 벌레 물린데에 잎을 비벼서 즙액을 바르면 효과가 있고 종기 등에 도 같이 쓰인다.

참고 : 어린순, 부드러운 잎을 나물로 먹었으면 위장병 예방에 큰 도움이 되고 된장국을 끓여 먹으면 암 예방에도 효과가 있다.

범부채
(Belamcanda chinensis(L.)DC)

약명 : 사간화(射干花). 이명은 냉수화(冷水化), 마호선자(馬虎扇子),
산대도(山大刀), 산포선(山蒲扇), 연미(燕尾), 자금우(紫金牛),
연미(燕尾), 자량강(紫良姜), 편죽란(扁竹蘭), 편파초, 호선초
(虎扇草), 편죽(扁竹), 연미(燕尾), 초강(草姜) 등

효능 : 안질, 편도선염

적용 : 진통, 폐염, 해열, 각기, 아통, 진경

처방 : 한방과 민약에서는 뿌리 부분을 진해, 편도선, 진통, 폐염, 해열,
각기, 아통, 진경 등에 약재로 쓰인다.

- 민간요법으로 말린 종자를 1회에 한 알을 달여 그 즙으로 눈을 씻
거나 먹으면 안질이 치료된다.
- 통증, 편도선염 등에 뿌리와 줄기 말린 것을 1일 10g 달여 마시거나
입을 세척하면 목이 부은데, 효과가 있다고 전해져 내려오고 있다.

별꽃

(Sellaria media VILARS)

약명 : 번루(蘩蔞). 이명은 계장초(鷄腸草), 성성초(星星草), 계장체(鷄
腸菜), 닭의씨까비 등

효능 : 맹장염, 부인 산후 정혈(淨血)

적용 : 독종(毒腫), 창상(創傷)

처방 : 민약에서 별꽃을 1일 10g 정도 달여 마시면 산후정혈(産後精血)
및 최유(催乳)에 효과가 있고, 맹장염에는 물에 담가두었다가
마시며, 창상(創傷)에 생잎을 즙내 바르고 줄기와 소금을 같이
짓찧어 치통에 입안에 물고 있으면 진통효과 및 안정이 된다.

- 부스럼, 종기에는 풀 전체를 소금과 같이 짓찧어 식초에 개어 붙인다.
- 별꽃은 독종(毒腫)을 주치하고 소변이 잦은 것을 그치게 한다.
- 민간요법으로는 별꽃이 맹장염에 묘약이며 만성맹장염에도 이 풀로 인하여 완치된다고 전해오고 어혈을 풀고 오래된 부종(浮腫)에 1일 전초 30~60g, 청수 1 *l* 달여 0.5 *l* 되면 3회 계속 복용하면 치유된다. 本草綱目

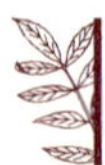

복수초
(Adonis amurensis REGELetRADDE.)

약명 : 복수초(福壽草). 이명은 빙량화(氷郎化), 설연화(雪蓮花), 측금잔화(側金盞花), 정수화(頂水花), 숙근초(宿根草), 원일초(元日草), 복풀, 눈색이꽃, 설연꽃, 얼음새꽃 등

효능 : 심장병

적용 : 창종, 진통, 강심, 이뇨제

처방 : 민약에서는 뿌리를 창종, 진통, 강심, 이뇨작용 등에 약으로 사용한다.

- 술에 담가서 마시면 그 효험은 선멸(仙蔑)과 구기(拘杞)와 같이 능히 열독(熱毒), 창종(瘡腫)을 다스린다.
- 민약에서 복수초를 말려서 2~4g을 뜨거운 물에 약 5분간 담구어 우려낸 물을 1일 1회 0.15 *l* 마시면 심장병에 효과가 있다.

주의 : 유독성 식물로 함부로 사용하면 안 되며 복수초에는 강심제의 원료인 아도닌이 포함하고 있다. 최근에 생명공학연구소에서 밝혀진 사실이다.

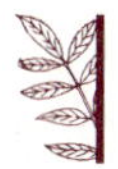

봉선화

(Impatiens balsamina L.)

약명 : 급성자(急性子). 이명은 등잔화(燈盞花), 칠품삼명(七品三命), 금봉화(金鳳花), 소도홍(小桃紅), 지갑초(指甲草), 봉황죽(鳳凰竹), 투골초(透骨草), 봉숭화(鳳崇化) 등 盛京通志에는 (성경통지) 속명 지갑초(指甲草), 소도홍(小桃紅) 등

효능 : 사독, 해독

적용 : 난산, 안산, 오식

처방 : 한방과 민약에서 잎, 줄기, 씨등 타박산, 소화, 사독, 안산, 오식, 해독, 난산 등에 약으로 사용한다. 천년약용식물대사전

• 蟲毒(충독)이나 蛇毒(사독)을 푸는데 잎을 즙내어 쓰거나 씨를 가루 내어 상처에 바르면 효과가 있다.

주의 : 유독성 식물이기 때문에 전문가의 처방대로 하며 남용은 금물이다.

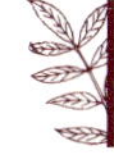

부처손

(Selaginella tamariscina(BEAUV)SPRING)

약명 : 권백(卷柏). 이명은 불사초(不死草), 보처수(補處手), 만년초(萬年草), 장생불사초(長生不死草), 불로초(不老草), 불수초(佛手草), 지지백(地枝柏), 금편백(金扁柏), 지장백(地杖柏), 지측백(地側柏), 바위손 등

효능 : 하혈, 탈항

적용 : 변혈, 통경

처방 : 한방과 민약에서 풀 전체를 지혈, 하열, 통경, 탈항, 변혈 등에
약으로 사용한다.

• 하혈, 통경에 20~30g에 청수 4 *l* 량을 부어 끓인 그물을 차처럼 마
시면 효과가 있다.

참고 : 건조한 음지 바위에 붙어 자란 풀이라 해서 長生不死草라 선도계(仙道
界)에서 불리우고 있다.

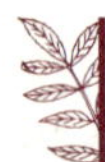 ## 부들
(Typha orientalis PRESL.)

약명 : 포황(蒲黃). 이명은 장포향포(長苞香蒲), 소향포(小香蒲), 약초
(蒻草), 향포(香蒲), 포초(蒲草), 포봉(蒲捧), 약(蒻) 등

효능 : 치질, 탈항, 화상

적용 : 지혈, 통경, 이뇨, 토혈, 백농, 한열

처방 : 한방과 민약에서는 포황(蒲黃) 꽃가루를 지혈, 통경, 이뇨, 토
혈, 탈용, 백농, 한열, 치질, 대하증, 월경불순, 방광염 등에 약재
로 활용하고 있다.

• 화상엔 싹에 붙은 솜 같은 섬유질을 따서 환부에 붙이면 통증이 멎
고 깊은 화상이 흔적도 없어지고 이외 상처도 지혈 작용 등 치료에
효과가 뛰어나다고 한다.

• 담(痰)이나 침에 피가 섞여 나올 때에 꽃가루를 8g 정수(淨水)나 따

뜻한 술 또는 정종으로 먹으면 여성 월경, 유정, 요도염 등에 효과
가 있다.
- 꽃가루는 날 것보다 볶아서 복용하면 부인 산후 훗배가 아플 때 꽃
가루 10g을 현미밥과 함께 먹으면 효과가 있다고 한다.
- 한방에서는 생것을 먹으면 파혈(破血) 작용이 있고 볶아서 먹으면
보기(補氣)하면서 지혈약으로 특효가 있고 특히 여성대하, 자궁 출
혈 등에 치료제뿐 아니라 월경불순, 임신 낙태(落胎) 유산약으로도
사용한다.

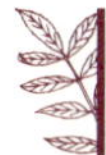

비름
(Amaranthus mangostanus L)

약명 : 현채(莧菜). 이명은 현(莧), 야현(野莧), 삼색현(三色莧), 노소
　　　 년(老少年), 참비름, 비듬나물, 새비듬 등
효능 : 이질, 입술이 갈라지고 부르튼데
적용 : 안질, 창종, 이질
처방 : 민약에서는 안질, 창종, 이질 등에 약으로 널리 사용해왔고 성
　　　 질은 차고 맛은 달며 독성이 약하여 나물로 반찬하고 있다.

- 이질에는 비름 4냥을 물에 진하게 달인 후 1회 한 사발 반씩 하루 4
회 공복에 마시면 특효이다.
- 민약에서는 혓바늘이 돋는데 비름 뿌리를 달여 마시고 음부가 냉
한 데는 뿌리를 짓찧어 붙이기도 한다.

참고 : 비름에 종류는 몇 가지가 있는데 약으로 쓰이는 것과 인현과 백현으로

이것은 같은 적현은 줄기 및 잎이 모두 붉은 빛이 돈다. 이것이 참비름으로 적리(赤痢)와 혈리(血痢)를 다스리고 비름 잎은 기(氣)를 보(保)하고 열(熱)을 없앤다.

여름철에 기(氣)가 쇄하기 때문에 나물로 먹으면 氣(기)를 보한다 하여 널리 먹고 있고 간풍(肝風)과 객열(客熱)을 주치하기도 한다고 전해져온 약이다.

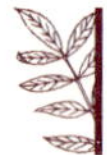

사프란(장홍화)
(Crocus sativus L)

약명 : 번홍화(番紅花). 이명은 울금향(鬱金香), 사후란 크루쿠스 등
효능 : 위경련, 위암예방
적용 : 건위진정, 통경
처방 : 한방과 민약에서는 화분(花粉) 및 구경(球莖)을 진 · 통경 · 건위 등에 약재로 사용한다.

• 민간요법에서 꽃의 암술 5개를 컵에 넣고 뜨거운 물(80℃ 이하) 부어 녹차(祿茶) 대용으로 계속해서 마시면 위를 튼튼하게 한다고 전해지고 있다.

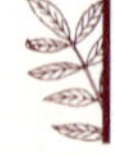

산꿩다리
(Tbalictrum filamentosum MAX.)

약명 : 심산당초(深山唐宋草), 추당송초(秋唐松草), 당송초(唐松草) 등
효능 : 강장, 건위

적용 : 허약체질, 병으로 쇠약할 때

처방 : 민약방에서 약으로 쓰인데 기분이나 몸이 좋지 않을 때 질병으로 인하여 허약할 때 상쾌해지므로 애용한다.

• 일회 분으로 말린 잎 4~5g 청수 0.2 *l* 로 0.1 *l* 되도록 달여서 식사 후에 복용한다.

• 평상시에 차대용으로 1개월 정도 장복하면 기분이 상쾌해지고 몸이 가벼워져 힘이 생긴다.

참고 : 화초용이나 풀 전체를 나물로 먹으면 건위, 강장제에 해당됨 삼지구엽초나 음양과처럼 정장제는 아니며 삼지구엽초로 팔리기도 하니 주의를 요함

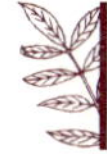 **삼**

(Cannabis satiua L.)

약명 : 大麻仁. 이명은 화마인(火魔人), 마자(麻子), 마개(麻稭), 선마(縔麻), 백마(白麻), 호마(胡麻), 야마(野麻), 당마(糖麻) 역삼씨 등 삼배 천으로 안동포(安東布), 육진포(六鎭布) 등이 유명함

효능 : 신경통, 월경불통

적용 : 체질개선, 대하증, 당뇨병

처방 : 한방과 민약에서 과실, 잎을 화수 등을 이뇨작용, 진정작용, 체질개선, 대하증, 와하병, 장모발, 구토, 난산, 통유, 회충, 변비, 설사, 타박상, 안산, 고미, 건위, 최명 등에 다양하게 쓰인다.

• 당뇨병, 3개월 이상된 월경불통에는 껍질을 삼씨 두 되와 복숭아

75g을 가루내 따끈한 (고량주나 30~40도의 토속주) 술에 삼일 정도 담가 일일 삼회 식전에 소주잔으로 한 잔씩 복용하면 효과가 좋다.

- 건위, 위장질환과 신경통에 껍질을 깐 삼씨와 서리태(검정콩 속은 파란색)를 2:1 비율로 섞어 불에 볶아서 분말로 만들어 토종꿀에 녹두알 크기로 환을 만들어 하루 3회 1회 복용 50알 정도를 계속 복용하면 병은 물론 기력이 회복되어 대소변이 화통하여 건강과 장수에 효과가 있다.

참고 : 포로 싸여 두 개의 암술대와 (여성의 생식기) 한 개의 지방이 한 개의 소포로 싸여 (남성생식기)같다 하여 섹스할 때 피우면 황홀한 것은 향정신성 효소성분 닉코펜이 함유되어 있으니 적량 이외 사용은 금물이다.

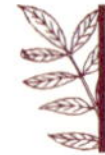# 삼지구엽초
(Epimedium Koreanum NAKAI)

약명 : 음양과(淫羊藿), 양과엽(羊藿葉), 삼지구엽초(三枝九葉草), 신령비(仙靈脾), 엽발초(葉發草), 음양초(陰陽草) 등

효능 : 강장, 보신, 정력증진

적용 : 창종, 장절골, 건망증, 음위

처방 : 한방과 민약에서 잎과 줄기를 강장, 이뇨, 창종, 장절골, 건망증, 음위 등에 약재로 쓰인다.

- 불능증, 불감증, 불하증 등에 풀 전체를 그늘에 건조한 것 10~20g 청수 2~4 *l* 부어 2/3 되도록 약한 불에 8시간 이상 달여 식사 전 공복에 차처럼 마시면 효과가 있다. 활력을 되찾게 하고 신

진대사가 왕성하게 되며 큰 효과가 있다고 전한다.

- 강장, 강정, 음위에 특별한 효과가 있고 이것을 복용하면 정액의 분비가 늘고 남근의 혈관이 커지고 혈액량을 증가시켜 발기 능력이 향상되어 강하게 작용을 한다고 한다.

- 뇌(腦)와 부신(副腎)에 작용이 원활히 해주고 건망증(健忘症), 신경쇠약(神經衰弱), 신경안정(神經安精), 사지경련에도 효과가 크다. 또한 중풍과 반신불신에 전체 잎을 말려 술(30~40도)에 담가 두고 3개월 이후에 평소에 약처럼 마셔도 효과가 있다.

- 한방에서는 약성이 매운 편으로 약리작용이 음(陰), 양(陽)을 (흥)興하게 하며 견근(堅筋), 익골(益骨), 지력(志力)하며 조양약(朝陽藥)으로 쓰여진다.

참고 : 中國 四川지방에 양의 일종인 음양이라는 동물이 하루에 백회의 교미할 때 이 풀을 계속 뜯어 먹고, 정력을 유지하는 것을 깨달은 이 마을 늙은 노인이 이 풀을 먹고 자식을 낳게 되었음을 소문에 소문이 천리 밖으로 퍼져 무슨 풀이냐고 물으니 그것이 음양곽이라 부르게 되었다. 인간은 풀을 복용하면 陰陽을 즐겨 행하게 된다.

주의 : 모양은 산꿩다리와 같으나 꽃 색깔이 다르다.
각처 관광지에서 판매하고 있는 것들은 음양곽이 아닌 비슷한 모양의 재비과의 산꿩다리 연잎, 또는 매자과의 꿩다리풀 아재비, 범의귀과의 노루오줌풀 등이 삼지구엽초와 비슷한 모양으로 종종 속여 팔고 있다.

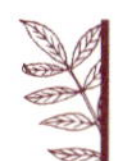

三白草
(Saururus chinensis BAILL)

약명 : 삼백초. 이명은 백설골(白舌骨), 백면골(白面骨), 백두옹(白頭翁), 백면여(白面姑), 수하삼백초(水可三白草), 사우르라 등

효능 : 임질, 치질

적용 : 간염, 폐염, 변독, 고혈압

처방 : 한방과 민약에서 풀 전체를 각기, 풍독, 개선, 이뇨, 수종, 임질, 간염, 폐염, 변독, 고혈압 등에 약재로 널리 사용되어 왔다.

- 치질에는 근경을 빻아서 일회 4g 정도로 3회 마시고 또한 줄기와 잎은 말린 것 40g 정도를 청수 1 *l* 를 0.5 *l* 되도록 달인 것을 1일 3회 나누어 오랫동안 장복하면 큰 효과가 있다.
- 타박상, 독충물린데, 치질통증에는 잎과 줄기를 찧어 바르고 여성의 경우 음부가 부르틀 때 달인 즙으로 씻으면 효과가 있고 달여 마셔도 같은 효과가 있다.
- 임질, 매독에 말린 것 20g을 청수 0.5 *l* 로 0.3 *l* 정도 될 때까지 달여서 매일 차대용으로 복용하면 좋고 만성일 경우 잘 완치되지 않으므로 장기간 복용하면 좋아진다. 회충구제에 풀 전체를 말려 1일 3회 마시면 효과가 있고 냉증, 담석증에 잎과 줄기를 달여서 장복하면 효험이 있다.

서양민들레

(Taraxacum offcinale WEBER.)

약명 : 유럽민들레, 민들레와 같은 속(屬)의 풀이다.

효능 : 부종, 정종, 자상

성분 : 강장, 건위

처방 : 한방과 민약에서는 풀 전체를 강장, 건위, 창종, 정종, 자상, 부
종, 완화제 등에 약재로 쓰이고 민들레와 거의 같은 용도로 쓰
이기 때문에 민 민들레, 큰 민들레, 산 민들레는 북쪽에서도 같
은 용도로 쓰인다.

• 근래에는 민들레 잎이나 뿌리를 된장국이나 쌈밥으로 식탁에 오른
다. 잎을 잘라주면 새로운 연한 잎이 나오는데 상추 대용으로 애용
하기도 한다.
• 꽃을 술(30도)에 담그고 술과 적당히 섞어 밀봉하여 60일 정도 지난
후 건강주 또는 강장주로 조금씩 마신다.
• 해열, 발한, 건위, 강장제로 뿌리 10~15g에 청수 1.8 *l* 를 부어 0.8 *l*
로 졸여 1일 3회 1회 한 컵씩 마시고 들기름에 튀겨 만든 요리는 담
백하여 서양에서 고급 요리로 통한 고 잎, 꽃, 뿌리 등 버릴 것 없는
소중한 건강식품이다.

참고 : 흰색유액이 있고 유럽 등지에서는 연한 잎을 샐러드로 사용하며 뉴질
랜드에서는 뿌리를 커피 대용으로 우리나라 녹차처럼 애용한다. 특히
B형에 민들레로 담근 지정화주는 소화흡수력 저하, 빈혈, 정력 저하,
지구력 저하, 정액 부족증 등에 마시면 효과가 탁월하고 형과 체질 상
관없이 모두 복용하면 좋고 일종의 정력제 역할을 한다고 한다.

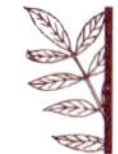

석상포
(Acorus gramineus SOLAND.)

약명 : 석창포(石菖蒲). 이명은 수창포(水菖蒲)

효능 : 강장, 류머티즘, 신경통, 피부병

적용 : 건위, 진정, 진통

처방 : 한방과 민약에서 뿌리와 줄기를 고미, 건위, 치통, 종창, 진통, 구충, 치풍, 진정, 안태, 산후하혈, 치림, 안질, 익정 등에 약재로 널리 활용되어 왔다.

- 신경통과 류머티즘에 뿌리를 채취하여 깨끗이 씻어 생것으로 술에 1주일 동안 경과 후 1회분을 작은 (한잔씩) 소주잔 1일 3회 복용하면 특효가 있고 잘 듣지 않는 체형은 2일 정도 마시다가 중지하는 것이 좋다.

- 건위, 진통, 진정 등에 근경 생것이나 말린 것을 1일 3~10g (생것은 10~20g) 10g의 청수 1.8 *l* 부어 1 *l* 되게 달여서 복용하면 강장제가 되며 효과가 있고 구충제가 되고, 충치에 생즙을 입에 물고 있으면 효과가 있고 타박상, 삔 데에도 달인 즙으로 씻으면 효험이 있고 피부병에 약탕을 만들어 입욕하면 좋다고 한다.

- 宣窺(선규), 설열, 건위, 거담, 행체(行滯)에 한방에서는 특효약이며 뇌신경의 피로로 인하여 발생하는 시청각 장애, 기폐(氣閉) 건망증, 이농에 쓰이기도 한다. 위신경의 피로로 인하여 발생하는 식욕, 부진, 소화불량 위한 설사, 구토, 복통 등에 1일 6~9g 청수 800*ml*를 400~500*ml* 달여 1일 3회 복용하면 특효가 있으며 현대인의 신경통, 심기증에도 매우 잘 듣는다.

참고 : 예부터 신선이 뿌리 부위를 영약으로 알리어 보신 장양제로 널리 쓰였다. 특히 전라남도와 진도, 완도, 제주도에 많이 자생한 것이 특효약이다. 국한 약물학과 천년약물대사전에 적혀 있다.

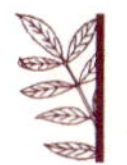

소리쟁이
(Rumex japonicus HOUTT.)

약명 : 양제근(羊蹄根). 이명은 우설초(牛舌草), 우설채(牛舌菜), 패독채(敗毒菜), 금교맥(金蕎麥), 양철엽(羊鐵葉), 양제초(羊蹄草), 토대황(土大黃), 우설두(牛舌頭), 양제대황(羊大蹄黃), 홍근대황(紅筋大黃), 축(逐), 소루쟁이, 참소리쟁이, 참송구지 등

효능 : 각기, 부종, 황달, 피부병에 묘약

적용 : 건위, 변비, 어혈, 해열

처방 : 한방과 민약에서는 뿌리와 줄기를 살충, 설사, 해열, 어혈, 건위, 각기, 부종, 황달, 변비, 통경, 산후통, 피부병 등에 약재로 사용하고 생뿌리를 강판에 갈아 즙을 낸 후 피부병 종기 부위에 바르면 효과가 있다.

- 독창(禿瘡), 백설(白屑), 전풍(癲風) 등에 한방에서는 뿌리를 그늘에 말려 20g 정도와 청수 0.5 *l* 를 부어 달인 물과 0.3 *l* 정도로 졸인 것을 3회 나눠 복용하고 달인 물로 환부를 씻으면 효과가 있다. 즙액은 개선(疥癬) 등의 빠른 치료에 뛰어난 효과가 있다.

- 산후의 변비에도 달인 물을 1일 3회 마시면 좋고 류머티즘에는 생즙을 파 흰뿌리를 같이 환부에 바르면 효과가 있고 생선 독에는 새싹을 생식하면 좋고 변통(便痛)에도 같은 처방이 효과가 뛰어나다.

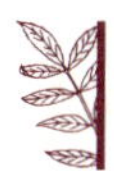

쇠뜨기
(Equidetum arvenseL.)

약병 : 필두채(筆頭菜). 이명은 문형(問荊), 북문형(北門荊), 토마화(土麻花), 필관초(筆管草), 마수(馬須), 마초(馬草), 쇠뜨기 속뛰기, 뱀밥, 뱀풀, 즌솔 등

효능 : 신장병

성분 : 팔루수트린(Palustrine), 파루스트리닌(Palustrinine), 다량의 규산, 팔루, 알칼로이드, 사포닌 플라보노이드배당체, 스테롤, 미네랄, 탄닌, 니코틴 등이 함유되어 있다.

처방 : 약성은 차고 맛은 약간 쓰고 쇠뜨기는 물에 용해되어 있는 금을 흡수할 수 있다는 것이고 고로 류머티즘성 관절염 치료에 금이 포함되어 있는 약재로 민약에서 사용해왔다.

- 임병(淋病), 탈항(脫肛), 자궁출혈, 하리(下痢), 명안(明眼), 치질, 이질, 동맥경화, 심장병, 위궤양, 관절염눈병, 입안염증, 비뇨기 및 전립선 한방과 민약에서는 풀 전체 및 생식 경을 계통질병 등에 쓰인다.
- 신장병, 위궤양, 이른 봄에 생식 경을 그늘에 말려 하루량 10g으로 달여 3회 복용하면 좋은 효과가 있다고 한다.
- 마른줄기를 12~24g에 청수 1 *l* 로 달여 0.5 *l* 되면 1일 3회 이상 복용하면 동맥경화, 관절염, 등에 효과가 있다.
- 치질, 이질, 비뇨기 및 전립선 계통질병에 생즙을 내어 5~10*ml*씩 하루에 3회 복용하면 효과가 있고 코피가 날 때 솜방망이에 즙을 묻혀 코 안쪽에 바른다.

쇠무릎

(Achyranthes japonica(MIQ)NAKAI)

약명 : 우슬(牛膝). 이명은 우경(牛莖) 산현채(山莧菜), 우슬초(牛膝草) 홍우슬(紅牛膝), 마청초(麻靑草), 일본우슬(日本右述), 우실(牛實) 등

효능 : 관절염부인병, 신경통, 통풍

적용 : 보익, 이뇨작용, 정혈

처방 : 한방과 민약에서는 풀 전체 및 뿌리를 정혈, 관절염, 통풍, 이뇨작용, 신경통 등에 쓰인다.

- 신경통, 관절염, 월경불순, 부인병, 성인병에는 가을에 풀뿌리를 캐서 깨끗이 씻은 후 응달에 잘 말려 1일량은 10~20g 청수 1 *l* 를 0.6 *l* 가 되게 달여 1일 3회 나누어 복용하면 효과가 크다고 한다.
- 유선염에는 우슬을 잘 달여 시럽 상태로 만들어 복용하면 효과가 있고 우슬 주는 신경통에 특효가 있으며 유산 약으로 난소분비 기능을 감퇴시키는 작용이 있어 타태(墮胎)나 유산에 부작용이 없이 잘 듣는다.
- 우슬은 활혈행하(活血行下), 월경불순(月曍不純), 활혈행하(活血行下) 이뇨 등에 효과가 크고 한방에서 소종, 지통, 근골동통(筋骨疼痛), 악혈(惡血) 등 신기할 정도로 특효가 있다고 한다.

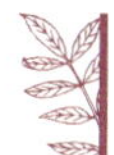 ## 쇠비름

(Portulaca oleraceaL.)

약명 : 마치현(馬齒莧). 이명은 산산채(酸酸菜), 오행초(五行草), 마치초(馬齒菜), 과자채(瓜子菜), 마치용아(馬齒龍兒), 마자채(馬子菜), 마현채(馬莧菜) 돼지풀, 도둑풀, 말비름, 쇠비름나물 등

효능 : 종기의명약, 이뇨작용, 해독, 억균작용, 혈광과 심장수축작용,
　　　동맥압을 높이는 작용

성분 : 비타민 B1, C, 카로틴, 니코틴산, 탄인진, 알카로이드, 블라보노
　　　이드, 쿠마린, 사포닌, 당, 유기산, 점액질, 지방, 나무진 등

처방 : 한방과 민약에서 풀 전체를 충독, 사독, 해독, 마교, 종창, 지갈,
　　　촌충, 치질, 각기, 나력, 혈리, 편도선염, 이뇨작용으로 약재로
　　　널리 사용되어 왔다.

- 잎을 말려 청수에 달여 마시면 모든 약 창에 고환염변비, 요도증, 임질, 매독에 큰 효과가 있고 모든 약 창을 다스리고 소변을 통리하여 갈증 해소에도 효과가 있다. 본초강목(本草綱目)에 기록됨
- 촌백충에는 쇠비름에 청수를 넣고 진하게 달인 후 한 사발에 죽염 소금과 식초 약간 넣어 공복에 마시면 충이 모두 나온다 하여 회충 약으로도 부른다.
- 치질에는 말려서 삶아 먹는데 초기에 발생한 것은 즉시 효과가 있지만 장기간 치질에 경과한 것에는 장기간 복용해야 효과가 있다.
- 회충에 생것 100~200g에 청수 1~1.5 *l* 넣고 씨를 15~25g 달인 후 나온 국물을 공복에 먹으면 매우 좋아진다.
- 기관지염, 관절염, 직장암 등에 생것 100~200g에 청수 2 *l* 달여 1 *l* 되면 1일 3~4회 한 달 이상 복용하면 효과가 좋고 단 허증과 설사, 고혈압이 있을 때는 쓰지 않는다.

참고 : 마치현을 식용, 약용으로 쓰이고 오행채(五行菜)라는 것은 잎은 푸르고
　　　줄기는 붉은 빛깔이며 꽃은 노란색 뿌리는 흰색, 씨는 검은색으로 국한
　　　약물학에는 마치현, 마치채(馬齒菜), 오행초(五行草), 다채묘(多彩苗)를
　　　청수에 삶아 햇볕에 말려 약용으로 사용하였고 쇠비름은 예부터 많이

먹으면 장수한다 하여 장생채(長命菜)라 불리었다.

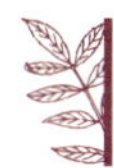 ## 수국

(Hy drangea macro pbylla for otaksa (S. etZ)WILS)

약명 : 자양화(紫陽花). 이명은 취팔선(醉八仙), 수구화(綉球花), 취인
선(醉人仙), 팔선(八仙) 등

효능 : 간혈열(肝血熱), 기침멎이, 심장병(心臟病)

성분 : 카로틴노이드(carotenoids), 스테로이드(steroidal compounds),
크로로진산(chlorogenic acid) 사포닌, 플라보노이드 배당체,
쓴맛 성분 루틴(rutin) 점액질, 수지 등

처방 : 민약과 한방에서도 풀 전체를 사용하고 생화꽃은 꽃꽂이 작품
으로 활용한다.

• 간혈열(肝血熱), 해열(解熱), 심장병(心臟病)에 민약에서 여름 꽃잎
을 채집하여 음지에 건조시켜 6~10g을 청수 0.8 *l* 부어 0.5 *l* 로 달
여서 1일 3회 마시면 효과가 크다.

• 간혈열(肝血熱)에 마른 잎 14~15매를 달여서 복용하면 간병(肝病)
의 발병을 막고 수국차는 잎을 차대용으로 쓰기도 한다.

참고 : 한방에서 모든 수국류를 약용으로 쓰며 수국차, 산수국, 고려수국, 나무
수국 등으로 꽃과 주피(나무껍질)를 학질, 해열 등에 쓰이는 경우도 있다.

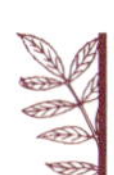 ## 수선화

(Narcissus tazetta var. chinensis ROEM)

약명 : 수선(水仙). 이명은 수선화(水仙花), 설중화(雪中花), 수선창(水仙菖), 금잔은합(金盞銀合), 지선(地仙), 옥령(玉玲) 등

효능 : 류머티즘, 신경통, 폐렴

적용 : 거담, 백일해, 천식

처방 : 한방과 민약에서 많이 활용

- 꽃과 인경을 백일해, 폐렴, 천식, 거담, 구토, 종기 등에 약재로 널리 쓰이고 또한 종기 환부에 붙이면 좋은 효과를 볼 수 있다.
- 민약에서 인경을 강판에 갈아서 밀가루와 10분의 1 정도 장뇌정(樟腦精)을 알코올에 녹인 것을 섞어서 반죽하여 허겊에 고루 펴서 어깨결린데 붙이면 신경통, 류머티즘, 유선염에 효과가 있다.

주의 : 수선화의 인경은 유독성 식물이라 복용약으로 사용할 때 반드시 전문 한의사의 처방에 따르고 1일 사용량이 3~5g 이하로 복용.

수영

(Rumex acetosa L.)

약명 : 산모(酸模). 이명은 산장채(酸漿菜), 초초유(醋醋流), 산유유(酸溜溜), 산대황(山大黃), 우설두(牛舌頭), 산주초(散株草), 양철엽(洋鐵葉), 토대황(土大黃), 산양제(山羊蹄), 괴승아, 산시금치, 산초, 산장, 산모, 지유, 당약, 모채, 숭아, 시영, 모, 수 등

효능 : 건위, 옴, 지혈, 해열

적용 : 적리, 토혈, 치혈

처방 : 민약에서는 뿌리를 옴, 피부병 등에 약으로 쓰이고 즙액은 토

혈, 치혈, 적리 등에 쓰면 효과가 있다.

- 건위, 해열에 꽃을 음지에 말려 6~10g을 청수 0.8 *l* 부어 달여서 0.5 *l* 졸여 1일 3회 복용하면 좋고 뿌리와 줄기를 짓찧어 즙을 내어 옴 · 상처에 바르면 효과가 있고 뿌리를 달인 즙은 외창(外瘡)의 지혈제로 사용한다.
- 수영은 어린아이 열을 다스리는데 어린 싹을 따서 생식하거나 즙을 내어 먹으면 좋다. 本草綱目에 기록

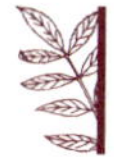

쓴풀
(Swertia japonica(SCHULT)MAKINO.)

약명 : 당약(當藥). 이명은 수황련(水黃蓮), 장아채(獐牙菜), 어담초, 일본당약, 자주쓴풀 등
효능 : 건위, 경풍, 개선, 고미
적용 : 만성위장병, 심장병, 습진
처방 : 민약과 한방에서도 풀 전체를 사용하고 관상용과 꽃꽂이 등 최고의 작품으로 활용한다.

- 산기, 태독, 구충, 개선, 고미, 건위, 식욕촉진, 소화불량, 발모약, 강심제, 심장병, 습진, 경풍 등에 한방과 민약에서 풀 전체를 약재로 쓴다.
- 만성위장병에 풀 전체 응달에 말린 것을 잘게 썰어 성인 1일 0.5~1g 정도를 0.5 *l* 에 청수를 부어 절반이 되도록 달여 3회 나누어 복용한다. 藥草知識 기록

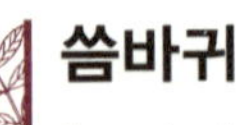 **씀바귀**

(Ixeris dentata(THUNB)NAKAI.)

약명 : 고채(苦菜). 이명은 고고채(苦苦菜), 고아채(苦牙菜), 씀배나물,
쓴나물, 씀바귀 등
효능 : 사마귀, 식욕촉진, 심신보익(心身補益)
적용 : 건위(健胃), 종창(腫瘡), 진정(鎭靜)
처방 : 식용, 약용으로 쓰이고 민약에서 봄철에 나물을 많이 먹으면 여
름철에 더위를 먹지 않는다.

• 진정(鎭靜), 최면(催眠), 건위(健胃)종창(腫脹), 식욕촉진 등에 전체
응달에 말린 것을 잘게 썰어 성인 1일 1~1.5g 정도를 0.8 *l* 청수를
부어 약 절반이 되도록 달여 3회 나누어 복용하면 효과 있다.
• 오장의 사기(邪氣), 내열(內熱)을 없애고 심신(心身)을 편하게 하며
악창(惡瘡)을 다스린다.
• 잎이나 줄기에서 나오는 흰 액체를 손등의 사마귀에 바르면 사마
귀가 스스로 떨어진다.

 **아욱**

(Malua verticillataL.)

약명 : 규채(葵菜). 이명은 규(葵), 로규(露葵) 등
효능 : 대소변 불통, 오림, 이뇨, 와화(瓦花), 최유(催乳)
성분 ; 아스파라긴(Asparagin), 포리사카라이드, (Polyascharide)인 점
액질, 쿼시틴(Quesitin), 잎에는 켐페롤이란 플라보노이드, 살

린산의 페놀산, 쿠마린(kumalin), 탄인(tanins), 아스파라긴 등
처방 : 한방과 민약에서 잎, 씨를 오림(五琳), 최유, 적대, 이뇨, 완화 등
에 약재로 쓰인다.

- 급체한데 아욱 씨를 가루 내어 돼지기름에 개어 환을 지어 한 알에
  6~8g 가량 만들어 한 알씩 청수에 먹으면 효과가 있다.
- 대 · 소변 불통에 전초 뿌리 생것 400~600g과 생강 60~80g을 같이
  짓찧어 즙을 내어 두 번에 나누어 복용하면 효과가 크고 어린아이
  입술 터진 데는 뿌리를 태워 재를 젖에 개어 바르면 효과 있다.
- 타박(打撲)으로 어혈이 생긴 데는 씨를 가루로 만들어 4~5g씩 술에
  타서 마시면 풀린다 라고 침선(針線)에 기록돼 있고 적리에는 씨를
  가루 내어 매회 4~5g씩 하루 3회 복용하면 효과가 크다고 했다.
- 비뇨계 질병, 기관지치료에 말린 잎을 녹차처럼 우려 1일 5~10g을
  3~5회 증상에 따라 횟수를 늘려 복용한다.

참고 : 아욱 된장국에 마른새우를 넣고 끓여 먹으면 노인성질환 예방에 탁월
한 효과를 볼 수 있다.

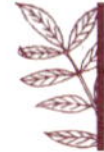 앉은부채

(Symplocarpus renifolius SCHOTT.)

약명 : 취송(臭松). 이명은 수파초(水芭草), 삿부채, 금연(金蓮), 지룡 등
효능 : 급성신염, 위장병, 파상풍
적용 : 이뇨, 진정, 진경, 종창
처방 : 민약에서 잎과 뿌리를 거담, 해소, 구토, 진정, 진경, 종창, 파상

풍, 이뇨 등에 약재로 쓴다.

- 여름에 잎이 누렇게 말랐을 때 뿌리를 채취하여 씻어 햇볕에 말린 뿌리를 잘게 썰어 15g과 청수 0.8 *l* 를 0.4 *l* 로 졸여서 차 대용으로 수시 마시면 신장병 급성 신염에 특히 효과가 있다.
- 일일 9g을 달여 3회 나누어 마시면 변통과 대 · 소변에 효과가 있고 땀을 내는데도 사용한다.

참고 : 강원도 지방에서 잎을 삶아 묵나물로 만들어 먹기도 한다.

주의 : 유독성이 강한 식물로 함부로 많은 양은 금물이다.

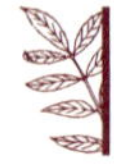 **약난초**
(Cremastra appendiculata MAKINO)

약명 : 두견란(杜鵑蘭), 채배란(采配蘭), 약란(藥蘭) 등

효능 : 개선, 이뇨, 충독, 손발의 동상, 위장병

성분 : 수도에페드린(Pseudoephedrine), 노에페드린(norephedrine) 성분의 알카로이드, 소량의 사포닌, 정유 등

처방 : 민약에서 근경(根莖)을 치질, 충독, 개선, 이뇨 등에 약으로 활용하고 인경(鱗莖)은 동상, 손과 발 갈라진데 연고로 쓰인다.

- 위와 장의 카타르와 설사에는 가을에 구경(球莖)을 캐내 뿌리 수염을 다듬어 깨끗이 씻은 후 끓인 물에 2~3분 담가 꺼내 햇볕에 말려 6~9g에 청수 0.8~1 *l* 부어 0.5~0.4 *l* 되도록 달여 1일 3회 식전 공복에 복용하면 효과 있다.

• 동상, 추위로 손발이 튼데 인경(鱗莖)을 말랑하게 삶아 반죽하여 창
 호지에 발라서 말렸다가 딱딱해진 표면을 칼로 긁어 가루로 된 것
 에 청수를 부어 반죽하여 환부에 바르면 효과 있다.

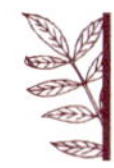 ## 약모밀
(Houttuynia cordata THUNB.)

약명 : 집채(葺菜), 어성초(魚腥草). 이명은 어성채(魚腥菜), 어린초(魚
 鱗草), 필관채(筆管菜), 단근초(丹根草), 취근초(臭根草), 측이
 근(側耳根), 즙이근(葺耳根), 추채(臭菜), 멸등 기록되고 本草綱
 目에 어성채(魚腥菜), 필관채(筆管菜), 저채(菹菜) 등
효능 : 간염, 고혈압, 요도염, 임질, 축농증, 치질
적용 : 강심, 해독, 해열, 동맥경화
처방 : 한방과 민약에서 풀 전체를 자궁염, 방관염, 유종, 폐농, 중이염,
 개선, 치장, 중풍, 폐렴, 피부염, 간염, 고혈압, 강심, 해열, 동맥
 경화, 임질, 매독, 요도염, 이뇨 등 약재로 활용 빈도가 높다.

• 임질, 매독, 요도염에 줄기와 잎 건조된 것 약모밀 30g과 청수 1 l
 를 부어서 달인 즙을 일일 3회 마시면 효과 있고 달인 즙으로 치질,
 옴 등에 씻고 욕탕용으로 쓰인다.
• 민약으로 유명한 생잎즙은 화농, 종기, 창상, 창독, 이뇨작용 등에
 바르면 효과가 있다.
• 치질, 치루, 치핵에는 어성초의 지하 경을 짓찧어 12g 즙을 내어 일
 일 삼회로 복용하고 잎과 줄기를 말려 40g을 청수 0.5 l 그 반으로
 달여 1일 3회 마시면 효과가 있다.

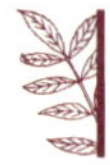

애기똥풀
(Chelidonium majus var. asiaticum (HARA)OHWL.)

약명 : 백굴채(白屈菜), 이름은 우금(牛金花), 가황연(加黃蓮), 산황연(山黃蓮), 토황연(土黃蓮), 황연(黃蓮), 젖풀, 까치다리, 씨아동

효능 : 위궤양, 위암, 진통, 진정, 진해

성분 : 베일포트리에트(valepotriates)라고 하는 이리도리드 에스테르(lridoidester), 알카로이드(Alkrloid), 마랑에 쓴맛 성분 플라보노이드, 탄인(tanins) 등

처방 : 한방과 민약에서 풀 전체를 위궤양, 간장약, 장진경, 위암, 진통, 진정, 진해, 제암 등에 약재로 중요하게 쓰인다.

• 위궤양, 위암에 민약에서 생풀을 즙내어 3~6g 먹는다하나 애기똥풀의 즙은 부작용이 심하다.

주의 : 강한 유독성 식물로 함부로 쓰기에는 위험하니 전문 한의사에게 처방을 의뢰해서 사용한다. 1일 사용량을 건조 6g을 넘지 말 것.

엉겅퀴
(Silybum marianum)

약명 : 대계(大薊), 이름은 장군초, 마자초, 대계초, 야홍화, 우해풍, 자
계채, 자인채, 마계, 호계, 묘계, 항가새, 가시나물 등

효능 : 강정, 대하증, 부인하혈, 어혈, 유암

성분 : 실리빈(Silibin), 실리디아닌(Silidianin), 실리크리스틴
(Silymarin), 실리마린(Silymarin), 글루타티온(Glutathion), 지방
유, 단백질, 정유, 쓴맛성분, 점액질 등이 함유되어 있다.

처방 : 한방과 민약에서 풀 전체와 뿌리를 감기, 금창, 지혈, 토혈, 출
혈, 창종, 부종, 대하증, 안태, 음창 등에 약재로 쓰며 어혈, 토
혈, 비혈, 옹종, 대하증, 간경변, 간염, 담낭질환 위장염, 황달,
피부궤양, 외상, 마른버짐 등을 다스리며 정(靜)을 보(保)하고
혈(血)을 맑게 하여 어혈이 풀어지고 작은 엉겅퀴는 혈통을 다
스린다.

- 부인에 하혈에는 뿌리를 즙을 내어 마시면 즉시 효과가 있고 유암
에 잎이나 뿌리를 짓찧어 계란 흰자에 개어 국소에 붙이고 뿌리말
린 것은 달여 마시면 효과가 크다.
- 간경변, 담낭질환, 소황불량, 위장, 간염 등에 씨를 갈아 분말로 1회
용으로 생수 반 컵에 한 수정 정도 타서 하루 4~6회 복용하면 효과
가 있다.
- 간염, 간경변, 담석제거, 황달 등에 청수 끓기 전 온도 80~95℃로
3~4시간 씨를 10~20g을 우려 1일 3회 나누어 복용하면 효과가 크다.
- 간과 담낭 황달, 복수 치료제로 성분은 실리마린(Silymarin)에 의한
것으로 지금까지 현대 교학이 밝혀진 사실이다.

참고 : 옛 선인들께서 어떻게 알고 황달, 복수를 치료약으로 사용했을까? 실리
마린은 산화방지 작용이 있어 비타민 E보다 10배나 더 강한 효능을 가

져다주며 간이 분비하는 글루타티온(Glutathion)이란 성분의 분비량을 35%나 증가시켜 준다고 밝혀졌고 글루타티온 성분은 섭취한 약이나 음식 속에 들어 있는 화학물질 성분을 해독시키는 작용을 하기에 간기능이 해독작용을 도와주며 실리마린은 간을 손상시키는 효소인 류코티린(Leukotien)의 생성을 방해하는 역할도 하므로 손상간을 조직 재생과 담즙 분비 촉진 또한 담낭 계통의 질병 치료에 매우 효과있는 약초가 된다.

역귀

(Persicaria bydropiper(L.)SPACH.)

약명 : 요(蓼), 요자(蓼子), 이름은 어독초(魚毒草), 요초(蓼草), 요화(蓼花), 청료(靑蓼), 신채(辛采), 고채(苦菜), 당채(唐采), 날채, 개여뀌, 역귀풀 등

효능 : 부종, 일사병, 장염, 피로회복

적용 : 사기(邪氣), 이뇨작용, 창종, 통경

처방 : 한방과 민약에서 잎과 줄기를 장염, 부종, 창종, 각기, 통경, 이뇨작용 등에 쓰이고 초복에 씨를 물에 불린 것을 그릇에 담아 밤낮으로 따뜻하게 하면 붉은 싹이 돋아 자란 것을 나물로 먹으면 좋다고 기록되어 있다(일보에서 식용으로 사용함).

• 홍분제, 해열제와 일사병 예방에는 줄기와 잎을 5~10g 달여 마시고 줄기와 생잎을 즙을 내 백반(白礬)을 만들어 이것을 독충에 물린데 바르면 낫고 말린 잎과 줄기를 방바닥에 깔면 병충해가 없어지는 효과가 있다.

• 사기를 없애고 눈을 밝게 하고 기(氣)활동을 돕고 1일 20g 이상 복

용하면 양기를 상하게 하고 심병(心病)과 심장 내막염을 일으킨다.

- 잎은 대장, 소장의 사기를 없애고 속을 편안하게 하고 피로 회복에 말린 것을 달여 차처럼 마시면 매우 좋다고 기록되어 있다.
- 중풍에 1일 12~24g을 0.8~1.5 *l* 청수에 달여 장기 복용해서 완치됐다고 전하니 역귀가 더욱 유명해졌다고 기록도 있다. 藥用植物.

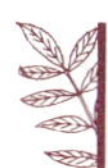 ## 오이풀
(Sanguisorba officinalis L.)

약명 : 지유(地楡). 이명은 야생마(野生麻), 산삼자(山蔘子), 산조자(山棗子), 지유자(地楡子), 마호조(馬虎棗), 마후조(馬候棗), 소자초(小紫草), 산홍조(山紅棗), 황과향(黃瓜香), 산지과(山地瓜), 지유근(地楡根), 외나물, 수박풀, 외순나물, 가는 오이풀 등

효능 : 산후복통, 습진, 월경과다증

적용 : 대하, 복통, 설사, 대장염, 외상출혈

처방 : 식용, 관상용, 약용으로 한방과 민약에서 꽃과 뿌리를 지혈, 토혈, 월경과다, 수렴, 하리, 산후복통, 습진, 치료제로 사용한다.

- 지혈, 토혈, 월경과다, 수렴, 하리, 산후복통, 습진, 창종, 동상, 충독, 대하, 선혈 등에 한방과 민약에서 꽃과 뿌리가 약재로 사용된다.
- 설사, 복통, 토혈, 월경과다, 대하, 선혈, 지혈 민약에서 새싹을 따서 그늘에 건조된 전초를 6~12g을 청수 0.8 *l* 를 부어 0.4~0.5 *l* 되도록 달여 성인 1회 1컵 3회 나누어 복용하면 명약으로 알려져 왔다.

참고 : 약명은 양승마 수박뿌리로 불리우고 산야의 초원에 흔히 자생한 풀로

천년약물대사전에는 지유라 하고 잎이 긴 느릅나무잎 같으며 염색료로
쓰였다고 한다.

 # 우엉

(Arctium lappa L.)

약명 : 우방자(牛蒡子), 악실근(惡實根) 이름은 대력자(大力子), 서점
  자, 토대동자, 흑풍자, 무용자, 흑근인 우채, 우자, 구보, 우웡 등
효능 : 부인 음부병, 종기, 해독
성분 : 폴리아세틸렌(Polyacetlenes), 이눌린 28~45%인 전분, 플라보노
  이드, 틴인, 정유,수지, 점액질, 알칼로이드 등과 씨에는 필수지
  방산, 비타민 A, B2 등이 함유되어 있다.
처방 : 한방과 민약에서 뿌리와 씨를 관절염, 해독, 풍열, 인후통, 중풍,
  독충, 각기 이뇨 등에 약재로 쓰고 한방에서 씨를 쓰고 민약에
  서 뿌리를 사용한다.

- 맹장염에 석죽과의 별꽃생풀 한 줌에 우엉을 잘게 썰어 찻잔에 가
  득 넣어 청수 1.6ℓ로 토기에 넣고 0.8ℓ 되도록 달여 하루에 다 마
  시면 단 1회에 통증이 멎고 변통이 좋아진다.
- 우엉 씨를 2~3g을 1회량으로 하여 청수 0.3ℓ 넣어 달여 마시면 목
  구멍이 부어 아플 때에 효과가 있다.
- 한방에서 매운맛이 나고 창독(瘡毒)을 소멸하며 풍열, 인후통, 은진
  을 치료하는 특효약이라 하고 뿌리와 잎은 쇠붙이나 금속성으로
  상처난데 쇳독 제거 외에 일체 종독(腫毒)을 치료한다고 지금까지
  전해오고 있다.
- 뿌리를 20~30g에 청수 0.8ℓ 를 달여 0.4ℓ 되면 1일 3~4회 복용하

면 통풍, 관절염, 전염성 방관염, 감염성질병에 효과가 있다.

참고 : 잎=변통이뇨작용, 싸=소염, 해열, 살균, 저혈당작용, 뿌리=변통, 이뇨, 발한, 항류머티즘, 항생작용, 키모테라피(KEMORTIFAILPE)에 실린 논문에 의하면 악티제닌(Arctigenin)이란 항암 성분이 함유돼 있는 것이 발견되었으며 뮤테이션리서치 잡지에는 돌연변이를 일으키는 화학성분이 세포 속에 자라나는 것을 막아주는 역할을 한다고 발효되었다.

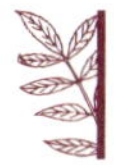 ## 용담

(Gentiana lutea. acrophyllascabra)

약명 : 초룡담(草龍膽). 이름은 용담초(龍膽草), 과남풀, 거친과남풀, 가는과남풀 등

효능 : 간장제, 위산과다, 위염

적용 및 성분 : 젠티오피크로사이드(Gentiopicroside), 제티오시이드(Gentioside), 아마로젠틴(Amaogentin), 알칼로이드페놀산, 플라보노이드, 아마로젠틴 등이 들어 있고 쓴맛 배당체 함유돼 있다.

처방 : 한방과 민약에서 꽃과 뿌리를 건위, 창종, 간질, 강장, 소염, 식중진, 소화촉진, 심장염, 습진, 경풍, 도간, 개선, 설사, 해열, 백혈구 생성촉진 등에 약재로 사용하고 있다.

• 간질, 심장염, 도간, 개선 등 뿌리를 늦은 가을 이른 봄에 채취하여 그늘에 말려 잘게 썰어 용기에 담고 뿌리량에 2~3배의 술을 부어 여기에 1/3 정도 설탕을 넣고 담근 후 1개월이 지나면 먹을 수 있으

나 3개월 이상 지나면 담황색의 빛깔이 되는데 모든 찌꺼기를 건져 내고 즙액만 마신다. 東醫寶鑑에 기록.

- 뿌리를 잘게 썰어서 맷돌에 살짝 갈아 큰 찻잔에 1:1 섞어 청수 1.6 l 로 토기에 넣고 0.8 l 되도록 달여 하루에 3회 복용하면 위염, 위 카타르, 위약, 위산과다증, 위산, 과소증 등의 질환에 좋고 장질환에 도 효과가 있고 정장(整?)과 강장제(强壯劑)로 뛰어난 효과가 있다.
- 간과 담낭 질병에 뿌리 6~12g을 청수 0.8 l 를 부어 30분 이상 달여 0.5 l 되면 매 식사 30분 전후로 1일 3회 복용하면 효과가 있다.
- 소화기능 강화, 간염, 간질, 담염증, 황달 치료에 위 처방량이 처방 과 같으며 뿌리를 가루로 1/2수저씩 1일 3~4회 복용하면 소화기 계 통과 가슴앓이, 설사를 동반한 위염 등에 효과있다.

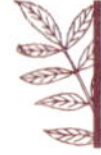

은방울꽃

(Convallaria keiskei MIQ)

약명 : 영란(鈴蘭). 이름은 오월화(五月花), 초옥란(草玉蘭), 군영초(君 影草), 마자채(麋子朵), 노려화(蘆藜花), 노령초(鹿鈴蕉), 소로 령(小爐鈴), 향수화(香水花), 초옥령(草玉鈴), 여로화(藜盧花), 녹제초(鹿蹄草), 녹령(鹿鈴), 굴래싹, 둥굴리아싹, 콜발라라아 초 등

효능 : 심장병

적용 : 강심, 이뇨제

처방 : 민약에서 풀 전체를 Digitalis(디기탈리스) 현삼 대용으로 심장 병에 달여 먹으면 효과가 뛰어나다고 한다.

• 민약에서 꽃과 잎, 줄기, 지하 경을 그늘에 말려 잘게 썰어 4g을 청수 0.8 l 로 잘 달여 1일 3회 나누어 복용하면 강심, 이뇨에 약으로 쓴다.

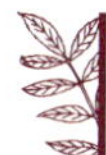

이삭역귀
(Persicaria filiforme NAKAI.)

약명 : 금선초(金線草). 이명은 적료(赤蓼), 모료(毛蓼) 등
효능 : 심장병
적용 : 이뇨제
처방 : 신장병에 민약에서 풀 전체를 (풀, 줄기, 꽃) 그늘에 말려 잘게 썰어 20~30g을 0.8 l 의 청수로 달여 1일 3회 나누어 복용하면 효과가 있다.

• 이뇨제로 줄기 껍질 8g 달여 차를 끓인 농도로 차(茶)처럼 하루에 여러 번 나누어 마시고 이를 많은 양으로 계속 오랫동안 사용하면 안 되고 끓인 즙이 하루를 넘길 경우 다시 새것을 끓여 복용한다.

참고 : 산골짜기 계곡 습지나 숲가에 흔히 나는 풀이고 만주, 중국, 한국 등 자생하고 줄기 껍질이 홍자색이 돌며 염료 원료의 재료로 쓰기에 적료(赤蓼)라 부른다.

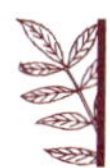

이질풀
(Geranium nepalense subsp thunbergii (S. etZ)HARA.)

약명 : 노학초(老鶴草), 현초(玄草). 이명은 관근(貫筋), 공등(公藤), 이질초(痢疾草), 서장초(鼠掌草), 현지초(玄之草), 광지풀, 쥐손풀 등

효능 : 변비, 이질 영약(靈藥)

적용 : 적리(赤痢), 역리(疫痢)

처방 : 장질환에 특히 많이 사용하고 이질병에도 특효약으로 널리 쓰이고 있다.

- 적리, 역리, 변비, 통경위, 대하증, 방광염, 피부병, 자궁내막염, 종기, 폐병, 감기, 종창, 위궤양 등에 풀 전체를 한방과 민약에서 다양한 병에 널리 약으로 쓰고 복통, 설사, 장카타르 등에 말린 것 25~28g을 청수 0.8~1 *l* (약 5홉) 넣어 반 될 때까지 달여 한 번에 마시면 즉시 효과가 나타나고 그 후 2~3회 더 복용하면 더욱 좋아지고 이질이나 적리 초기에 피마자기름을 마시면 위장을 씻어낸 후 진하게 달인 것을 복용하면 완전히 치료된다.
- 위장이 약한 사람은 차로 만들어 마시면 위장이 조정(調整)되어 튼튼해지고 변비가 없어지고 보통 건강한 사람처럼 변통이 되고 간장이 약한 사람은 스텐레스 주전자에 청수 1.6 *l* 쯤 부어 결명자를 커피스푼 3~4개 이질풀 말린 것을 넣고 끓여 1일 3회 장복하면 효과가 있다.
- 부인병으로 고민한 사람도 장복하면 좋은 효과를 보고 지금까지 임신하지 않았던 여성이 갑자기 임신하는 예도 있고 한방에서 현초는 장기능이 쇠약하고 이질, 설사, 복통과 부인병에 특효라고 전해오고 있다.

참고 : 채취 시기는 꽃이 필 무렵이며 대개의 약초는 개화기에 채취하는 것이 그 효과가 크고 열매를 사용할 때 가장 많이 쓰이는 잎이 말라버려 사

용못하니 씨 채취 시는 잎을 포기하여야 하고 이질풀은 소와 말 설사통
에도 사용한다.

 ## 익모초
(Leonurus cardiaca)

약명 : 충위자(茺蔚子) 이름은 야천마(野天麻), 사릉초(四綾草), 홍화
애(紅花艾), 야고초(野故草), 익모고(益母藁), 충위(茺蔚), 곤초
(坤草), 충초(茺草), 야마(野麻)암눈비앗 등

효능 : 부인병의 성약

성분 : 이리도이드배당체(Iridoid glycoside)인리오누 라이드
(Leonuide), 쓴맛 성분인 리오누린(Leonuin) 스타키드린, 루틴,
탄닌, 정유, 알칼로이드, 플라보노이드, 사포닌, 당 등 성분이
포함되어 있다.

처방 : 한방과 민약에서 풀 전체와 씨를 산후지혈 보정(補精), 사독, 정
혈, 자궁수축, 각혈, 부종, 만성맹장염, 유방염, 대하증, 창종, 자
궁출혈, 단독, 고혈압, 두통, 히스테리불안, 심장에 관계된 신경
이상, 출산 후 자궁 수축 등에 약재로 쓰며 식욕부진에 생즙을
낸 후 공복에 한 사발 1일 두 번 2일 마시면 여름철 더위 먹었을
때 이것 이상 명약은 없다.

• 산후지혈, 보정(補精)과 월경불순, 오랫동안 하혈에도 7~8월 꽃필
무렵 풀 전체를 채취하여 그늘에 말려 두고 1회 5g 내외와 청수 0.6
l 를 부어 0.3 *l* 될 때까지 달인 후 1일 3회 나누어 마시면 신비할
정도로 효과가 있고 일반적으로 모든 부인병에 효과가 크다.
• 거어혈(去瘀血), 생신혈(生新血)임신 전후에 익모초삭과(益母草?果)

371

를 암눈비앗이라 한 것은 눈을 밝게 하는 작용이 있어 한방약재로 약성이 감미롭고 부인병에 명약 또는 보약으로 쓰이기 때문이다.

- 말린 전초를 5~10g을 청수가 끓기 전에 담가 1~2시간 우린 물을 1일 3회 복용하면 고혈압, 신경성 심장병 등에 효과가 있다. 1일 마른 것 15~20g, 생것은 25~30g 사용.

참고 : 눈을 밝게 하고 정(精)을 돋아주며 여성의 경맥을 조절하고 특히 산모의 필수 요제로 중요하게 쓰였다 해서 예로부터 益母草라 부르고 野天麻를 러시아에서 혈압을 낮추어 주는 화학 성분이 들어 있음을 실험 결과 밝혀졌고 중국에서는 심장 세포를 편하게 해주고 심장마비의 원인이 되는 응혈 현상을 막아준다는 실험결과가 나왔다.

주의 : 해발 700m 이하 저지대 생산되는 것은 A형에게 효과 좋고 임산부와 위장이 약한 사람은 처방 외 양을 과하게 사용하면 중독을 일으켜 전신 부력증이 발생할 수 있다.

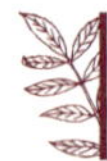

인동
(Lonicera japonica THUNB.)

약명 : 金銀花. 이명은 인동초(忍冬草), 노옹수(老翁鬚), 노사등(鷺鷥藤), 좌전등(左纏藤), 수양등(水楊藤), 이포화(二苞花), 이보화(二補花), 금은등(金銀藤), 은화등(銀花藤), 다엽화(茶葉花), 금화(金花), 은화(銀花), 이화(二花), 인동덩굴, 능박덩굴, 겨우살이덩굴 등

효능 : 감기, 관절통, 이뇨, 종기

적용 : 지혈, 정혈, 하리

처방 : 꽃, 씨등 옹저, 매독, 루마질사(傴 痲 質 斯)등에 인동을 녹차처럼 따끈한 물에 우려내어 마시면 효과가 있다.

- 이뇨, 해독, 종기, 부동, 감기, 지혈, 정혈, 하리, 구토 등에 잎, 줄기, 꽃, 열매를 채취하여 그늘에 말려 1일 20~30g을 청수 1.6 *l* 부어 끓여 식사 전 · 후 차대용으로 마시면 각종 종기, 창, 악성부스럼, 매독 등에 효과 있고 또한 감기, 해열, 임질, 관절통, 요통, 탈항, 치질, 장카타르, 임질 등에 효과 있다.

- 인동주도 위에 열거한 병에 효과가 더욱 빠르다고 많이 쓰이고 인동주를 간단히 쉽게 만들려면 고급주 1.8 *l* 에 인동꽃 80g을 넣고 약한 불로 데운 다음 약 30일 정도 밀봉하여 해두었다가 약 수건에 찌꺼기 짜내고 거른 술을 식사 때마다 소주잔으로 한 잔씩 마시면 좋다.

- 인동 쑥, 삼백초, 창포 등 첨가하여 약탕으로 목욕하면 습창, 요통, 관절통, 타박상, 개선(疥癬) 등 효과 있고 한방에서 덩굴을 해열, 정혈, 소염, 진통 등 약으로 쓰고 꽃을 산열해독, 소종, 거농, 이뇨, 살균작용이 있어 열성병, 화농성 질환, 급만성 임질, 매독, 농양, 종독, 약창 등 특효약이라 소개했다.

참고 : 해발 700m 이하 저지대 생산되는 것은 B형에게 효과 좋고 뿌리, 꽃 풀 전체를 볶아서 곡주에 담가 건조시킨 후 분말로 만들어 3g을 술(막걸리)에 타서 1일 3~5회 복용하면 당뇨 합병증인 옹저 등에 좋다.

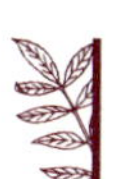

잇꽃
(Carbamus tinctoriusL.)

약명 : 홍화(紅花). 이명은 연지화(臙脂花), 홍람화(紅藍花), 야홍화(藥紅花), 홍란화(紅蘭花), 홍화자(紅花子), 초홍화(草紅花), 두홍화(杜紅花), 홍화채(紅花采), 단화, 적화, 홍람, 약화, 황란, 황람, 호화미자, 잇나물, 연지꽃, 호애꽃, 호람화 등

효능 : 통경, 편도선염

적용 : 월경불순, 위장병

처방 : 한방과 민약에서 꽃을 통경, 어혈, 지혈, 부인병, 해산촉진 등 약재로 한방에서 통경제로서 술에 담가 복용하는데 1일 19g을 달여 마시고 단, 약용으로 하는 것은 될수록 신선한 것을 쓰는 것이 좋다.

- 폐경으로 들어가 어혈을 풀어주고 또한 피를 활발히 하고 종기를 없애고 통증을 그치게 하며 경폐(經閉), 변비, 두창, 편도선염을 다스리고 토혈, 각혈에 꽃 10g과 도인 5g을 함께 청수 0.6 *l* 넣고 달여 0.3 *l* 복용하면 효과가 있다.
- 편도선염에 풀을 짓찧어 즙을 내 작은 잔으로 한잔 마시면 특효가 있고 민약에서 홍화(紅花) 말린 것을 술에 담그면 붉은 색의 즙이 나오는데 이것을 입술 튼데 바르면 효과가 있고 꽃을 달여 월경불순, 위장병, 설사 등에 특히 유효하다.

참고 : 이집트 근처가 원산지로 약용과 염료로 재배하던 식물이다.

 ## 자란

(Bletilla striata REICHB. fil.)

약명 : 백급(白芨). 이명은 백약(百藥), 연급초(蓮及草), 도구약(刀口
藥), 지라사(地螺絲), 급(芨), 대암풀, 백급덩이뿌리, 대왐풀 등

효능 : 각혈, 늑막염, 폐결핵, 화상

성분 : 해열제

처방 : 한방과 민약에서 풀 전체 및 근경을 수렴, 지혈, 배농, 토혈, 내
복, 종처 등에 약재로 채집 시기는 10월이 적기이며 약이 되는
부위는 근경과 씨지만 잎과 꽃도 약으로 쓴다.

- 폐결핵, 늑막염에는 일일량 씨 4~5개와 감초를 약간 넣고 물 0.2 l
부어 반량이 되도록 달여 식전 3회 나누어 복용하면 해열과 기침에
도 잘 듣고 감기도 낫는다.
- 지하경(地下莖)을 잘 씻어 모근(毛根)을 제거하고 강판에 갈아 큰
수저 한 숟갈을 1회량으로 식사 후에 복용한다.
- 방법에 의한 것과 같고 효과도 있다. 고를 만드는데 마늘 간 것과 1
회량 3쪽을 섞으면 더욱 효과적이다.

참고 : 남주지방 해변 바위틈에 자란 난초류(蘭草類)의 일종으로 화훼 농가에
서 관상용으로 재배하고 저지대 성장한 것은 A, AB형에 좋다.

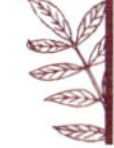

자리공

(Pbytolacca esculenta V. HOUTTE.)

약명 : 상륙근(商陸根). 이명은 상륙초(商陸草), 상류근(商柳根), 현륙
초(莧陸草), 산라복(山羅卜), 왕모우(王母牛), 우라복(牛羅卜),
도수연(倒水蓮), 장륙, 축탕, 장류, 장녹 등

효능 : 신장병

적용 : 수종, 이뇨, 하리

처방 : 한방과 민약에서 뿌리를 수종, 이뇨, 하리, 심장염 등에 쓰이지
만 함부로 써서는 안 된다. 근경은 수종을 다스리는데 쓰여 효
과가 있고 이뇨제로도 널리 사용했다.

• 민약에 따르면 상륙(商陸)은 강력한 이뇨작용을 하므로 신장병에
매우 효과가 크고 상륙(商陸) 4g을 0.3 l 의 청수로 달여 0.2 l 정도
가 되면 3회 나누어 복용한다.

주의 : 유독성 식물로 임산부가 이것을 복용하면 유산할 우려가 있으므로 주
의를 요한다.

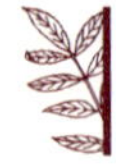 **자주쓴풀**

(SwertiaPseudo-chinensis (BUNGE)HARA.)

약명 : 당약(唐藥). 이명은 어담초(魚膽草), 자아채(獐牙采), 수황연(水
黃蓮), 자당약(紫唐藥), 고초(苦草), 쓴풀, 자주쓴풀 등

효능 : 건위, 구충, 복통, 심장병

성분 : 강심, 발모약, 소화불량, 습진, 심장염

처방 : 한방과 민약에서 풀 전체를 건위, 산기, 태독, 구충, 건위, 지사
제, 기선, 고미, 식욕부진, 소화불량, 발모약, 강심, 심장염, 습
진, 경풍 등에 널리 명약으로 쓰인다.

• 복통, 식상, 건위 등에 그늘에 말려야 좋은 약재로 되고 풀 4~5뿌리

와 청수를 스텐레스 주전자에 1.2~1.5 *l* 넣고 뚜껑을 덮은 다음 열
탕을 끓여 식사 후에 복용하면 특히 효과가 있다.
- 풀을 달인 즙으로 눈다락지, 돌림눈병 등의 눈을 씻으면 효과있고
월경곤란, 대하증 등에는 열탕을 만들어 입욕하면 효과가 좋다.

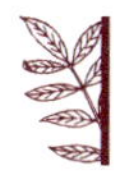 ## 접시꽃
(Altbaea rosea CAV.)

약명 : 촉규화(蜀葵花). 이명은 서국화(黍菊花), 덕두화(德頭花), 촉계
화(蜀季花), 살기화(舌其花), 과목화(果木花), 대근화(大槿花),
숙계화(熟季花), 대촉계화(大蜀季花), 촉규(蜀葵), 오규(吳葵),
장홍(丈紅), 호규(胡葵), 접중화, 기단화, 단오금, 대촉규, 일장
홍 등

효능 : 객열(客熱), 배농(排膿), 소변임통(小便淋痛)

적용 : 적백대하(赤白帶下)

처방 : 한방과 민약에서 잎, 줄기, 뿌리는 소변임통(小便淋痛)을 다스
리며 꽃은 그늘에서 말려 부인병에 활용하면 효과가 있고 뿌리
줄기는 객열(客熱)을 주치하고 소변을 고르게 해주며 농혈을
없앤다 하고 특히 뿌리는 대하증과 농혈을 다스리고 잎은 절
상, 화상, 열독의 이질 등에 효과 있다.

- 꽃은 붉은 것, 흰 것이 있는데 붉은 것은 적대하를, 흰 것은 백대하
를 다스리고 특히 적(赤)은 혈(血)을 다스리고 백(白)은 기(氣)를 다
스리고 씨는 임질, 소장, 창 등에 효과가 있다. 本草綱目에 기록
- 赤白(적백)帶下(대하)에 꽃을 말려서 가루로 만들어 공복에 6~8g

술에 타서 마시고 종기가 곪았을 때 뿌리를 진하게 달여 마시면 배농이 빠르고 환부가 빨리 아문다.

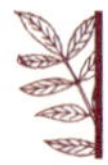

쥐꼬리망초
(Justicia Procumbens L.)

약명 : 진구(蓁尤) 이명은 대압초(大鴨草), 호자초(互子草), 서미홍(鼠尾紅), 소청(小靑), 진규(蓁糺), 진과(秦瓜), 작상(爵狀), 녹구(菉?), 적안노모초(赤眼老母草), 야만년청(野萬年靑), 망초, 쥐꼬리망풀 등

효능 : 열병, 충혈

적용 : 류머티즘, 신경통

처방 : 민약에서 풀 전체를 목욕탕의 향료, 류머티즘 등에 약으로 쓰고 어린순은 나물로 먹고 토황색 뿌리는 습열을 제거한데 쓰고 한방에서 류머티즘, 열병 등에 볶아서 쓰고 또한 우유를 섞어 쓰면 큰 효과가 있다. 本草綱目에 기록

- 신경통 및 류머티즘의 줄기와 잎을 생즙을 내어 환부에 바르면 통증을 멎게 하는데 효과가 있다고 한다.
- 잎을 그늘에 말린 것을 달여 마시거나 생잎을 즙내어 마셔도 모든 충혈을 고친다 하고 풀 전체를 목욕물에 넣고 목욕을 해도 류머티즘과 관절염에 효과가 있다.

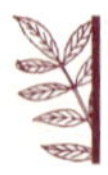

지치
(Lithospermum erythrorthizon S. etZ.)

약명 : 자단(紫丹). 이명은 자초자(紫草子), 자초근자(紫草根子), 대자초 (大紫草), 경자초(梗紫草), 홍석근(紅石根), 자초용(紫草茸), 자 경(紫梗), 자근(紫根), 자초근(紫草根), 주치, 차근, 지치뿌리 등

효능 : 강장, 건위

성분 : 시스리너레익(Clslinoleic)과 감마리노레익(Gamma-linolenic)산 이 들어 있는 필수지방산(Essential attyacis), 사포닌, 포타시움, 점약질, 탄닌, 비타민C, 미네랄 등이 함유되어 있다.

처방 : 한방과 민약에서 건위, 강장, 거담, 황달, 임질, 개선, 해독, 습 진, 피부화상, 동상, 익기, 창종, 충독, 이뇨, 양모, 수포, 염증제 거, 해열, 일반 소독약재로 쓰이고 약재로 야생종 뿌리는 장내 염증을 제거하고 위장을 조절하고 대?소변의 통리에 효과가 있다.

- 건위, 강장제로 민약에서 뿌리를 술에 담가 성분이 충분히 우러나 면 약주로 조금씩 복용하면 좋고 현대 토속주라 하여 약주로 전남 진도 지방에서 지치 뿌리로 담근 술이 많이 만들어져 널리 보급되 고 있다.
- 초기질환이나 열감기에 잎으로 차를 만들어 1회에 1컵씩 1일 5~10g 3회 이상 복용하면 완치할 수 있고 산모가 젖이 부족한 때 잎이나 생화나 말린꽃을 회향초와 함께 우려내 차로 만들어 마시 면 효과가 좋다.
- 정서불안, 우울증에는 생잎 8~16g을 즙을 내어 한 번에 반 컵씩 1일 3회 마시면 되고 건성피부, 습진 신경성 피부발진 치료에 생즙을 물에 섞어 환처에 바르고 가래를 없애고 기침을 멈추게 하기 위해 꽃으로 시럽을 아욱, 현삼 같은 비율로 넣고 만들어 복용하면 더욱

효과 좋다.

참고 : O형 양성의 명약으로 유럽에서는 약용과 많은 꿀을 얻기 위해 정원에
재배하고 지중해 연안에는 17종이나 자생하고 지치과의 감부리(甘富利)
는 1일 사용량이 12~24g이고 부지채(附地菜)는 20~30g을 쓴다.

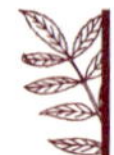 질경이

(Plantago major/P. lanceolata)

약명 : 차전초(車前草). 이명은 차전채(車前采), 대차전(大車前), 차피
초(車皮草), 야지채(野地采), 우모채(牛毛采), 합합엽(蛤蛤葉),
마편초(馬鞭草), 차륜엽(車輪葉), 차화(車花), 당도(當道), 지의
(地衣), 비이(芣苢), 비거(芣苣), 길장구, 배부장이, 배합조개,
배짜개, 씨앗을 車前子, 뱀조개씨 등

효능 : 변비, 심장염, 이뇨제, 임질, 진해, 천식, 충혈

성분 : 어큐빈(Aucubin)이란 일리도이드 배당체(Liridoidglycoside), 플
라보노이드(Flavonoids), 탄인(tanins), 케로틴(Kalotin), 유기상,
점액질, 규산 등 함유되어 있다.

처방 : 잎은 소렴, 거담, 이뇨, 피부연화, 진통, 경련, 진정, 외상치료, 씨
에는 변통, 진통작용 등이 뛰어난 효험이 있고 한방과 민약에
진해, 소염, 이뇨, 안질, 강심, 임질, 음상, 심장염, 태독, 난산,
출혈, 해일, 지사제, 뇨혈, 금창, 익정, 종독, 폐기, 코레스테롤
낮추는 등에 약재로 쓴다.

• 만성기관지염, 백일해에 민약에서는 만성기침을 멎게 하는데 앵속
씨와 껍질 각각 10~12g 청수 0.5~0.6 *l* 부어 0.3 *l* 되도록 달여 1일

4~5회 나누어 수시로 마시면 효과 있다.

- 백일해에는 건조된 초를 12g, 감초 4g, 설탕 8g, 청수 0.3 *l* 부어 0.2 *l* 되도록 달여 1일 3~4회 나누어 마시면 효과가 좋다.

- 천식에 건조된 초를 12g, 쑥 6g, 감초 3g 비율로 청수 0.5 *l* 스텐레스 주전자에 끓여 차 대용으로 마시면 효과 있다.

- 임질에는 삭과 12g, 결명자 20g, 이질풀 20g, 청수 0.7~8 *l* 부어 4~5 *l* 되도록 달인 것을 차대용으로 마시면 낫고 또한 하고초(夏枯草) 20g 첨가하면 효과가 증가된다.

- 천식, 각기, 두통, 뇌병, 위병, 축농증, 심장병, 부인병, 신경쇠약, 눈의충혈, 관절이 붓고 아픈데, 산기(疝氣) 등에 차전초(車前草)를 달여 매일 차대용으로 마시면 효과가 있다.

참고 : 실험에 의하면 씨 1숟갈을 1일 3회씩 복용했더니 혈중콜레스테롤의 수치가 현저히 떨어졌다고 학자들은 말하고 American Medical Association의 간행물에 발표에 의하면 12주간 실험결과 콜레스테롤의 수치를 5% 이상 낮추었다 고로 심장마비로 사망확률은 10% 줄어든다. 현재 의약품보다 안전하기 때문에 대체의약 연구에 주력하고 있다. 메밀가루와 섞어 병(餠)을 만들어 먹기도 하였고 종자는 이뇨제 전문약(專門藥)으로 쓰였지만 껍질 분량이 많으면 어지럽고 졸음이 온다.

주의 : 현재 중국산 한약재가 모든 약재상에 다량으로 수입되니 중국산은 방부제로 성분이 이완되어 약효능이 발전되니 필히 산지에서 구입해서 사용할 것을 권고한다.

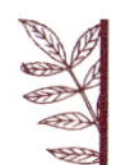

짚신나물

(Agrimonia pilosa LEDEB.)

약명 : 용아초(龍牙草), 선학초(仙鶴草). 이명은 금선초(金仙草), 과향초(瓜香草), 노변초(路邊草), 모자초(母子草), 지선초(地仙草), 구룡아(九龍牙), 금선공(金仙公), 금정용아(金頂龍牙), 노변황(路邊黃), 백아고(白牙藁), 용아신(龍牙腎), 지동풍(地洞風), 황우미(黃牛尾), 농아(狼牙), 등라 등

효능 : 구충, 설사, 지혈

성분 : 약성은 서늘하고 맛은 쓰며 성분은 탄인, 실리카, 정유, 아피게닌, 쿼시틴이 들어 있는 프라보노이드, 미네랄, 쿠미린, 비타민 B, K 등이 함유되어 있다.

처방 : 한방과 민약에서 풀 전체를 하리, 지혈, 대하증, 선혈, 구충, 간, 담, 신장, 비장 계통의 질병, 점액성 대장염, 심장결석 등으로 쓰이고 꽃 필 무렵 풀 전체를 채취하여 햇볕에 말려서 보관한다.

- 위장병, 분만 후 자궁경련 등에 1일 25g 청수 0.9 *l* 로 1/3로 달여 3회 복용하고 임질, 설사, 지혈에는 1/2가 되도록 진하게 달여 복용한다.
- 재생불량성빈혈, 백혈병, 병출혈에 한방에서 지혈제 특효약으로 널리 사용하고 강장성 수렴지혈제, 강심작용, 암 출혈 등에도 지혈제 효과가 있다고 전해오고 폐결핵 및 내부출혈 치료제로 이용하고 있다.
- 상처, 습진 정맥류성 궤양 치료를 위해 달인 물로 환처를 닦아내거나 찜질을 하며 목욕도 좋고 눈 결막염 치료에 말린 잎 10~20g에 청수 3~4 *l* 로 우려내 눈을 자주 세척하면 손상 없이 치료된다.

로 만들어 즐겨 마시도록 권장함

주의 : 수렴성이 있으므로 변비로 고생하는 사람과 임산부나 산모는 튜존, 튜
졸 성분을 젖먹이 아이가 간접 섭취할 염려로 금하고 소화불량이나 간
장질병 치료에는 약술 담가 사용은 금함

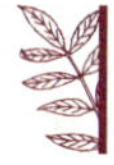

쪽
(Persicaria tinctoria H. GROSS)

약명 : 남실(藍實), 남초(藍草)錢. 이명은 대청(大靑), 대청엽(大靑葉),
전초, 료람(廖藍), 소남(小藍), 남(藍), 쪽풀 등

효능 : 늑막염, 총독

적용 : 감열, 하혈, 해독, 해열

처방 : 한방과 민약에서 열매와 뿌리를 해독, 해열, 총독 등 약재로 쓰
며 특히 어린아이 경간(驚癎)과 발작간질 또는 감열, 하혈, 토
혈, 객혈 등에 효과가 있다.

• 벌, 독충에 쏘인 데에는 쪽의 잎을 따서 생즙 내어 바르면 효과 있
고 늑막염에는 쪽의 줄기 말린 것 한 줌을 청수 1.8 l 부어서 검은
빛이 나도록 달여 1일 3회 차처럼 복용하면 효과가 있다. 藥草知識
에 기록.

차조기
(Perilla frutescens var. acutaKUDO.)

약명 : 자소자(紫蘇子). 이명은 홍소(紅蘇), 홍자소(紅紫蘇), 자소초(紫蘇草), 소근(蘇根), 소엽(蘇葉), 야소(野蘇), 적소(赤蘇), 홍소(紅蘇), 흑소(黑蘇), 치즈기, 자주깨, 붉은깨 등

효능 : 유방염, 진통, 풍질, 혈액순환촉진

적용 : 건위제, 발한, 진해제

처방 : 한방과 민약에서 잎을 지혈, 유방염, 진해, 풍질, 진통, 진정, 이뇨, 몽정 등에 약재로 쓰였고 소엽(蘇葉)과 소자(蘇子)는 풍기(風氣)를 막는데 효과가 있어 전용 약재로 두루 쓰였으며 다양한 용도로 같이 쓰였다.

- 건 뇌에 잎을 그늘에 말려 가루로 만들어 밥에 넣어 먹으면 효과가 있고 천색, 뇌질환에 말린 잎 20g을 청수 0.4 *l* 부어 0.2 *l* 되도록 달여 복용하면 효과가 크다.
- 토혈에는 자소(紫蘇) 4g과 검정콩 1홉을 청수 0.5 *l* 를 0.3 *l* 되도록 달여서 마시면 효과가 있다고 한다.
- 기침과 각혈에 자소초(紫蘇草) 6g과 만청자(蔓菁子=무씨) 4g에 청수 0.5 *l* 달여서 그 양이 반이 되도록 하여 복용하면 기침가래 멎게 하고 이뇨에도 효과가 있다.
- 혈액순환촉진에 말린 잎을 두 주먹 넣고 청수 2 *l* 를 스텐 주전자에 부어 100℃ 이하로 총량 1 *l* 되게 달여 차대용으로 수시로 복용하면 건위제가 되고 또 각기, 치질 등에 효과 있다고 한다.

참고 : 저지대에서 생산되는 것은 A형에게 효과 있고 암환자는 잎 20g, 청수 0.6ℓ 반으로 달여 1일 복용한다. β-카로틴과 플라보노이드(Flavonoids)와 셀레늄 성분으로 항암 효과가 있다.

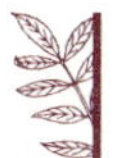 참나리

(Lilium tigrinum KER-GAWL.)

약명 : 百合, 卷丹. 이명은 紅百合, 藥百合, 卷丹花, 피침 엽백합(披針葉百合), 호피백합(虎皮百合), 당개나리 등

효능 : 건의, 위장병

적용 : 강장, 자양, 진해

처방 : 한방과 민약에서 인경(鱗莖)을 가장, 자양, 건위, 종독, 진해, 거담 등에 약재로 쓰인다.

- 민약에서 권단(卷丹)의 뿌리 1개에 우유 1잔을 믹서에 갈아서 꿀을 타서 마시는데 1일 한 번씩 7일 복용하면 진해, 거담, 위장병 효과가 있다고 한다.
- 건위, 종독에 뿌리 3개를 강판에 갈아서 1일 3회 복용한다.

참고 : 필히 산지(평창 진부 산약초 축제)에서 구입해서 사용할 것을 권고한다.

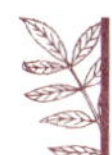 참나물

(Pimpinella brachycarpa(KOM.)NAKAI.)

약명 : 야근채(野芹菜). 이명은 지주향(蜘蛛香), 단과회근(短果茴芹), 자근(紫董) 등

효능 : 간염, 고혈압, 황달

적용 : 경풍(驚風), 윤폐(潤肺), 정혈(淨血)

처방 : 한방과 민약에서 풀 전체를 지혈, 양정, 대하, 해열, 경풍, 고혈

압, 정혈, 윤폐, 신경통 등에 약재로 쓰인다.

- 간염, 고혈압, 해열에는 봄에 채취하여 생즙을 내어 식사 전 한 사
발씩 마시면 효과가 있고 콩나물과 혼합하여 즙을 내어 복용하면
황달, 간경화에 효과 있다.

참고 : 청정 산촌 해발 700m에서 구입해서 사용할 것을 권고합니다.

 ## 컴프리
(Symphytum officinale L.)

약명 : 자지(紫芝), 자근(紫根), 자초(紫草), 지초(芝草) 등
효능 : 고혈압, 보익, 소염, 제근육이완, 연골이완, 진정제, 타박상, 피
부연화, 이토픽성 피부염, 화상
성분 : 알칼로이드(Alkaloid), 스테로이드사포닌(Steroidalsaponins), 탄
인(tains), 게르마늄, 미네랄, B1, B2, B12, 단백질, 정유, 이눌린,
페놀산 등
처방 : 한방과 민약에서 풀과 근경을 보익과 진정제 등으로 활용하고
있다.

- 고혈압, 보익, 진정제로 풀 전체를 건초로 20~30g을 청수 2 *l* 를 부
어 달인 1 *l* 된 것을 1일 3회 2일 복용량으로 한다.
- 후두염증, 치염증에 뿌리를 건조시켜 달여서 10~15g 청수 1 *l* 를 부
어 0.5 *l* 로 달여서 6회 2일 입에 머금은 후 천천히 삼킨다.
- 소염, 제근육이완, 연골이완, 아토피성피부염, 화상에 풀 전체를 건

초로 15~20g을 달여서 청수 1 *l* 를 부어 0.3 *l* 로 달여서 환부에 바른다.

주의 : 알카로이드(Alkaloid)에 피로리지딘(Pyrrolizidine) 성분이 간장에 유해할 수 있으니 처방 외 양을 더 하지 말고 저지대자생한 것은 O형에 좋고 여성반신욕재로 유명하다.

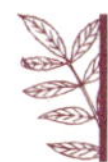 **타래붓꽃**
(Iris Pallasii var. chinensis FISCH.)

약명 : 마린(馬藺子). 이름은 마린호(馬藺花), 자호접(紫胡蝶), 마린(馬藺), 여실, 자연(紫燕), 연미붓꽃, 자주붓꽃 등

효능 : 관절염, 위장병, 인후염, 폐렴

성분 : 류머티즘, 완하제(緩下劑), 토제(吐劑)

처방 : 한방과 민약에서 타래 붓꽃의 근경을 씨와 같이 편도선염, 안태, 이후염, 폐염, 위중열, 창달, 백일해, 해소, 질상토혈, 주독 등에 약으로 쓰인다.

- 인경(根莖)을 잎이 누렇게 피었을 때 채취하여 말린 후 약봉지에 보관하여 10~15g을 청수 0.5 *l* 를 부어 0.3g 되게 달여 1일 3회 복용하면 현기증, 위장병, 부인병, 위장 카타르 등에 효과가 좋으며 약에 설탕을 넣으면 효력이 없어진다고 한다.
- 류머티즘에는 날것의 근경을 강판에 갈아 1회량 3~5g을 하루 3회 마시면 매독에도 효과가 있어 처방이 같다. 한방에서 꽃은 지혈, 이뇨제로 사용하고 씨는 이습(利濕), 지혈, 해독에 쓰고 있다.

참고 : 동의보감(東醫寶鑑)에 따르면 마린화(馬藺花), 마린자(馬藺子), 붓꽃이라
했고 본초강목(本草綱目)에는 마린(馬藺), 여실이라 하고 붓꽃과의 식물
이라 했고 약성은 꽃은 시고 쓰며 씨와 뿌리는 달다.

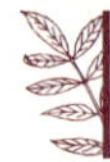 ## 택사

(Alisma canaliculatum ALL. BR. etBOUCHE.)

약명 : 택사(宅舍). 이명은 수사(水瀉), 망우(芒芋), 속(蕢), 곡사(鵠瀉),
급사(及瀉), 망우(芒芋), 쇠택나물, 쇠택나물 속명은 우이채, 쇠
귀나물 등

효능 : 각기병, 당뇨병, 피부병

적용 : 수종(水腫), 소염(消炎), 이뇨, 통림(通淋)

처방 : 한방과 민약에서 풀 전제 및 뿌리를 강장, 보로(保老), 이뇨, 부
종, 창종, 통유, 최유지사, 수종 등 약으로 쓰고 채취시기는 꽃
필 때 풀 전체에 잎 넓은 부분을 제거하고 씻은 뒤 잘 말려 잘게
썰어 약봉지에 보관한다.

• 부종, 각기, 더위 먹은데 당뇨병, 현기증 등에 1일량 5~15g을 0.6 l
청수에 달여 마시면 이뇨제가 되고 효과가 뛰어나다고 한다. 젊은
사람이 성욕이 항진(亢進)해서 괴로울 때 근경(根莖)을 달여 먹으
면 억제된다.

• 종양, 구갈, 제습, 통림, 음허, 발한이 있는 증상 등에 한방에서는 약
성이 쓴맛으로 한기가 있어 특효가 있고 이수, 소염, 담습, 수습 약
이 처방된다.

참고 : 택사과에 보풀(수자고 水慈姑)은 소종, 해독, 충독제로서 주로 외용으로

쓰이고 벗풀(야자고 野慈姑)은 간담, 황달에 내복약으로 1일 20~30g
을 사용한다. 天然藥物大事典에 기록.

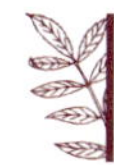

털억귀

(Persicara cocbinensis KITAGAWA)

약명 : 요실(蓼實), 홍초(紅草). 이명은 수홍화(水紅花), 수홍자(水紅
子), 요조자(蓼弔子), 천홍(天紅), 요자(蓼子), 마요(馬蓼), 대마
(大麻), 구마파조(拘尾巴弔), 수공장하(水公子花), 노인장대, 말
여뀌, 말번디, 붉은털여뀌, 말여귀초, 말역귀풀, 말료화 등
효능 : 말라리아간염, 암질, 진통제
적용 : 산기(疝氣), 소갈, 통증, 해열
처방 : 한방과 민약에서 풀 전체와 열매를 통경 등에 양재로 사용하고
꽃필 무렵에 채집하여 그늘에 말려 산기, 해열, 소갈, 암질, 특
히 말라리아 간염에 효과가 있다.

• 산기, 해열, 소갈, 암질에 건초를 1일량 6~10g씩과 청수 0.5 *l* 에 달
여 0.3 *l* 졸여 복용하면 치료가 된다.
• 잎은 짓이겨 즙을 낸 후 이것을 사결 헌데 또는 벌레물린데 화학약
품에 노출됐을 때 바르면 효과 있다.

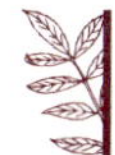

톱풀

(Achillea sibirica LEDB.)

약명 : 시초(蓍草), 신초(神草). 이명은 거치초(鋸齒草), 우이초(羽衣

草), 유연초(??草), 비천오송(飛天蜈?), 일지호(一枝蒿), 가새풀,
가새나물, 긴털톱풀, 배암새, 배얌새, 산톱풀 등

효능 : 불로장생, 혈액순환촉진, 소화장애, 출혈심한치질 등

성분 : 아킬레인(Achilleine), 알카로이드(Alkaloid), 이소벨러리산
(isvalerianicacid), 살리실산(salicylacid), 아스파라긴
(Asparagin), 스테롤(sterol), 플라보노이드(Flavonoids), 쿠마린
(coumarins), 루틴(rutin), 탄인(tanins) 등

처방 : 한방과 민약에서 풀 전체를 진경, 월경통, 진통 등에 약재로 활
용되고 있다.

- 출혈이 심한 치질에 톱풀 건초를 1일량 6~10g씩과 청수 0.5 *l* 에 달
여 0.3 *l* 졸여 한 그릇 정도를 마신다.
- 월경통, 진경, 진통에는 풀 전초 30~40g에 청수를 스텐주전자 4 *l*
용에 80% 부어 총량 2.5 *l* 되게 달여 차대용으로 만들어 수시로 계
속 마시면 효과 있다.
- 모세혈관이완, 심혈관질환, 고혈압에는 건 전초를 20g 약탕제로 달
여 식전 1일 3회 나누어 마신다.
- 습진, 화상, 피부병에 생즙을 내어 2스푼을 생수로 1/2로 희석시켜
1일 3~4회 복용하고 외부는 환부를 닦아내고 생잎을 다져 바른다.

참고 : 처방보다 반량으로 약하게 달여 백화꿀을 한 수저 넣어 차처럼 장기간
마시면 불로장생 차가 된다.

주의 : 장기간 복용하면 알레르기성 피부질환이 발생할 수 있고 특히 임산부
는 자궁을 자극하는 성분이 함유돼 있으니 다량 및 장기간 복용을 금하
고 신초를 주로 사용한다.

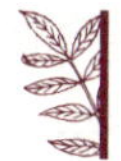

파랭이꽃
(Diantbus sinensis L)

약명 : 구맥(瞿麥), 석죽(石竹). 이명은 석죽화(石竹花), 천국화(天菊花), 낙양화(洛陽花), 석죽자화, 석주자화, 흑수석죽, 중국석죽, 패랭이 등

효능 : 늑막염, 수종, 임질

적용 : 석림(石淋), 이뇨, 소염

처방 : 한방과 민약에서 풀 전체 및 씨를 안질, 석림, 이뇨, 수종, 임질, 소염, 고뇨, 회충, 늑막염, 치질, 난산, 자상, 인후염 등 약재로 쓰인다.

• 석림, 늑막염에 말린 뿌리 및 풀 전체를 적당량 청수로 끓여 차대용으로 계속 마시면 이뇨에 큰 도움이 되고 효과가 있다. 本草綱目 本草備要에 기록

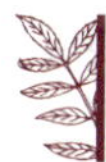

피마자
(Ricinus communis L.)

약명 : 피마자 이명은 피마주, 비마자, 대마자, 홍피마, 양황두, 비마, 피마, 초마, 아주까리, 원근자 등

효능 : 상습변비, 중풍, 화상

적용 : 완화제, 한열, 통경

처방 : 한방과 민약에서 씨는 각기, 나력, 두통, 부종, 실음, 진통, 중독, 중풍, 한열, 화상, 통경, 소아의 소화불량, 태아불하에 쓰이고 뿌리는 지혈, 외상, 피부병, 파상풍, 풍습 등에 명약으로 쓰인다.

- 완화제로 상습변비, 식중독, 급성위장염, 역리 등에 씨가름 15~50g 을 증상에 따라 복용하고 위장내의 독물을 제거하는데 20~35g을 1 일 2~3회 나눠 마시고 노인과 임산부에게도 사용하고 우유 등과 타 서 마시면 좋다.
- 소아가 체했을 때나 증상 없이 고열이 날 때 초기에 빨리 먹이되 5 세 이하는 1스푼 10세 이하는 2스푼 15세 이하 3스푼 성인은 5스푼 정도 먹는 것이 매우 효과가 좋다.
- 한방에서 외과요약으로 중독에 습포하면 곧 소화가 잘되지 않고 위 에 그대로 있는 음식물을 빨아내고 난산으로 태가 나오지 않는데 족심에 연고하면 이산(易産)이나 태반(胎盤)이 쉽게 나오게 된다.

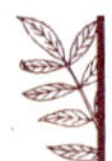 ## 하늘타리

(Tricbosanthes kirilowii MAX.)

약명 : 과루근(瓜蔞根). 이름은 천원자(天圓子), 천화분(天花紛), 과 루등(瓜蔞藤), 야고과(野苦瓜), 과루(瓜蔞), 천과(天瓜), 과루, 고과(苦瓜), 약과(藥瓜), 천선(天仙), 한을타리, 하늘수박, 쥐 참외 등

효능 : 당뇨, 중풍, 황달

적용 : 어혈, 창종, 해소, 해열

처방 : 한방과 민약에서 뿌리, 열매, 씨앗을 타박상, 적백리, 중풍, 황 달, 어혈, 창종, 당뇨, 해열, 해소, 최유, 치루, 이뇨, 줄풍, 유두 염, 결핵, 산열, 객혈, 피부병 등에 약재로 쓴다.

- 황달, 당뇨병, 폐결핵, 중풍, 월경불순, 부인병, 자궁병 등에 뿌리를 가

을에 캐내어 말린 것을 1일 양으로 증상에 따라 (5~15g) 달여 마시면 효과가 있고 뿌리에 빼낸 전분을 천화분(天花紛)이라 하는데 질이 매우 좋은 약으로 어린이 습진, 부스럼, 땀띠에 바르고 감기에 젖 0.5 *l* 섞어 2g을 타서 먹이면 열이 내리고 두통도 멎고 감기가 사라진다.

• 기침, 천식 등에 열매를 3~5g씩 달여 1일 3회 나눠 마시면 효과 있고 달여 마시면 치유하며 산모 젖이 잘 나오고 열매를 으깨어 이것을 초(酢)나 술에 타서 그 즙을 동상, 튼데, 피부가 거친데 바르면 효과 있고 화장수로도 좋다.

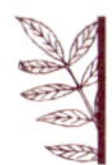 ## 한삼덩굴
(Humulus japonicus S. et Z)

약명 : 율초 . 이명은 납랍초(拉拉草), 가고과(假苦瓜), 거거등(苣苣藤, 鋸鋸藤), 노호등(老虎藤), 납랍등(拉拉藤), 늑약(勒藥), 늑초(勒草), 남마등자(拉藤馬子), 할인등(割人藤), 범산덩굴, 한삼덩굴 등

효능 : 강정, 건위고미(健胃苦味), 오림, 진정

적용 : 뇌창, 파상풍, 학질

처방 : 학질, 뇌창, 파상풍, 진정 등 민약에서 열매, 잎, 화수 등을 오림, 약으로 쓰이고 열매는 한방에서 간혹 고미건위(苦味健胃) 약재로 쓰이고 있다.

• 가을에 풀 전체를 채집하여 햇볕에 말려 강장제로 5~10g씩 달여 1일 3회 나눠 마시면 효과 있고 이뇨, 건위, 해열, 임질, 방광염 등에도 효과가 있어 흔히 사용되고 있다.

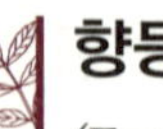 ## 향등골나물

(Eupatorium cbinense uarsimplicifolium for tripartitum. HARA)

약명 : 택란(澤蘭). 이명은 란초(蘭草), 향초(香草), 란초화(蘭草花), 향
　　　　수란(香水蘭), 산란(山蘭), 등골나물 등

효능 : 이뇨, 당뇨병

적용 : 고혈압, 맹장염, 소종, 중풍, 폐렴

처방 : 한방과 민약에서 풀 전체를 고혈압, 맹장염, 보익통경 소종, 중
　　　　풍 태암, 폐암 등에 쓰인다.

- 황달, 당뇨병, 중풍, 고혈압, 풀 전체를 10~15g씩 달여 1일 3회 나눠
  마시면 효과 있고 수종, 산후복통, 토혈, 효과가 있다.
- 민약에서 당뇨병에 풀 전체를 말려 15~20g씩 청수 1.8 *l* 부어 달여
  1일 3회 2일 나눠 마시면 효과 있고 그 물을 차대용으로 계속 복용
  하면 효과가 탁월하다.

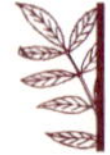 ## 향유

(Elsholtzia ciliata(THUNB)HYLANDER.)

약명 : 향유(香薷) 이명은 배향초(排香草), 형계초(荊薺草), 곽향자(藿
　　　　香子), 향계자(香桂子), 취향마(臭香麻), 납랍향(拉拉香), 향유
　　　　유(香薷油), 향여(香茹), 호유(胡薷), 향채(香菜), 향용(香茸),
　　　　노아기, 쇄기풀, 쥐깨풀 등

효능 : 수종(水腫), 위암(胃癌), 폐기(肺氣), 해열(解熱)

적용 : 각기, 복통, 빈혈, 토사

처방 : 한방과 민약에서 풀 전체를 발한, 이뇨, 수종, 해열, 지혈제 등에 약재로 복통, 토사, 빈혈, 각기 등에도 쓰이고 있다. 藥物事大典에 기록됨.

• 위암에 줄기와 잎을 달여 마시고 하리, 각기에 1일 20g을 달여 3회 마시고 광란, 복통, 토사를 다스리고 서습을 없애며 위를 데워주고 빈혈을 잡는다.

• 발한, 이뇨, 수종, 해열, 지혈제로 한방에서는 꽃이 피기 시작하는 9월에 풀 전체를 채집하여 그늘에 말려 약봉지에 보관해 쓰고 심복(心腹)이 엉켜 뭉친 것을 풀어주며 폐기(肺氣)를 맑게 하고 열을 내리며 광란으로 사지가 뒤틀린 데는 한번 복용으로 완치된다.

해바라기
(Helianthus annuus L)

약명 : 向日花, 향일규(向日葵). 이명은 일륜초(日輪草), 전자연(轉子蓮), 조잉화(朝日花), 태일화(太日花), 향일연(向日蓮), 일조규(日照葵), 향일연화(向日蓮花), 향일규화(向日葵花), 규곽(葵藿), 규화(葵花), 규(葵), 해바락이 해가우리 등

효능 : 구충(驅風), 난산(難産), 치통

적용 : 류머티즘, 이뇨제, 해열제

처방 : 민약에서는 씨를 보익, 류머티즘, 구풍, 해열 등에 약으로 활용되고 잎과 꽃을 채취하여 건조하여 사용한다.

• 민약에서는 씨를 보익, 류머티즘, 구풍, 해열 등에 약으로 활용되고

잎과 꽃을 채취하여 건조시킨 뒤 청수에 끓여 복용하면 되고 씨를 볶아서 전제(煎劑)로 하여 마시면 이뇨에 특히 효과가 있다.

- 치통에 속 줄기를 태운 재를 매실 씨를 빼낸 후 그곳에 채워 아픈 이로 물고 있으면 치유되고 난산(難産)에 꽃을 말려 가루로 만들어 술과 한 숟갈씩 먹는다.

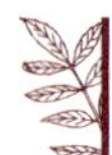 # 호장근

(Reynoutria dlliptica(KOIDZ.)MIGO.)

약명 : 호장근(虎杖根) 이명은 반홍근(班紅根), 천근룡(川筋龍), 화반
　　　죽근(花班竹根), 까치수염, 범승아, 큰범승아, 범싱아뿌리 등
효능 : 변비, 소화불량, 오즘싸개, 월경불순
적용 : 보익, 이뇨, 완하, 진정제, 통경
처방 : 한방과 민약에서 뿌리와 줄기를 이뇨, 완하, 통경, 보익, 진정제
　　　등에 약재로 쓴다.

- 봄철 또는 가을에 지하경을 채취하여 잘 씻은 다음 말려서 보관하고 적당한 크기로 잘라 1회량 4~5g을 청수 0.5 l 에 달여 3회 나누어 복용하면 부인병, 월경불순, 오줌 싸게 등에 효과가 있다.
- 뿌리를 1회량 4~5g을 청수 0.5 l 에 달여 3회 나누어 복용하면 소화불량, 위자, 건위제, 해열, 임질, 이뇨약이 되고 뿌리를 1회량 4~5g과 감초 2g, 청수 0.5 l 부어 달여 마시면 기침이 멎는다.

참고 : 저지대 자생한 것은 A형, AB형에게 보익제로 쓰이나 O형, B형 음성도
　　　복용대도 된다.

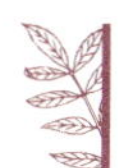

회향

(Foeniculum vulgara GAERTNER.)

약명 : 회향(茴香). 이명은 회향초(茴香草), 각회향(角茴香), 대회향(大茴香), 소회향(小茴香), 회향풀 등

효능 : 거담, 건위, 기침, 산기(疝氣), 음동(陰疼)

적용 : 부인으중종, 대하증, 식욕부진, 신경통

처방 : 열매와 뿌리를 간질, 거담, 구토, 구풍, 광란, 사독, 식욕, 신경통, 악심, 음위, 음중종, 진통, 창종, 치통, 음동(陰疼) 등에 약재로 쓰이고 보온에는 줄기와 잎을 욕탕으로 쓰면 효과 있다.

- 줄기, 잎, 씨는 향미료가 되며 육류의 냄새를 제거하는데도 쓰이는 데 말린 씨를 1일 5~9g을 달여 복용하면 거담, 건위, 구풍, 기침, 산기, 해열, 젖부족 등에 좋다.
- 한방에서는 약성은 매운맛이 나고 약리 효과 작용은 각기, 산기, 구역, 방관통, 번위, 요통 등에 치료약으로 사용되고 소회향은 약성이 온기약(溫氣藥)이라 제신기(除疝氣), 치요복동통(治腰腹疼痛), 난위(煖胃) 등에 약효가 있다.

참고 : 대회향(大茴香)은 중국에 수입한 것이고 소회향(小茴香)은 국내에서 생산된 것이니 혼동하지 말 것.

흰민들레

(Taraxacum coreanum NAKAI)

약명 : 조선포공영(朝鮮蒲公英). 이명은 백화포공영(白花蒲公英), 조
선민들레 등

효능 : 강장, 궤양, 손등사마귀, 식중독, 약창, 얼굴반점, 자궁병, 건위
제, 냉대하제, 완화제 등

성분 : 카로틴로이드(Katinloid), 테락사신(taraxacin), 테르펜노이드
(Terpe-noids), 트리터펜스(Trilerpences), 탄인(tanins), 포타슘
(Potassium), 콜인(colins), 스테롤(sterol), 징크(zinc), 마그네슘,
소디움, 아스파라긴, 이롤린, 프로비타민, Ba, Bb, Bc, 무기질,
정유, 철분, 탄성고무

처방 : 한방과 민약에서 풀 전체 및 뿌리를 창종, 완하제 등에 약재로
사용한다.

- 어린잎과 순을 식이요법으로 생으로 먹거나 즙을 내 오랫동안 복
용하면 위장, 위궤양, 만성 소화불량 등에 큰 효과가 있고 봄에 꽃
필 무렵 꽃에서 뿌리까지 채취하여 썩지 않도록 햇볕에 잘 말려서
사용한다.
- 잎을 자르면 나오는 흰 유액을 손등 사마귀 및 얼굴의 반점 등에 여
러 번 바르면 효과가 있다.
- 냉 대하증, 자궁병에 꽃, 잎, 줄기, 뿌리 전체를 웅지에 건조시켜 달
인 물에 찜질하고 주1회 반신욕 30분을 하면 음기를 보강한다.

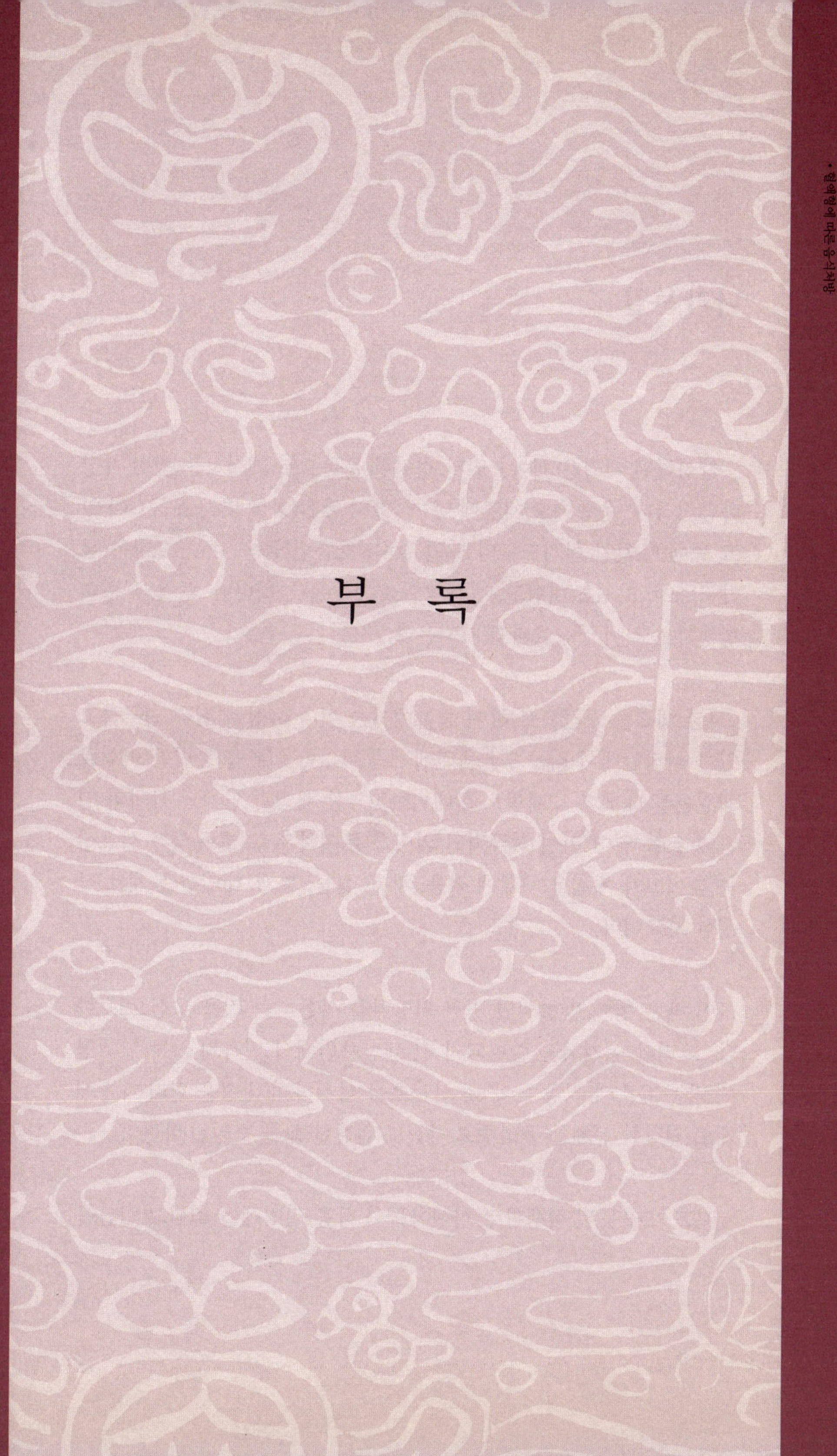

부 록

나가는말

산성화된 체질은 식이요법과 적절한 운동으로 개선하는 것이 가장 바람직하다. 운동에도 체형에 맞는 '찰떡 궁합(몸에 맞는 운동)' 이 있고 동예 무기인 천기도무의 도인(導引) 호흡법(들숨 5초, 3초항문(괄약근)조이고, 7초 내쉬고, 점차적으로 초수를(늘려나감) 등을 꾸준히 병행하는 것이 상승효과를 가져온다.

4상 체질을 근간으로 하여 중국에서는 이미 64상 체질을 연구하고 있는 실정인데 우리는 8상 체질에서 동서의학 이론을 통합한 이십팔 체질론을 배제한 12체형으로 대별하고 4상 체질과 혈액형 사이의 연관 통로를 열어 훨씬 적극적인 의미를 부여하고 그 효용성과 실효성을 높이고자 체질을 체형에 적용, 치유, 설문, 통계, 대입한 통계로 작성한 자료이다.

이 책은 병이 발병되면 병원 처방약을 복용하는 것을 우선으로 한다. 그러나 여기서는 발병되기 전 예방차원에서 변하지 않는 혈액형에 맞는 음식과 각종 야채 및 산약초를 섭취하여 내성을 길러 자손에게도 건강한 신체를 물려주고 자신도 건강한 삶을 누리길 바란다.

부모의 잘못된 식생활로 신생아들이 각종 질병에 노출되고 있음을 현명한 독자들은 익히 깨우치고 웰빙에 몰입하나 바로 그것만이 건강을 해결하는 유일한 열쇠가 아니라고 생각한다. 몸을 반쯤 잃고 나서야 섭생보다 운동이 최고요, 바로 그것은 등산이나 만보걷기 운동이라고 주장하는 것은 건강을 회복한 사람들의 한결같은 외침이다.

혈액을 맑게 하면 암의 진행을 막을 수 있고, 혈액의 산성화가 진행되면 감수성이 예민해져 스트레스에 민감하게 반응하게 된다. 혈액의 산성도가 6~7(pH) 정도부터 반응을 시작해 어느 한계를 넘어서면 발암물질의 생성으로 암종(癌腫)이 발생하게 된다. 인체생리는 참으로 신비하여 '소우주' 라 하지 않는가. 오장의 불균형이나 몸과 맞지 않는 이물질의 지속적인 자극에 대해 즉각 배타적으로 반응한다. 고도 산업사회로 옮겨오면서 신생아나 어린이에게 희귀병이란 병명이 늘고 있는 것도 이와 무관치 않다.

복재동물의 장기에 단백질 돌연변인 바이오 사이트 혈청바비 단백질을 연구하여 생후 6개월 내에 죽는 복재동물을 영구히 살 수 있게 하면 이는 백년의 삶을 거역하고 인류을 저버리는 현대에서 천륜까지 저버린 우를 범하니 독자 여러분은 후손에게 건강한 신체를 유산으로 남기시길 바란다.

필자는 한약이나 양약 전문의들의 처방을 원칙으로 하되 일반적으로 약의 남용을 금하며 이 책 내용은 치료를 목적으로 하기보다는 예방차원에서 산약제가 얼마나 좋은가를 말하는 것으로 독자들이 자기 몸에 맞는 음식과 한약재에 대한 올바른 이해를 곁들여 모든 산야초나 산약재를 올바르게 사용할 수 있는 길라잡이 역할이 되기를 바라는 바이다.

최근 보건복지부에서 항생제 오남용이나 과다 약 사용한 병원을 발표한다는 반가운 소식에 필자는 때 늦은 감이 있으나 그래도 천만다행이라 생각한다. 건국이래 국민의 건강을 걱정한 장관이 있다는 환희의 기쁨과 함께 서민들의 한숨이 하늘을 찌르고 있지 않는가. 항생제 오남용이나 과다 약 사용한 병원을 발표가 없어서가 아니고 약삭빠르지 못하고 우직하게 남의 것을 탐내지 못하고 자기 일을 열심히 하여도 생활고에 허덕이는 서민들의 한숨소리가 커져만 가는 현상황은 하늘의 노여움인가…?

어느 의원 원장님은 정신과 전문의가 아니고 더욱이 심리학자도 아닌데도 무약으로 병을 치료하고 생활처방전을 준다는 사실을 들은 기억이 난다. 그 훌륭한 명의분이 '쓰면 삼키고 달면 뱉어라' 라는 책을 접했을 때 그 분의 표정이 나의 뇌리에서 떠나지 않아 출간을 3년 동안이나 망설이다 웰빙의 미친 바람을 잠재우고자 이제야 결심한 것이니 '걸레도 빨면 우리 몸보다 더 깨끗하다' 속어 같이 걸레 같다 하여 찢어버리지 말고 허튼 소리 한마디까지도 읽고 스스로 건강박사가 되길 바라는 바이다.

"메밀꽃 필 무렵" 봉평 홀딱 벗어봐 새가 울고 있는 절골 옥방에서
동원선사 이신랑 씀

1. 혈액형으로 본 음식 조건표

부록 1 : 혈액형으로 본 육류

(○○ 아주 좋음, ○ 좋음, ★ 보통, ★★ 나쁨)

육류 \ 혈액형	O형체형	AB형체형	B형체형	A형체형	참　고
개고기	★★	○	★	○○	콩팥은 산후배뇨장애 치료제
쇠고기	★★	○	★	○○	우각새는 치핵환자 치료제
돼지고기	○	★★	○○	★★	습열과 담이 있을 때는 금함
염소고기	★★	○○	★	○	골은 피부를 곱게 함
노루고기	★★	○○	★	○	피는 강장보혈과 심근염치료
토끼고기	★	○	○○	★★	중기와 음혈을 보하고 해독함

참고 : 멧돼지 고기와 사슴 고기는 해당 사항이 안됩니다.

부록 2 : 혈액형으로 본 조류

(○○ 아주 좋음, ○ 좋음, ★ 보통, ★★ 나쁨)

조류 \ 혈액형	O형체형	AB형체형	B형체형	A형체형	참　고
거위고기	★	○○	○	★★	항암작용과 손발에 열날 때
닭고기	★★	○	★★	○○	영양조혈작용, 요통
메추리	★★	○○	○	○○	자율신경 개선작용제로 쓰임
오리고기	○○	○	○○	★★	혈을 보하고 해독함. 원기 회복
오골계	○○	○	○○	○	폐결핵치료와 소아허약체질, 동맥경화, 고혈압 예방, 취장, 신장병
참새	★★	○○	★★	○○	신양이허해 관절시린데
칠면조	○	○○	○	○○	간신과 기, 혈보호 풍을 없앤다

참고 : 기러기, 꿩, 청둥오리 등은 모두에게 좋습니다.

부록 3 : 혈액형으로 본 파충류

(○○ 아주 좋음, ○ 좋음, ★ 보통, ★★ 나쁨)

파충류＼혈액형	O형체형	AB형체형	B형체형	A형체형	참　고
개구리(식용)	★★	○○	○○	★★	이뇨작용, 발기부전, 생리불순
계란(유정란)	★★	○○	★	○	노른자콜린성분, 기억력 증진
우렁이(식용)	○○	**	○○	★★	당뇨병, 갈증해소, 잦은 비뇨계통
메뚜기(식용)	★	○○	★★	○	혈액청결, 풍제거, 혈액순환장애
번데기(누에)	○	○○	○	○○	혈액순환촉진, 양기부족
뱀(다종류)	★★	○○	★★	○○	오장기능강화, 말초혈관촉진, 스테미너식품(복용에 주의)
오골계알	○	○○	○	○○	뼈, 근육강화, 보장익기(補臟益氣)
오리알	○○	○	○○	○	심장질환 예방 해독제

부록 4 : 혈액형으로 본 기호품

(○○ 아주 좋음, ○ 좋음, ★ 보통, ★★ 나쁨)

기호품＼혈액형	O형체형	AB형체형	B형체형	A형체형	참　고
곶감(감건조)	○○	○	○	★	장을 건강하게 하고, 위장기능 강화
막걸리	★	○	○	○○	소화 및 위벽보호, 양질의 발효소
맥주	★	○○	○	★	인슐인수용체결합, 당뇨병예방
모든 제빵	★	○	○	★	1개에 지방 3.6% 중 트랜스 지방 2% 함류(식빵은 제외)
설탕	★★	★★	○	○	고당카로리, 피로회복
얼음	○	★	○	★★	타박상, 어혈외상찜질용
우유	★★	○○	○	★	여성갱년기장애, 콜레스테롤 저하, 노화방지, 동맥경화 예방
초콜릿	○○	★	○	★★	노인성질환 예방

기호품 \ 혈액형	O형체형	AB형체형	B형체형	A형체형	참 고
카레	★★	○	★	○ ○	성장촉진작용
코코아	★	○	★★	○ ○	성인병 예방

참고 : 쇼팅, 버터, 치즈, 라면 등은 트랜스지방이 포함되어 있고 설탕은 1일 50g
과 소름은 10g 이하로 섭취하고 담배, 커피, 소주 등 하루 섭취량 3개피와
3잔 이상은 모두 뇌내 물질 생성의 방해성이 강하고 요구르트는 한국인은
섭취할 필요가 없는데 단 A형 체형의 비만에는 좋음.

부록 5 : 혈액형으로 본 어류

(○○ 아주 좋음, ○ 좋음, ★ 보통, ★★ 나쁨)

어류 \ 혈액형	O형체형	AB형체형	B형체형	A형체형	참 고
갈치	○ ○	★★	○	★★	위장기능 강화, 습진, 피부질환
고등어	○	★	○ ○	★★	뇌세포촉진, 간장병 예방
꽁치	★	○ ○	○	★★	DHA 다량 함유, 두뇌발달, 과메기, 고지혈증, 노화방지, 심장병예방
낙지	○	★★	○ ○	★	간장해독작용, 산성체질복용금지
넙치	○ ○	★	○	★★	심장기능강화, 정신안정
대구	○	○ ○	★	○	혈액응고억재제, 모유부족증
도미	○ ○	○	★	★★	취장질환, 장운동강화, 혈액응고
문어	○	★	○ ○	★★	간장기능강화, 혈액순환, 저혈압
복어	○ ○	○	○	★★	혈액순환, 치질, 종창
삼치	○	★★	○ ○	★	심장기능강화, 정신분열 예방
오징어	○	★	○ ○	★★	신장기능 강화, 뼈, 근육강화
전어	★	○ ○	★★	○	동맥경화, 심경색중 예방
정어리	○ ○	★★	○	★	불포화지방, 동맥경화 예방
조기	○	○	★★	○ ○	배뇨작용, 산후, 병후회복

어류 \ 혈액형	O형체형	AB형체형	B형체형	A형체형	참　고
참치	○	★★	○○	★	뇌혈전, 동맥경화, 심경색 예방
청어	○○	★★	○	★	간장기능강화, 눈피로 회복, 기력과 심력증강
홍어	★	○○	○	★★	이뇨작용, 방광염 예방, 신진대사, 간해독 작용, 위장장애 예방

부록 6 : 혈액형으로 본 어패류

(○○ 아주 좋음, ○ 좋음, ★ 보통, ★★ 나쁨)

어패류 \ 혈액형	O형체형	AB형체형	B형체형	A형체형	참　고
바다가재	○○	★	○	★	키토산함유, 노화방지
바다 게	○	★	○○	★★	간경변 효과, 동맥경화
곤약	○	○○	○○	★★	배변을 좋게 함
굴	○○	★	○	★	정맥혈관보호제
다시마	○	★	○○	★★	피부윤활제, 항암제
멍게	★	○○	★	★★	뇌종양, 폐암억재제
미역	○○	○	★	★★	변비예방, 동맥경화 예방
바지락	○○	★★	○	★	간장기능 강화
새우	○	★	○○	★★	셀레늄 다량 함유, 노화방지
성게	★	○	○	○○	폐암, 뇌종양억재제
소라	○○	★★	○	★	간기능 강화, 눈병, 해독 작용
우묵가사리	★	○○	○	○	노약자 신경쇠약
우렁이	○○	★★	○	★	해독작용, 발열성질환 예방
자라	○	○	○○	★★	보신, 폐기능강화, 뼈질환 치료
재첩	○○	★	○	★★	숙취해소, 간기능 강화
조개	○○	★★	○	★	허증, 간기능 강화

혈액형 어패류	O형체형	AB형체형	B형체형	A형체형	참　　고
전복	○	★★	○○	★★	신장, 간장기능강화, 현기증, 황달 예방
파래	○	○○	★	★★	골다공증 예방
해삼	★★	○○	★	○	신장기능 강화, 혈액생성 촉진
해파리	★	○	○○	○	기관지염, 소화기능 촉진
홍합	★	★★	○○	★	간장, 신장기능 강화, 빈혈, 자궁 출혈

참고 : 위 어패류는 암 환자에 좋은 음식입니다.

부록 7 : 혈액형으로 본 민물고기

(○○ 아주 좋음, ○ 좋음, ★ 보통, ★★ 나쁨)

혈액형 민물고기	O형체형	AB형체형	B형체형	A형체형	참　　고
가물치	○	★	○○	★	임산부, 발육기보양식, 병허약회복
돌무치	★	○	★★	○○	기력보강, 정, 기(精氣) 허약, 식욕부진
메기	★★	○○	★	○	이뇨작용, 산후조리, 산모유증진
미꾸라지	★	○	★★	○○	해독작용, 간기능 강화
붕어	○○	★★	○	★	간기능강화, 황달치료제, 항암효과
잉어	○	○○	○	○	산후보양제, 고혈압, 동맥경화, 생피는 결핵약으로 쓰임
송어	★	○	★★	○○	소화기능촉진, 식용저하증 예방
장어	★	○	○○	★★	보양제, 식욕증진, 피로회복
향어	○	★	○○	★★	소화기능강화

참고 : 빙어, 산천어, 소가리 등은 모두에게 좋습니다.

부록 8 : 혈액형으로 본 나물류

(○○ 아주 좋음, ○ 좋음, ★ 보통, ★★ 나쁨)

나물류 \ 혈액형	O형체형	AB형체형	B형체형	A형체형	참 고
가지나물	○○	★	○	★★	기력을 돋구고 성인병 예방
고사리나물	○○	★★	○	★	이뇨작용, 해열작용
고추나물	○○	★★	○	★	치질예방, 장습, 열발생 예방
들깻잎나물	○	★	○○	★★	세정액증강, 골수보강, 구토증치료
메밀 싹	○○	★★	○	★★	이뇨작용, 노폐물질 배출
미나리	★★	○	○○	★★	해독작용, 중금속 배출촉진, 이뇨작용
상황버섯	★	○	○	○○	해테로글루칸 함유, 항암효과 96.7% 보유
숙주나물	○	★★	○○	★★	당뇨병, 위열성병 예방
쑥갓나물	○○	○	★★	○	변비치료, 장열성병 예방
씀바귀나물	○○	○	★★	★★	출혈성질병 예방
영지버섯	★	★	○○	★★	세포재생, 신진대사 작용
양배추	★★	○	★	○○	위, 호흡기 장애, 노폐물분해효소, 다량의 미네랄성분, 혈이 맑고, 간이 튼튼해진다.
우엉 나물	○	★	○	★★	신장 기능 강화, 노폐물 배설 촉진
죽순 나물	○○	★	○	★★	정장작용, 심화증 예방
콩나물	★★	○	★	○○	괴혈병, 비민증 치료
파나물	★★	○	★	○○	B1부족증 치료, 소화기능 저하증 예방
팽이버섯	○○	○	○	★★	변비개선
표고버섯	○○	○	○	★★	당뇨병, 고혈압, 동맥경화, 장운동 활발

참고 : 위에 나물류는 암환자에 좋은 식품이고 다음 열거한 두릅나무순, 브로콜
　　　리, 엄나무순, 취나물, 호박나물 등도 혈액형에 관계없이 장수식품입니다.

2. 탁한 피가 건강을 해친다

개선제가 치료제는 아니다.

• 면역이 약해지면 백혈병이 온다.

1. 혈소판 = 감소 - 피로 = 창백

2. 적혈구 = 감소 - 발열, 감염 = 염증

　　　　　(과잉생산으로 피가 뻑뻑해지므로 병을 부른다.)

3. 백혈구 = 감소 - 출혈 = 자반

　　　　　(증가하면 미성숙 백혈구 출현하여 병을 부른다.)

　　4. 심장질환 혈장이 정상은 노란색이고 과잉하면 회색으로 변하는
데 원인은 과잉콜레스테롤 섭취가 원인이고 중성지방 역시 수치가
높아지면 동맥경화 뇌경색증 발생으로 뇌혈관관상동백을 일으켜 탁
한 피가 동맥경화를 악화시킨다.

　　5. 혈관내 죽상경화의 콜레스테롤 수치가 고지혈증으로 발생되는
데 치료약이 없어 혈장을 교환해야 한다.(혈당 120은 당뇨/LGL, 저밀
도/콜레스테롤) 고지혈증은 유전적인 요소도 무시못한다. 원인은 트
랜스지방산(H계튀김, 고포화지방산) WHO=세계보건기구 1. 당뇨 2.
심장 3. 흡연(HD=콜레스테롤 240은 고지혈증, 심장마비)

　　6. 심혈관질환요소=당뇨(HD=콜레스테롤 240), 고혈압(피활동을
빠르게 함으로 일으킴), 담배(흡연 1갑은 10시간 피 활동을 느리게 한

다.), 혈관질환=혈관은 뇌출혈을 일으킨다. 또한 심장질환은 심장병을 일으킨다.

7. 예방법=식이요법으로 혈액형에 맞는 잡곡류, 야채류, 과일류 등의 섭취를 권장한다.

8. 운동은=주 3회 1회에 2시간 이상이면 유산소 운동이(1일 30분 단군배공 30~49배) 된다.

9. 생활관=규칙적인 생체리듬과 신앙생활을 장려한다.

3. 허튼소리 한 마디

• 생체 줄기 세포를 연구하여 저항성 단백질에 의해 손상된 부위를 치료한다니 이것은 미국 클린턴 대통령도 반대하는 맞춤형 생체 줄기 세포 연구에 성공했다던 박사가 세계적으로 거짓행각에 일국의 대통령마저 놀아나고 환자들은 희망마저 빼앗긴 현실입니다.

• 어느 민중가수는 쓰레기를 악기로 재활용하여 산업 쓰레기로 인한 다이옥신 생산을 조금이나마 덜어주며 상 놀이 단은 인간쓰레기 같이 [반계수록(磻溪隧錄)=정치와 경제를 알고도 실천하지 못한] 썩어빠진 정치인들을 재활용할 방법 몰라 발광하는 참예술인들의 행위 예술과 배씨 연극 연출가로 산업 쓰레기를 재활용하여 무대 예술로 승화시키며 만화가 서씨는 각종 플라스틱과 산업 쓰레기로 미술작품 창작활동을 하는 참인간들에게 이 지면을 활용하여 감사드린다.

• 우리 식탁에 중국산 방부제에 찌든 곡류와 말라카이트그린 발암물질이 들어 있는 수산물, 극한 농약성분의 항암물질이 함유돼 있는

한약재 역시 (구기자, 금은화, 홍화 등) 75%가 중국산이고 보면 동예 민족의 식생활이 병을 부르는 현실을 어찌해야 한단 말입니까?

• 현대 생활의 필수적인 서민 교통 지하철에 곰팡이 균이 기준치 150배가 많은 현실에서 천식과 알레르기성 비염의 청소년 환자가 기하급수적으로 늘어나고 있는데 보건위생부처와 지하철공사에서는 서로 책임소재를 미루고 수수방관만 하고 있으니…!

• 위와 같은 현실에서 道 人生이라 天壽를 누릴 수 있을까요? 한 오백년을 살까요?
"올드파"란 위스키의 상표에는 토마스파란 영국인 초상이 있는데 그 분이 세계 최초 장수인으로 152년 9개월의 삶을 영위했습니다. 1483년 3월에 태어나 1635년 11월에 사망했으니 말입니다.

웃음은 노화를 방지하고 바이러스 침입을 막아 노인들을 병없이 살 수 있도록 하고 삶을 즐겁게 만들어 줍니다.
엔돌핀 생산 공장은 웃음뿐
1) 월 : 월래 아무 뜻없이 홀가분하게 웃는 날
2) 화 : 화끈하게 대장부처럼 호탕하게 웃는 날
3) 수 : 수수하게 새색시 신랑보고 웃는 날
4) 목 : 목 터지게 스트레스 날리며 웃는 날
5) 금 : 금방 웃고 또 웃는 기쁜 날
6) 토 : 토실토실 복되게 웃는 날
7) 일 : 일마다 성원하며 웃는 날

우리도 장수할 수 있습니다.

　전 세계 100세 이상 노인 480명을 대상으로 조사한 결과 그들의 장수비결은 다음과 같았습니다.

1) 규칙적인 생활을 한다. (36%)

2) 마음을 편안하게 한다. (30.5%)

3) 육식을 과하게 먹지 않는다. (21.2%)

4) 모든 음식을 과식하지 않는다. (14.9%)

5) 금연생활을 하고 만취를 피한다. (12.8%)

6) 집안 대부분 오래 살고 장수유전자가 존재한다. (7.6%)

　'노인에게 생기는 병' 이라는 단순한 연령 기준의 해답은 곤란합니다. 흔히 노인의 생리적 특징인 노화와 밀접한 연관을 갖는 질병은 노인에게서 발생한 신체적, 정신적 질병을 노인병이라고 정의하지만 분명한 것은 노인병을 한 단어 한 문장으로 규정하기는 난감하다는 사실입니다. 노인 질병의 이환율은 다른 인구 집단보다 높아서 전 세계적으로 노화에 따라 암, 고혈압, 노인성 치매, 동맥경화증, 뇌졸중, 당뇨병, 관절염 등의 질환이 급격히 증가하고 있으나 오늘날의 우리 현실은 의료기관과 의사들 역시 단과적인 접근에 머물고 있고 노화와 관련된 총체적인 접근을 못하고 있습니다. 따라서 노인 진료인 경우에는 현재처럼 질병 하나만을 대상으로 하는 의료지식이나 수기만으로는 문제를 해결할 수 없다는 지혜를 얻게 되었고 노인병 치료와 노인병 관리에 대한 바른 지식을 요구하고 있습니다. 근자에서야 한국방송공사 "생노병사의 비밀" 프로에서 노인병에 대해서 언급하여 노화 생물학적 특성과 연계하는 기초과학에 접근할 수 있는 관심을 갖게 됨은 "생노병사의 비밀" 프로 제작진들의 노고에 감사한 마음을 노인들을 대변해 전한다.

말 없는 나그네여!

지금 당신이 60세라면 어떻게 삶을 영위할까요!

백수를 산다면 14600일(40년)이고 졸수를 살면 10950일(30년)이요 팔순을 살면 7300(20년)뿐이고 칠순을 살면 3650일(10년)이라 어찌 긴 세월이라 하겠습니까. 짧은 인생의 단 하루인들 소중하지 않은 날이 있겠는가 이 말입니다. 1시간 1초의 촌음을 아끼라는 先祖에 訓言을 듣지 않고 虛空에 흘려보내려 하시렵니까? 하늘에 氣를 받은 것은 韓列이 되기 위함이요 理는 生과 死를 초월한 것이며 義가 아니면 天下를 주어도 바꾸지 않는 精神만이 진정한 天氣道武를 修行할 수 있습니다. 自然은 人間生活을 속박하지 않고 健康에 필요한 원소를 제공하듯 단 몇 사람이라도 서로 가슴을 열고 건강한 삶의 공감대가 형성될 수 있다면 그로써 만족하리라.

4. 효능적용경험(13명 중 11명 운동, 2명 약초, 9명 완치)

1) **주소** : 서울 동작구 상도2동

   성명 : 민병욱(사모님)

   혈액형 : B형(음성)

   병명 : 관좌놀이 수술 후 후유증

   처방 : 엄나무 속피(10년생 이상 해발 800m에서 채취하여 스텐 주전자 2되 용기에 보리차처럼 80℃로 달여 수시로 마시고 완전 치유됨.

2) **주소** : 인천시 연수구 옥련동

   성명 : 안효상(현재 치료 후 미국 유학중)

   혈액형 : A형(음성)

병명 : 암 치질

처방 : 망초꽃 봉오리를 응달에 건조 후 피마자 생기름에 섞어서 거즈에 싸서 붙이면 농이 흐르는데 계속 붙이면 깨끗해진다. 아주까리가 없으면 벌꽃 생잎 즙내어 바르고 씀바귀를   찧어 망초꽃 가루로 만들어 개어 붙인다.

3) **주소** : 경기도 안양시 만안구 안양2동

　성명 : 이광식

　혈액형 : A형(양성)

　병명 : 당뇨병

　처방 : 초기에는 옥수수수염을 녹차처럼 80℃로 끓여 마시고 일당귀와 황기를 각 12g에 두충각 6g을 달여 복용하면 빠른 치료가 되고 합병증이 발병되기 전 치료가 가능하다.

4) **주소** : 경기도 평택시 신장2동

　성명 : 배정우(사모님)

　혈액형 : AB형(양성)

　병명 : 뇌졸중

　처방 : 산 뽕잎 20g과 상기상 10g 평상시 산 뽕잎차를 80℃로 끓여 목마를 때 수시로 한 컵씩 마시고 산 오디술을 30~40도 주정주에 담가 식전, 점심 전, 저녁 전에 소주잔으로 1잔씩 마시고 빠른 치유가 되었다.

5) **주소** : 경남 창원시 팔용동 대동

　성명 : 김병국

　혈액형 : AB형(양성)

병명 : 허리디스크

처방 : 운동처방으로 天氣道武 大道世로 완치(2년간 꾸준한 노력) 현재
　　　　등산산악회장으로 활동.

6) **주소** : 광주시 송화동 삼익A

성명 : 이관형

혈액형 : O형(양성)

병명 : 관절염

처방 : 사물탕과 가시오가피탕을 100화 꿀로 치유했다.

7) **주소** : 경기도 가평군 북면

성명 : 김진호

혈액형 : AB형(음성)

병명 : 63세 노인병(힘이 빠지고 의욕이 없고 식욕부진)

처방 : 장뇌삼 분말 또는 장뇌 술을 복용 원기회복시키고 혈액형에 맞는
　　　　음식물 처방

참고 : 인삼이 A형의 명약이나 700~800m에서 성장한 장뇌삼은 혈액형에 무관하다.

8) **주소** : 경기도 부천시 소사동

성명 : 조완식(사모님)

혈액형 : A형(양성)

병명 : 위방암

처방 : 청국장 또는 담북장 음식 처방하여 식생활 개선으로 3년간 복용
　　　　후 완전 치유로 현재 호주 이민 떠남.

9) **주소** : 경기도 화성시 송산면

성명 : 박정오

혈액형 : AB형(음성)

병명 : 구와사나

처방 : 도담탕, 이중탕이 AB형에 적용되고 도담탕에 백출, 전갈, 백부자
를 더하고 인삼을 배가한 도담군자탕으로 치유했다.

10) **주소** : 서울시 은평구 구산동

성명 : 임재호

혈액형 : O형(양성)

병명 : 동맥경화

처방 : 가시오갈피 15g에 모과청, 송절 7.5g, 마후도 또는 포도근 앵도
육 3.75g 오갈피 장척탕으로 다스린다.

참고 : 인삼이 A형에 명약이면 오갈피는 O형의 대표적인 명약이다.

11) **주소** : 경기도 양평군

성명 : 백승빈

혈액형 : O형(음성)

병명 : AIG(성병)

처방 : 운동처방으로 天氣道武 內?身掌으로 완치 (3년간 집요한 노력
이 요함)

參考圖書

- 校正本草綱目 (12첩 總目 52권)
- 東醫壽世保元 (이제마, 복사본, 1894년)
- 本草備要 (平原宗軒, 吉林書院, 1943년)
- 萬病萬藥 (김해수 1956년)
- 中醫寶鑑 (안혼영 著, 은광사, 1960년)
- 最新國漢藥物學 (高麗本草學會, 吉林書院 編輯部, 1968년)
- 中醫妙方全書 (잉웅곡 著, 남경대, 1968년)
- 新韓藥物學事典 (李泰浩 編著, 吉林書院, 1970년)
- 天然藥物大事典 (金在佶 著, 1984년)
- 韓方方劑鑑別 (메디칼인텍스사, 1987년)
- 傷寒論 講義錄 (대전한의과대학, 1989년)
- 東醫四象要訣 (박인상 편저, 1990년)
- 現代韓方調劑法 (한국성인병상연구회, 1990년)
- 中醫方劑學 (許濟群, 王綿之 共著, 음양출판편집부, 1991년)
- 東醫寶鑑 (혼용판, 민중서원, 1993년)
- 韓國野生花圖鑑 (교학사, 1993년)
- 韓方飮食療法 (전재우 著, 여강출판사, 1997년)
- 家庭醫學 (의학교육연수원 편, 제3집 서울대학출판부, 1999년)
- 血液健康法 (오카다잇코 著, 최문련 역, 평단문화사, 2000년)
- 體質東醫寶鑑 (신재용 著, 학원사, 2001년)
- 내 체질에 맞는 식품으로 병을 고친다 (백승현 저, 태웅출판사)
- 보약 모르고 먹으면 병을 부른다 (동원 저, 한영사)

도움주신 분
- 朴惠耕 大師 (법화대학, 동산불교대학 경전연구반 석좌교수)
- 현재 無說精舍 佛典硏究所 所長
- 전계직 사장 동방레미콘(주)
- 김동현 (노인의학 전문의) 평창 세광의원 원장

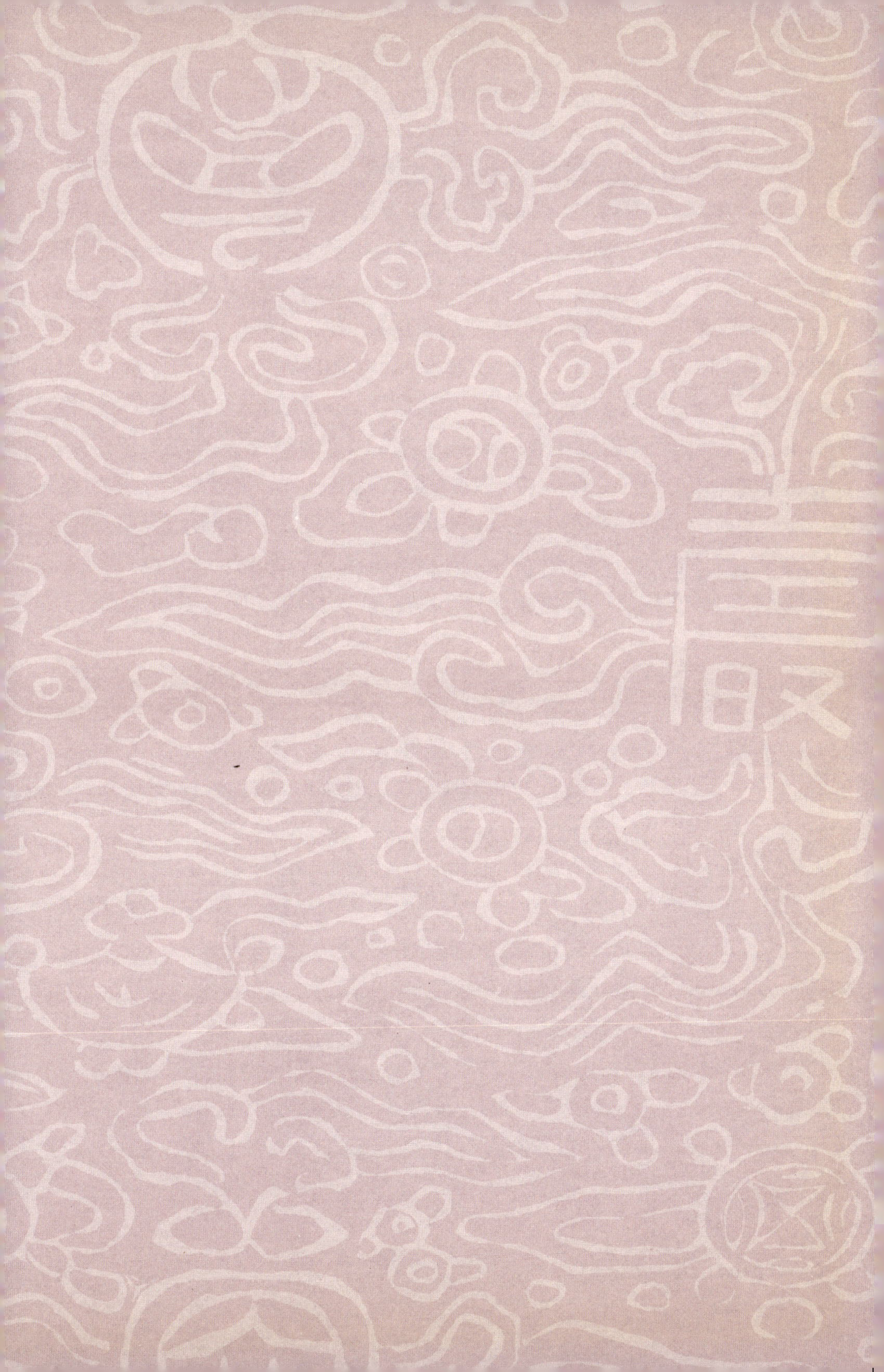